功能解剖
触诊技术：

上肢

原书主审 /〔日〕青木隆明

编著 /〔日〕林典雄

译者 / 孟华川　蔡文娟

主审 / 郭　丹

第2版

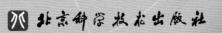

北京科学技术出版社

UNDORYOHO NO TAME NO KINOUKAIBOUGAKU TEKI SHOKUSHIN GIJUTSU JOSHI KAITEI DAI 2 HAN ©
NORIO HAYASHI 2011.
Originally published in Japan in 2011 by MEDICAL VIEW CO., LTD.
Chinese (Simplified Character only) translation rights arranged with MEDICAL VIEW CO., LTD. through TOHAN
CORPORATION, TOKYO.

著作权合同登记号　图字：01-2020-6572

图书在版编目（CIP）数据

功能解剖触诊技术：第2版.上肢 /（日）林典雄编著；孟华川，蔡文娟译. — 北京：北京科学
技术出版社，2022.1
ISBN 978-7-5714-1838-0

Ⅰ.①功… Ⅱ.①林… ②孟… ③蔡… Ⅲ.①触诊-人体解剖学 Ⅳ.①R322

中国版本图书馆CIP数据核字（2021）第188272号

责任编辑：张真真	**网　址**：www.bkydw.cn
责任校对：贾　荣	**印　刷**：北京捷迅佳彩印刷有限公司
图文制作：北京永诚天地艺术设计有限公司	**开　本**：787 mm × 1092 mm　1/16
责任印制：吕　越	**字　数**：550千字
出 版 人：曾庆宇	**印　张**：22.5
出版发行：北京科学技术出版社	**版　次**：2022年1月第1版
社　　址：北京西直门南大街16号	**印　次**：2022年1月第1次印刷
邮政编码：100035	ISBN 978-7-5714-1838-0
电　　话：0086-10-66135495（总编室）	
0086-10-66113227（发行部）	

定　价：228.00元

第2版 序言

在医疗技术高度发达的今天，康复领域中最受关注的人体的基本运动功能并没有发生改变。我们正进入老龄化社会，为了尽可能地延长自主生活的时间，维持运动器官的正常功能很重要。要想实施运动器官的康复训练，需要充分理解人体的运动功能，因此我们在分析运动、动作的同时，必须客观地分析运动表现，研究运动的生物力学机制。

在为了恢复失去的运动功能而开展康复训练时，以及在对日常生活中四肢的动作进行分析的过程中，基本的解剖学和生理学知识必不可少。为改善受检者的运动功能，在康复治疗中触诊显得尤为重要。若人体基本的运动功能受损，在治疗结束后往往需要花费很长的时间来开展康复训练，以使运动功能尽可能恢复到受损前的状态。我相信，不管是在减轻患者疼痛和消除功能障碍方面，还是在探究病因方面，触诊都是第一步要做的。

本书第2版的插图大多采用的是彩色图片，以使内容更加生动直观且通俗易懂。此外，近年来在临床中，更便捷且对人体伤害更小的超声检查也逐渐得到普及。因此，此次修订版中还加入了超声图像，使本书在内容上更有助于日常的诊疗和评价。先评估受检者的状态，然后确定康复方案，这是进行康复治疗的常规方式。即便今后医疗技术水平更发达，我也希望本书能够在帮助了解运动器官功能和康复诊疗方面发挥重要的作用。

最后，向在本书出版过程中付出辛苦努力的 Medical View 出版社的编辑以及将临床实践与教育工作中积累的知识撰写成书的林典雄老师致以衷心的感谢！

日本岐阜大学医学部附属医院骨科与康复科

青木隆明

2012 年 2 月

第2版 前言

　　《功能解剖触诊技术：上肢》第1版至今已经出版6年了。第1版有幸受到以康复医师、物理治疗师为主的众多读者的青睐，而且很多培养与康复相关专业人员的大学、专科学校等教育机构也将其作为教科书。该书还被翻译成韩语版和繁体中文版等版本在亚洲广为传播，作为作者，我甚为感激。

　　以第1版的出版为契机，全国各地都邀请我参加以"功能解剖学"为主题的演讲及研讨会。很多听众都表示，他们对功能解剖学和相关基础知识的重要性有了更加深刻的认识，很多康复治疗师也深感自己的触诊技术并不是很娴熟。

　　现如今，日本每届物理治疗学术大会都会收到约2000篇投稿，物理治疗的研究水平也取得了飞跃性的进展。我认为，日本的物理治疗研究水平在全球处于较高水平，甚至在世界范围内都算是很优秀的。但是另一方面，我们不能忘记的是，我们是治疗师，也就是说，我们的职责是治疗。我认为我们通过研究获得的知识必须使现有技术得到改进，再进一步通过知识和技术的匹配，缓解受检者的疼痛、缓解肌肉挛缩的状态并提升其身体功能（运动表现）。我相信这种脚踏实地的努力能够帮助治疗师拥有更大的"格局"。

　　为了将新知识应用于临床实践中，对目标组织的触诊是一项基本技能。触诊如果只是触摸，那就没有意义了。治疗师要让组织紧张或松弛，或者沿着肌肉的走行对其进行按压等。从这些触诊中得到的信息是否准确与我们所说的"技能"的高低成正相关。准确的信息能够使运动疗法的取舍变得容易，能够"对症下药"地选择合适的疗法。这些努力的成果将全部体现于受检者身上。只要面对受检者一天，就要不断努力提高自身的技能，只有这样才能将知识的学习和技能的精进很好地结合在一起。

　　第2版《功能解剖触诊技术：上肢》在内容上除了增加了临床中会触诊的组织外，还根据需要增加了相关部位的超声图像，以方便读者对内容有更全面的把握。本书关于触诊顺序的讲解也比第1版更加详细，并且增加了相关的临床信息。此外，在Medical View出版社的大力支持下，第2版采用了彩色设计，照片是请专业摄影师拍摄的。照片精度的大幅提升必然更加有助于读者对内容的理解。读过第 1 版的各位读者如果能浏览一下本书，我将感到不胜荣幸。

　　最后，向为本书提供出版机会的 Medical View 出版社，以及在版面设计和编辑方面给予很多协助的间宫卓治先生，在摄影方面给予协助的中部学院大学教授鹈饲建志先生以及吉田骨科医院的物理治疗师近藤秀哉先生和三田村信吾先生表示衷心的感谢！在第 1 版中我也写到过，我的妻子一直默默地支持着我的工作，照顾着我的家庭，如果没有她，也就没有本书的面世。借此机会，我也向她表示由衷的感谢！

　　本书将以崭新的面貌再次出版，希望各位读者不吝赐教，提出宝贵的意见，这样才能不断改进。今后也望各位多加关照。

日本运动功能解剖学研究所

物理治疗师　林典雄

2012 年 2 月

第 1 版 序言

近年来，生物学和医学领域的发展突飞猛进，与此同时，对治疗师的知识和技能要求也发生了很大的变化。

在此背景下，临床要求对受检者的身体状况进行充分评估，以提供最适当的治疗。虽然越来越多的人认识到康复的重要性，但是只有考虑到人体的运动功能，在解剖学基础上进行的康复训练才是人们真正期待的。康复有着深刻的含义，其目的是恢复被疾病剥夺的各种功能，因此充分理解人体各部位正常的功能和解剖学很重要。实施康复训练时，首先要掌握受检者的现状，并在此基础上进行运动治疗，使受检者做出更稳定的日常生活动作。为了使受检者的运动功能恢复，本书尽可能准确地介绍检查时所获得的信息，讲解在实际的临床工作中重要的触诊方法，以及在此基础上需要理解和掌握的解剖学知识、症状表现和常见疾病。通过触诊和对解剖学的了解能够获得治疗的切入点。即便只是为了充分评估受检者的状态，也希望读者能灵活地利用本书。

随着老龄化社会的到来，我们有必要不断提高维持运动功能和帮助老年人获得舒适生活的康复训练水平。希望本书的内容能够被充分运用到临床中，为临床工作乃至研究做出一份贡献。在本书出版之际，向在相关临床和教学领域中做出巨大努力、参与本书撰写的各位老师表示衷心的感谢！

日本岐阜大学医学部附属医院骨科与康复科

青木隆明

2006 年 2 月

第1版　前言

对触诊的看法

我从事骨科康复工作已有 20 余年的时间。骨科主要治疗四肢和脊柱方面的疾病，用肉眼就能看出治疗效果如何。骨科的治疗大致可以分为外科侵入性手术治疗和保守治疗。无论是哪一种治疗，都需要物理治疗师和作业治疗师在治疗中的某一环节与骨科医生进行合作。现在我们已经成为骨科医生的重要合作伙伴。

最新的康复被称为"运动器官康复"。如今，骨科医生、康复科医生、物理治疗师和作业治疗师比以往配合得更加密切，分工也更加明确。物理治疗师、作业治疗师的职责是运用先进且精确的技术和知识开展运动器官的康复训练，但是有多少物理治疗师和作业治疗师在治疗时能够产生一种危机感，意识到参与治疗时技术的好坏会直接影响治疗效果呢？

技术娴熟、发挥稳定的治疗师和技术不熟练、发挥不稳定的治疗师有什么不同呢？对前者而言，丰富的知识储备当然是必要的。但是我认为只要刻苦学习，就一定能够获得知识。更重要的是，我们的诊疗是通过手来实现的。因此，治疗师必须同时具备用自己的双手来将知识所构成的理论体系完整地重现的技术。

在开展运动器官的康复治疗时，我们所追求的治疗效果主要是增加关节活动度和有效发挥肌肉的力量。同时，在很多情况下，提高关节的活动度和肌肉力量也能使疼痛得到缓解。要想做到这一点，关键在于在恰当的时候有规律地拉伸目标组织，使目标肌肉得到收缩或放松。可以说，能否精确地开展这些治疗，取决于治疗师能否准确地触诊出必须进行治疗的组织。

了解各种临床诊断结果有助于研究病症。所有病症的一个共同特点是压痛。某一组织有压痛点，这本身就是一个非常重要的体征和结果。这是因为有压痛点的组织一般都存在着某种病症。要想知道有没有准确刺激到想要拉伸的组织，只能通过触诊来验证。对于想要令其收缩的肌肉，用触诊来确认其收缩程度是最直接的方法，而适当地压迫也可以增加其收缩的程度。此外，通过准确触诊组织而获得某种治疗效果的例子也不胜枚举。如果没有充分地触诊，那么原本应该能够被发现的病症可能会被忽略。

　　本书的初衷在于希望所有从事康复工作的物理治疗师、作业治疗师通过提高自身的触诊技术，获得稳定的治疗水平。另外，对学生而言，如果能在学校里掌握触诊技术，将来在进入临床工作时会有一个良好的开端。仅仅依靠阅读书籍不一定能真正掌握触诊的技巧。希望读者在临床中或课堂上反复练习触诊技术。希望读者能够快速、准确地触摸到目标组织，有了自信之后，再冷静地审视自己的诊疗水平。我相信通过这些努力，读者的诊疗水平与之前相比一定会有所提升。

　　最后，向给本书提供出版机会的 Medical View 出版社以及对我提供了极大帮助的编辑部安原范生先生致以衷心的感谢！同时，我要向总是包容我，并适时鼓励我不断前行的妻子由美子表示衷心的感谢！

日本吉田骨科医院

物理治疗师　林典雄

2006 年 2 月

目 录

I 触诊的基础

1 基本站立姿势和解剖学站立姿势

基本站立姿势

● 保持立正姿势、面部向前、双上肢下垂于身体两侧、手掌朝内、下肢平行、足跟靠近、足尖略微张开（图Ⅰ-1-1）。

解剖学站立姿势

● 保持基本站立姿势，将前臂旋后、手掌朝向前方（图Ⅰ-1-1）。

● 解剖学中所表示的运动全部是以解剖学站立姿势为参照来展现的。

● 本书所述运动也遵循此原则，以解剖学站立姿势为参照。

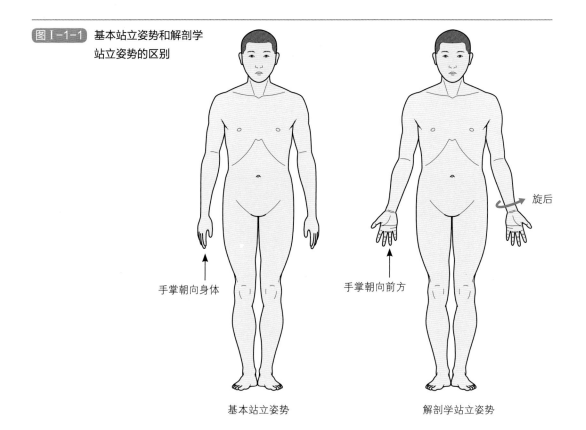

图Ⅰ-1-1 基本站立姿势和解剖学
站立姿势的区别

旋后

手掌朝向身体　　　　　　手掌朝向前方

基本站立姿势　　　　　　解剖学站立姿势

2 运动面、运动轴、运动方向

运动面

3 个基本面

- 要想彻底掌握触诊技术，就要知道目标肌肉在收缩时，各个肢体经过了怎样的位置变化而完成的运动。为了描述其位置变化，我们认为肢体是在 3 个基本面上进行移动的，根据各自运动轨迹的不同来确定运动的名称（图Ⅰ–2–1）。
- **基本矢状面：**从前到后的面，将身体分为左右两部分的面。
- **基本冠状面：**从左到右的面，将身体分为前后两部分的面。
- **基本水平面：**也叫横断面，将身体分为上下两部分的面。

图Ⅰ-2-1 运动中的 3 个基本面

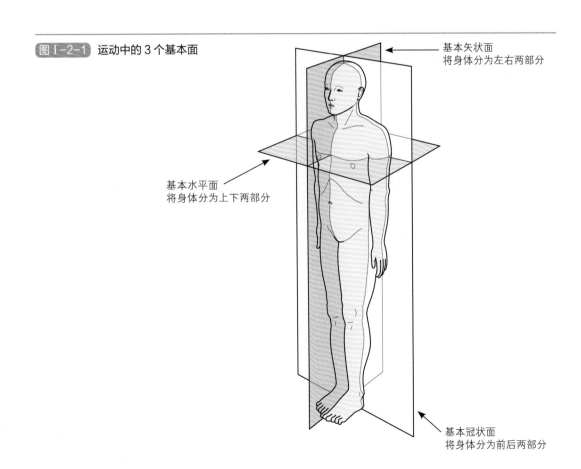

基本矢状面
将身体分为左右两部分

基本水平面
将身体分为上下两部分

基本冠状面
将身体分为前后两部分

2 运动面、运动轴、运动方向

运动轴

3 个基本轴

- 表述各个肢体的运动时只规定运动面是不够的，还要明确以运动轴为中心的旋转运动，这样才能描述固有的运动。例如矢状面上的肱骨运动，需要用肩关节的屈曲、肘关节的屈曲和腕掌关节的掌屈来描述。只有明确关节的运动轴才能描述固有的运动，其基本运动轴有以下 3 个（图 I-2-2）。

- **冠状水平轴：**在矢状面上运动时所围绕的运动轴，与矢状面成直角、向左右方向延伸，也叫左右轴。

  以冠状水平轴为中心在矢状面上运动的例子：颈部的屈曲和伸展、肩关节的屈曲和伸展、膝关节的屈曲和伸展等。

- **矢状水平轴：**在冠状面上运动时所围绕的运动轴，与冠状面成直角、向前后方向延伸，也叫前后轴。

  以矢状水平轴为中心在冠状面上运动的例子：颈部侧屈、肩关节的外展和内收、腕关节的桡偏和尺偏、髋关节的外展和内收等。

- **垂直轴：**在水平面上运动时所围绕的运动轴，与水平面成直角、向上下方向延伸的轴。

  以垂直轴为中心在水平面上运动的例子：颈部的旋转、肩关节的旋转、前臂的旋前和旋后、躯干的旋转、髋关节的旋转等。

图 I-2-2　运动中的 3 个轴

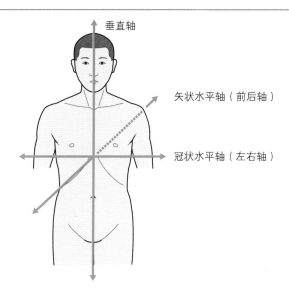

垂直轴

矢状水平轴（前后轴）

冠状水平轴（左右轴）

运动面、运动轴、运动方向

运动方向

运动方向

● 解剖学中描述的所有运动都是以解剖学站立姿势为标准，在此基础上根据运动方向的不同来确定运动名称（图Ⅰ-2-3）。

（1）屈曲： 以冠状水平轴为中心在矢状面上的运动，朝向前方的动作。

（2）伸展： 以冠状水平轴为中心在矢状面上的运动，朝向后方的动作。

（3）外展： 以矢状水平轴为中心在冠状面上的运动，远离身体的动作。

（4）内收： 以矢状水平轴为中心在冠状面上的运动，靠近身体的动作。

（5）外旋： 以垂直轴为中心在水平面上的运动，远离身体的动作。

（6）内旋： 以垂直轴为中心在水平面上的运动，靠近身体的动作。

（7）环转运动： 具有3个运动轴的关节（如肩关节、髋关节）才可能有的运动，是指肢体远端像画圆圈一样的旋转运动。

● **肩胛骨的运动**（图Ⅰ-2-4）

（1）上提： 肩胛骨由胸廓上部向上方移动的动作。

（2）下降： 肩胛骨由胸廓上部向下方移动的动作。

（3）外展（前伸）： 肩胛骨由胸廓上部向身体外侧移动的动作。

（4）内收（回缩）： 肩胛骨由胸廓上部向身体内侧移动的动作。

（5）上回旋： 肩胛骨的关节盂由胸廓上部向上旋转的动作。

（6）下回旋： 肩胛骨的关节盂由胸廓上部向下旋转的动作。

● **其他运动**（图Ⅰ-2-5，Ⅰ-2-6）

（1）前臂旋前： 肘关节呈90°屈曲后，手掌向下移动的动作。

（2）前臂旋后： 肘关节呈90°屈曲后，手掌向上移动的动作。

（3）足部外翻： 在冠状面上脚拇趾向下、小趾向上移动的动作。

（4）足部内翻： 在冠状面上脚拇趾向上、小趾向下移动的动作。

（5）足部外展： 在水平面上脚拇趾向外侧移动的动作。

（6）足部内收： 在水平面上脚拇趾向内侧移动的动作。

图 I-2-3 各种运动的表述方式

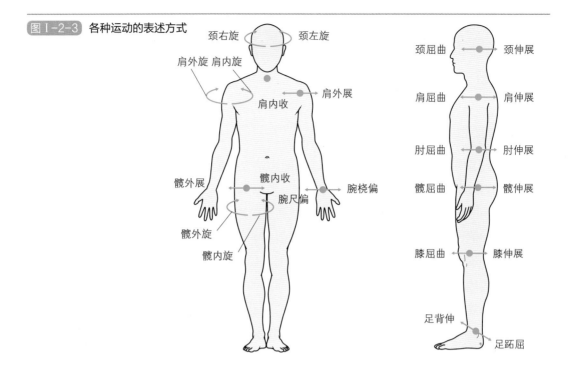

颈右旋　颈左旋

肩外旋　肩内旋

肩内收　肩外展

髋外展　髋内收

腕尺偏　腕桡偏

髋外旋

髋内旋

颈屈曲　颈伸展

肩屈曲　肩伸展

肘屈曲　肘伸展

髋屈曲　髋伸展

膝屈曲　膝伸展

足背伸

足跖屈

图 I-2-4 肩胛骨的运动

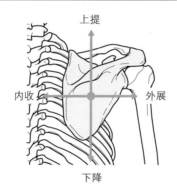
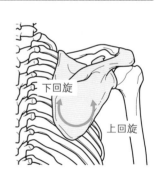

上提

内收　外展

下降

下回旋

上回旋

图 I-2-5 前臂运动

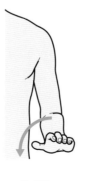
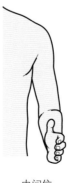
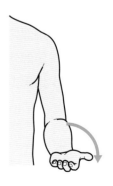

旋前位　　　　中间位　　　　旋后位

图 I-2-6 足部运动

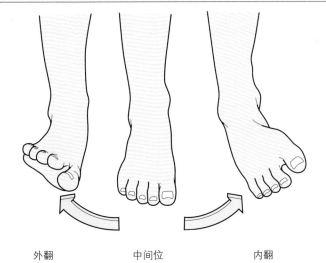

外翻　　　　　　中间位　　　　　　内翻

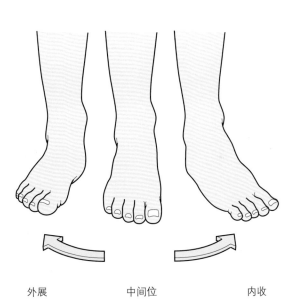

外展　　　　　　中间位　　　　　　内收

3 姿势的表达方式

体位和姿态

● 人类能做出的姿势有很多种。一般而言，姿势有两种含义：一种是用身体和重心的方向来表示的体位，另一种是用身体各个关节之间的相对位置来表示的姿态。

一般的体位

● **卧位：** 仰卧位、俯卧位、侧卧位等（图Ⅰ-3-1）。
● **坐位：** 椅坐位、骑坐位、长坐位、侧坐位、屈膝坐位等（图Ⅰ-3-2）。
● **跪立位：** 双膝跪立位、单膝跪立位、跪坐位、四点跪位等（图Ⅰ-3-3）。
● **立位：** 站立位、足尖站立位、单腿站立位等（图Ⅰ-3-4）。

图Ⅰ-3-1 卧位的种类

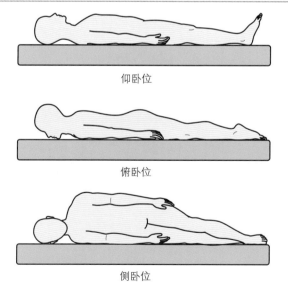

仰卧位

俯卧位

侧卧位

图 I -3-2 坐位的种类

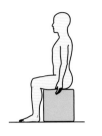
椅坐位

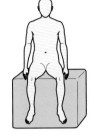
骑坐位

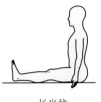
长坐位

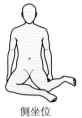
侧坐位

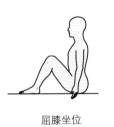
屈膝坐位

图 I -3-3 跪立位的种类

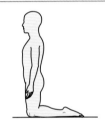
双膝跪立位

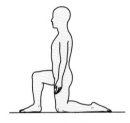
单膝跪立位

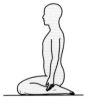
跪坐位

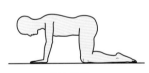
四点跪位

图 I -3-4 立位的种类

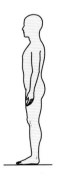
站立位

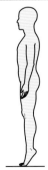
足尖站立位

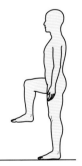
单腿站立位

4 触诊时手指的按压方式

手指的按压方式

- 对各组织进行触诊时，通常使用示指、中指、环指，尽量不用拇指。指尖对齐成一直线，根据触诊对象的大小来判断是使用示指、中指，还是示指到环指都用（图 I-4-1）。
- 触诊时按压的程度以受检者不感到不适为宜，不能过度用力按压而导致压迫部位发红。越是不确定越要慢慢按压，轻柔地触摸。

各组织的基本触诊方法

- **骨缘的触诊方法：**指尖与骨缘成直角。触诊时的关键是手指和骨之间尽可能不要有软组织的存在（图 I-4-2）。
- **骨面突起处的触诊方法：**将手指放在骨面突起处附近，转动目标骨（如做旋转运动等）。边转动边确认在手指下移动的骨面突起处，这样更容易掌握要领（图 I-4-3）。
- **骨面凹陷处的触诊方法：**不要顺着骨面凹陷处的长轴触摸，而要让指尖与凹陷处的长轴相交。边移动边触摸才更容易分辨（图 I-4-4）。
- **关节的触诊方法：**触诊关节时，固定一端的骨，移动另一端的骨。同时移动两端的骨很难触摸到裂隙。慢慢移动指尖靠近关节部位，寻找边界线。或者牵引另一端的骨，加大关节裂隙，然后再触诊（图 I-4-5）。
- **浅层肌肉的触诊方法：**浅层肌肉触诊的关键在于尽可能地再现肌肉固有的运动。窍门是不能持续地收缩肌肉，而要收缩和放松间隔进行。触诊时要经常感受肌肉收缩至肌肉变硬的过程（图 I-4-6）。
- **深层肌肉的触诊方法：**触诊深层肌肉时，中间必然会隔着浅层肌肉。因此，很难像触诊浅层肌肉那样明显感觉到肌肉硬度的变化。这种情况下要用指尖稍微用力按压，感受肌肉收缩时从深处向上顶的力量（图 I-4-7）。

图 I-4-1 手指的基本使用方法

在触诊时，指尖要并拢成一条直线，根据触诊目标的大小，可分别使用示指和中指，或示指至环指都用

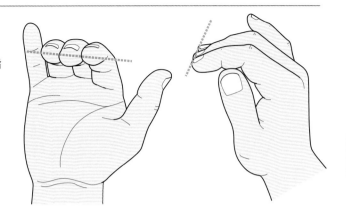

图 I-4-2 骨缘的触诊方法

在触诊骨缘时，指尖与骨缘成直角

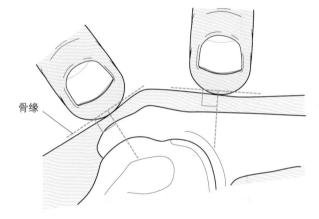

骨缘

图 I-4-3 骨面突起处的触诊方法

触诊骨面突起处时，可以让目标骨（触诊部位）动起来，以便探触骨面突起处移动的情况

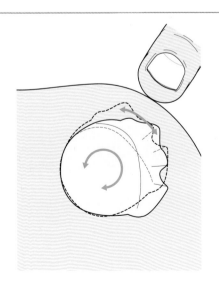

图 I-4-4 骨面凹陷处的触诊方法

触诊骨面凹陷处时，指尖与凹陷处的长轴相交。边移动边观察才更容易触诊

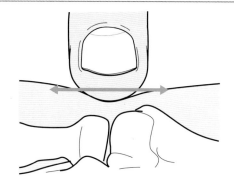

图 I-4-5 关节的触诊方法

触诊关节时，固定一端的骨，移动另一端的骨，触摸边界处。或者通过牵引另一端骨加大关节裂隙，这样更容易触诊

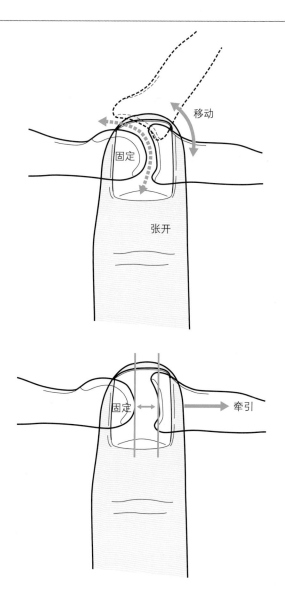

图 I-4-6 浅层肌肉的触诊方法

触诊浅层肌肉时要不断地让肌肉收缩和放松，着重感受肌肉随着收缩而变硬的过程

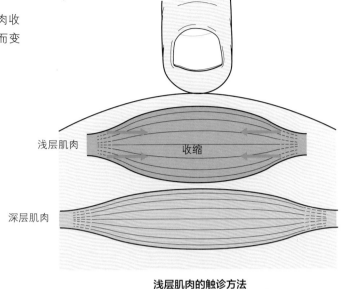

浅层肌肉

深层肌肉

收缩

浅层肌肉的触诊方法

图 I-4-7 深层肌肉的触诊方法

触诊深层肌肉时要感受深层肌肉收缩时从深处往上顶的力量

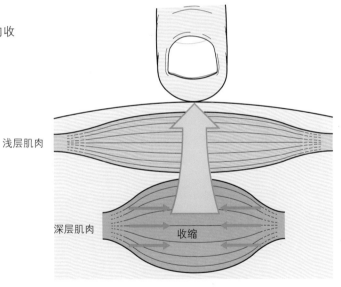

浅层肌肉

深层肌肉

收缩

深层肌肉的触诊方法

II 上肢骨

1 肩胛骨

肩胛冈　肩峰　冈三角

解剖学特征（图Ⅱ-1-1，Ⅱ-1-2）

- **形态特征**　**肩胛冈：** 肩胛骨后面有一横位的骨嵴，称为肩胛冈。以肩胛冈为分界线的上下分别为冈上窝和冈下窝。

  肩峰角： 从肩胛冈向肩峰移动的过程中，骨缘向前急剧弯曲的地方就是肩峰角。肩峰角是区分三角肌中束和三角肌后束的标志。

  肩峰： 连接肩胛冈外侧的扁平状骨突起叫作肩峰。前后两侧构成了肩锁关节。

  冈三角： 连接肩胛冈内侧与三角洲形状相似的骨嵴部位叫作冈三角。

- **肌肉的附着**　**肩胛冈上缘：** 斜方肌中束的止点。

  肩胛冈下缘： 三角肌后束的起点。

  冈上窝： 冈上肌的起点。

  冈下窝： 冈下肌的起点。

  肩峰： 三角肌中束的起点，斜方肌中束的一部分的止点。

  冈三角： 斜方肌下束的止点。

与临床的关联

- **零度位**（图Ⅱ-1-3）：在肩胛骨骨面上，将肱骨外展 150° 的肢位叫作零度位。零度位时，肩胛冈长轴与肱骨长轴方向一致。这一肢位一般是肩袖肌腱修复术后的固定肢位。
- **肱骨躯干角**（H-T 角，图Ⅱ-1-4）：常被用于测量肩关节活动度。这个角是指盂肱关节和肩胸关节之间形成的角。
- **肩胛冈肱骨角**（S-H 角，图Ⅱ-1-4）：肩胛冈长轴和肱骨长轴构成的角。计算盂肱关节运动节律时很有用。
- **肩胛冈躯干角**（S-T 角，图Ⅱ-1-4）：肩胛冈长轴和躯干长轴构成的角。计算肩胸关节固有旋转角度时很有用。
- 肩峰是测量上肢长度的标志。
- 肩峰和喙肩韧带下方是肩峰下滑囊（图Ⅱ-1-5），它是人体最大的滑囊，对于肩关节顺畅运动非常重要。

相关疾病

肩胛冈骨折、肩峰骨折、肩袖损伤、肩袖肌腱炎、伴随疼痛的肩关节活动受限、肩峰下滑囊炎、肩峰下撞击综合征、游泳肩（见 20 页）等。

触诊方法

见图Ⅱ-1-6 ~ Ⅱ-1-10。

图Ⅱ-1-1 肩胛冈、肩峰、冈三角（左背侧）

　　手指所指的是肩胛冈。以肩胛冈为界，上方为冈上窝，下方为冈下窝。肩胛冈的外侧和内侧以骨缘向前急剧弯曲的肩峰角为界，外侧延伸至肩峰，内侧高度逐渐降低，到达呈三角洲形状的冈三角

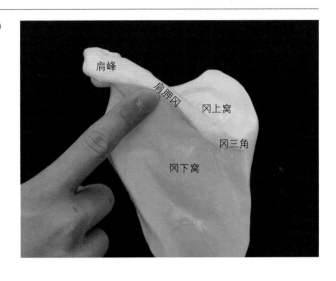

图Ⅱ-1-2 肩胛冈周围附着的肌肉

　　肩胛冈上缘到肩峰是斜方肌中束的止点，肩胛冈下缘是三角肌后束的起点。肩峰外侧是三角肌中束的起点。冈三角部分是斜方肌下束的止点。不能只记住肌肉附着在肩胛冈上，而是要记住具体附着在肩胛冈哪个位置，这是理解肩关节运动的重要知识点

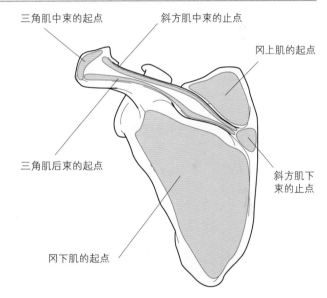

图Ⅱ-1-3 零度位

　　在肩胛骨骨面上，将肱骨外展150°的肢位。这一肢位的肱骨长轴与肩胛冈长轴的方向一致，一般是肩袖肌腱修复术后的固定肢位

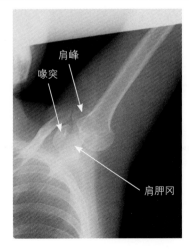
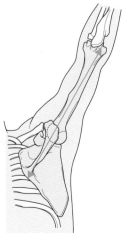

图Ⅱ-1-4 以肩胛冈为基准的角度测量

　　肱骨躯干角常被用于测量肩关节活动度，对把握肩关节整体的外展角度很有用。肩胛冈肱骨角是肩胛冈长轴和肱骨长轴构成的角，对于把握盂肱关节运动节律很有用。肩胛冈躯干角是肩胛冈长轴和躯干长轴构成的角，对于把握肩胸关节固有旋转角度很有用

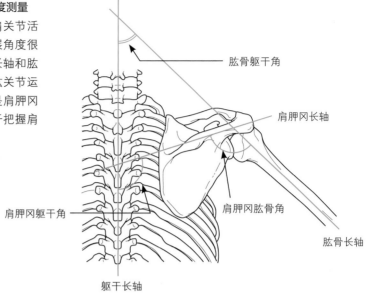

肱骨躯干角

肩胛冈长轴

肩胛冈肱骨角

肩胛冈躯干角

肱骨长轴

躯干长轴

图Ⅱ-1-5 肩峰下腔（左正面）

　　箭头（→）所指的部分为肩峰下腔。连接喙突和肩峰的是喙肩韧带，三者合起来被称为喙肩弓。这个空间里分布着冈上肌肌腱，肌腱的上方是肩峰下滑囊

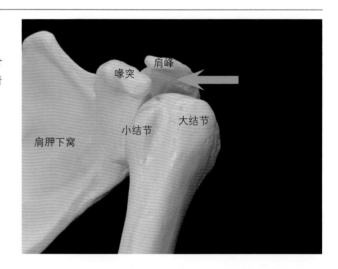

喙突　肩峰

大结节

肩胛下窝　小结节

图Ⅱ-1-6 肩胛冈的触诊①

　　受检者俯卧位。为了确认肩胛冈的大致位置，用两手手掌轻轻按压受检者上背部，这样能够确认向内外侧延伸的横位骨嵴，也就是肩胛冈

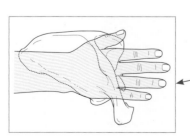

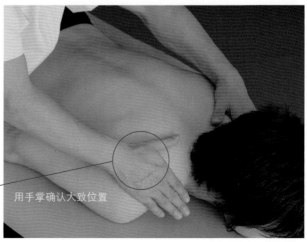

用手掌确认大致位置

图II-1-7 肩胛冈的触诊②

确认好肩胛冈大致位置之后，要对肩胛冈的上缘进行触诊。手指从头侧向肩胛冈方向垂直按压。肩胛冈的上缘就是斜方肌中束的止点

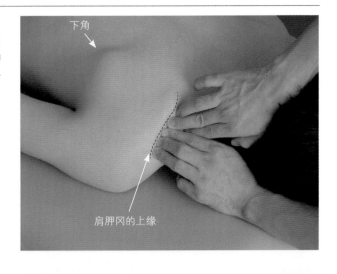

下角

肩胛冈的上缘

图II-1-8 肩胛冈的触诊③

确认好肩胛冈上缘之后，接着要触诊的是肩胛冈下缘。肩胛冈下缘比上缘的屈曲度更大，注意要仔细触摸。肩胛冈下缘是三角肌后束的起点

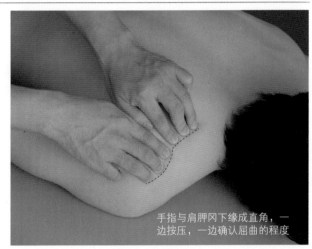

手指与肩胛冈下缘成直角，一边按压，一边确认屈曲的程度

图II-1-9 肩峰角的触诊

沿着肩胛冈下缘向外触摸，能够发现几乎成直角向外弯曲的部位，这个弯曲的角即肩峰角。肩峰角是区分三角肌中束和三角肌后束的标志

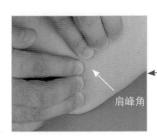

肩峰角

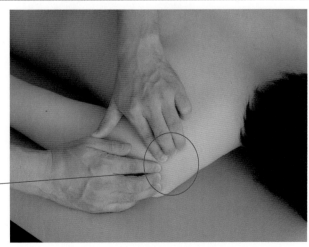

冈三角的触诊是从肩胛冈上缘或下缘（图中为下缘）向内侧触摸的。能够确认到肩胛冈的突起部分逐渐减少，然后像三角洲一样逐渐趋于平坦。这一部分就是冈三角区域。冈三角不仅是斜方肌下束的止点，同时也是区分大菱形肌与小菱形肌的肌间隙的标志

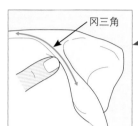

冈三角

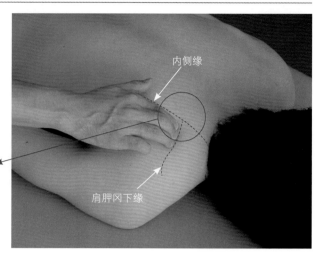

内侧缘

肩胛冈下缘

能力提升 游泳肩

　　游泳肩，学名为肩关节撞击综合征，主要见于游泳竞技者，常在进行自由泳或蝶泳时产生疼痛。伴随肩膀的旋转动作，肱二头肌长头肌腱或冈上肌与喙肩弓撞击或摩擦时产生的肩关节前侧疼痛的总称。自由泳中，从提臂的后半程到入水移动手臂的过程中，最容易出现这种症状。

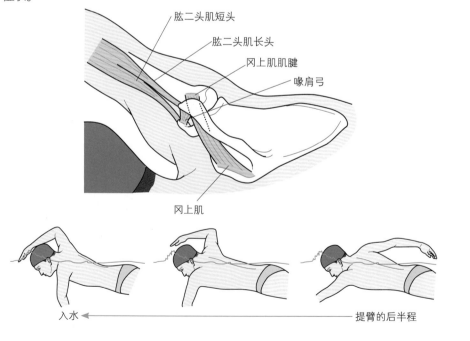

肱二头肌短头
肱二头肌长头
冈上肌肌腱
喙肩弓
冈上肌

入水 ← 提臂的后半程

1 肩胛骨

内侧缘　上角　下角

解剖学特征（图Ⅱ-1-11～ Ⅱ-1-14）

- **形态特征**　**内侧缘：**构成肩胛骨内侧的边缘叫作内侧缘。

  上角：肩胛骨内侧缘和上缘构成的角叫作上角。

  下角：肩胛骨内侧缘和外侧缘构成的角叫作下角。

- **肌肉的附着**　**内侧缘：**大菱形肌、小菱形肌和前锯肌的止点。

  上角：上角位于第 1 胸椎棘突和第 2 胸椎棘突的中间。肩胛提肌在此附着，构成上角的内侧缘是肩胛提肌的止点。

  下角：下角位于第 7 胸椎棘突和第 8 胸椎棘突的中间。下角是大圆肌和一部分背阔肌的起点。

与临床的关联

- 如果出现前锯肌麻痹，抬起上肢时能够观察到肩胛骨内侧缘从胸廓上突起。这种症状被称为翼状肩（winging scapula）。

- 在三角肌挛缩症病例中，即使仅上肢看起来是下垂位，但由于肩胛骨被上肢牵引，上角、下角也可能处于不正常的位置，这一点需要注意。

- 在胸廓出口综合征牵引型的病例中，从后面观察到上肢处于下垂位时，很多情况下肩胛骨下角从胸廓突起。在这种症状中，斜方肌中束或下束的肌力极度低下的情况多有发生，需要多加注意。

- 在诊断投掷肩（throwing shoulder）时，一定要检查肩胛带功能。最简单的测试是在上肢下垂位时进行肩关节外旋的等长收缩，观察肩胛骨内侧缘。斜方肌固定肩胛骨的功能不佳时，伴随冈下肌的收缩经常会出现肩胛骨内侧缘从胸廓突起的现象（见 26 页）。

相关疾病

胸长神经麻痹、副神经麻痹、肩胛骨骨折、三角肌挛缩症（见 26 页）、胸廓出口综合征、肩胛骨高位症（Sprengel 畸形，见 26 页）、弹响肩等。

触诊方法

见图Ⅱ-1-15 ～ Ⅱ-1-22。

图Ⅱ-1-11 内侧缘、上角、下角

　　手指所指的是肩胛骨的内侧缘。沿着内侧缘向头侧移动与上缘相交形成的角即是上角。沿着内侧缘向下移动，与外侧缘相交形成的角就是下角

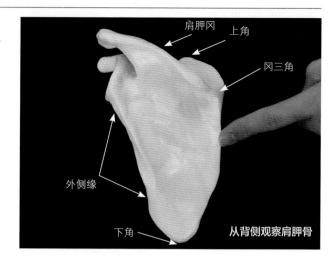

图Ⅱ-1-12 上角与下角的位置关系

　　从内侧观察肩胛骨可以发现，上角和下角并不在一条直线上。上角的位置比下角稍微靠前一些。对上角进行触诊时必须掌握该知识点

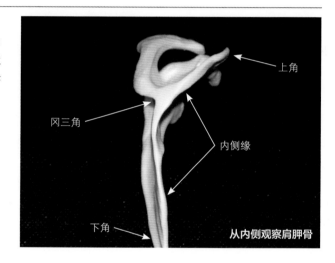

图Ⅱ-1-13 上角、下角上附着的肌肉

　　肩胛提肌止于上角，请注意其附着点在上角的内侧缘。下角是大圆肌和一部分背阔肌的起点，同时也是区分这两块肌肉的重要标志

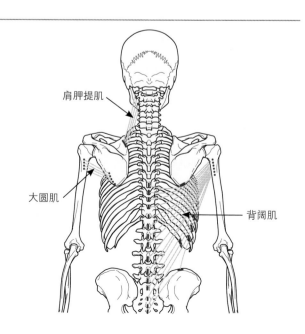

图Ⅱ-1-14 上角、下角的位置

上角的正常位置在第1胸椎（T1）棘突和第2胸椎（T2）棘突的中间。下角的正常位置在第7胸椎（T7）棘突和第8胸椎（T8）棘突的中间。上角、下角与肋骨的关系分别为：上角与第2肋、下角与第7肋在同一水平线上。在肩关节疾病的诊断中，可以先从后面确认肩胛骨的位置

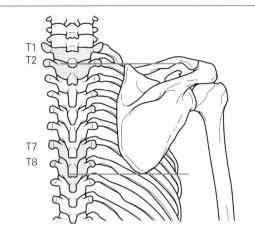

图Ⅱ-1-15 内侧缘的触诊①

内侧缘的触诊需要受检者采取俯卧位，让目标一侧的肩关节被动伸展、内收（→）。这一操作会使内侧缘从胸廓浮起（↓），这样更有利于把握其位置。把握内侧缘的大致位置后，再把肩关节放回原来的位置，然后再触摸内侧缘

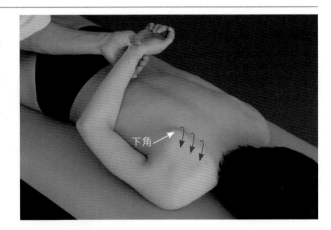

下角

图Ⅱ-1-16 内侧缘的触诊②

把握内侧缘的大致位置后，站到受检者目标侧的对面，手指与内侧缘成直角进行触诊。此时内侧缘和指头之间的软组织不可留存过多

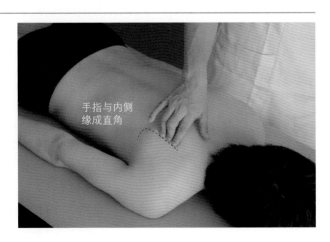

手指与内侧缘成直角

图Ⅱ-1-17 上角的触诊①

上角被斜方肌上束覆盖，并且前面是弯曲的，因此触诊比想象的要难。确认上角的大致位置时，先将一只手的手指放在上角附近，再用另一只手确认下角

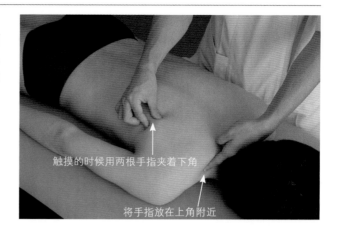

触摸的时候用两根手指夹着下角

将手指放在上角附近

图Ⅱ-1-18 上角的触诊②

检查者以肩锁关节为轴，用旋转的手法将下角向内、向下移动（→）。移动下角时上角也会跟着移动，在这一过程中可把握上角的大致位置

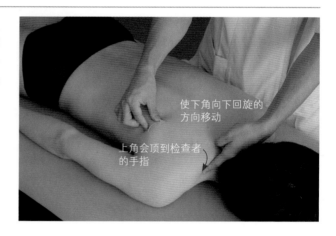

使下角向下回旋的方向移动

上角会顶到检查者的手指

图Ⅱ-1-19 上角的触诊③

确认上角的大致位置后，再触诊内侧缘和上缘构成的三角（上角）。上角的顶点是触摸到肩胛提肌时的重要标志

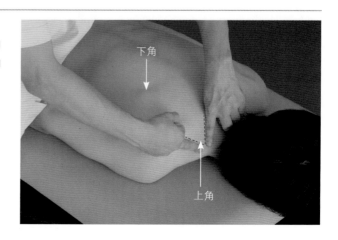

下角

上角

图Ⅱ-1-20 上角的触诊④

确认上角的位置后，需要确认肩胛提肌和上角的关系。因为肩胛提肌止于上角的内侧缘，所以要将手指放在上角的尖端，轻轻按压上角的同时向内侧滑动，则能触摸到一指半到两指宽的肩胛提肌肌腹

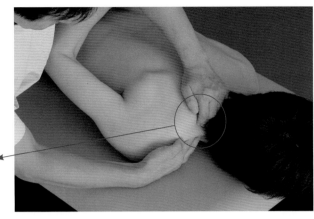

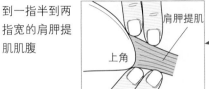

肩胛提肌

上角

图Ⅱ-1-21 下角的触诊①

沿着肩胛骨内侧缘向肩胛骨尾部触摸，能够确认由内侧缘、外侧缘构成的下角。不要从一个方向摸，要从内侧缘和外侧缘两个方向用手指像夹着一个三角形一样触摸，从而确认下角的顶点

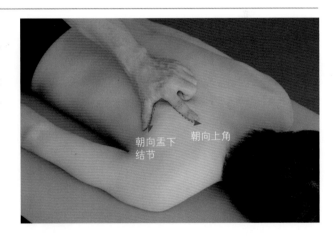

朝向盂下结节　朝向上角

图Ⅱ-1-22 下角的触诊②

下角的顶点是区分背阔肌和大圆肌的标志。让受检者采取仰卧位，屈曲肩关节。检查者手指从下角的顶点向体内滑动，能够感觉到手指进入背阔肌和大圆肌的间隙

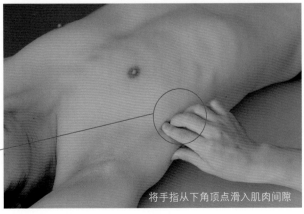

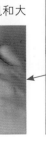

背阔肌

大圆肌

将手指从下角顶点滑入肌肉间隙

三角肌挛缩症

一般是由幼时频繁在三角肌部位打针引发，导致三角肌肩峰部（中束）受到损伤。该病的临床表现为肩关节内收受限。

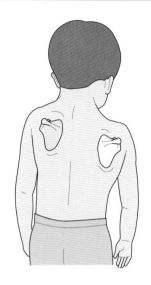

肩胛骨高位症

肩胛骨高位症（如右图所示）也叫 Sprengel 畸形，是指本来出生 3 个月后就应该下降的肩胛骨，由于先天性原因一直处于高位。此病症多见于男孩，一般单侧发生。该病的临床表现为肩关节的上举、外展受限。

肩胛带功能的简易测试

在上肢下垂位进行肩关节外旋的等长收缩时，观察内侧缘的活动。随着冈下肌的收缩，如果观察到内侧缘从胸廓上突起并向外侧移动，则说明肩胛带功能低下。

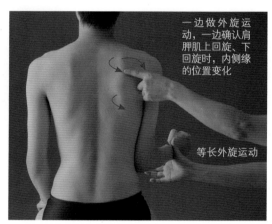

一边做外旋运动，一边确认肩胛肌上回旋、下回旋时，内侧缘的位置变化

等长外旋运动

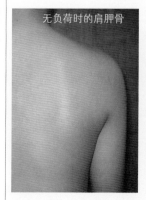

无负荷时的肩胛骨

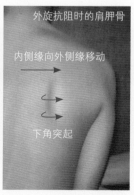

外旋抗阻时的肩胛骨

内侧缘向外侧缘移动

下角突起

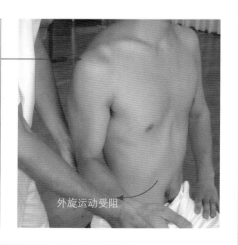

外旋运动受阻

外侧缘　盂下结节　喙突

解剖学特征（图Ⅱ-1-23 ~ Ⅱ-1-27）

- **形态特征**　**外侧缘**：从肩胛骨下角延伸至关节盂的一条清晰的骨缘就是外侧缘。

  盂下结节：肩胛骨关节盂下面的骨突起为盂下结节。

  喙突：位于肩胛骨前面的弯曲的指状突起为喙突。喙突从根部开始几乎呈直角弯曲，向着尖端方向逐渐趋于扁平化。

- **肌肉的附着**　**盂下结节**：肱三头肌长头的起点。

  喙突：内侧上方附着有锥状韧带、斜方韧带和喙肩韧带，锥状韧带与斜方韧带合称喙锁韧带。内侧下方附着有胸小肌、喙肱肌、肱二头肌短头。

与临床的关联

- 导致投掷肩的其中一个原因是 Bennett 骨刺（见 28、32 页）。这个骨刺从盂下结节附近长出，是肩关节后方疼痛的原因之一。

- 近年来，通过对盂下结节和肱三头肌长头的详细的解剖学研究，发现 Bennett 骨刺与肱三头肌长头有着密切的关系。

- 如果附着在喙突的斜方韧带及锥状韧带发生断裂，则肩锁关节可能会发生脱位。

- 喙突炎是肩关节周围发炎的疾病之一，其病因是附着在喙突上的肌肉作用于韧带等上的机械应力导致肌肉附着点发炎。

相关疾病

- 肩胛骨关节盂骨折、Bennett 骨刺、投掷肩、肩锁关节脱位、喙突骨折、喙突炎等。

触诊方法

见图Ⅱ-1-28 ~ Ⅱ-1-35。

图Ⅱ-1-23　**喙突相关解剖**

手指指向的是喙突。喙突是肩胛骨前面的骨突起。喙突的内侧底部与肩胛切迹相连。肩胛上神经会通过肩胛切迹

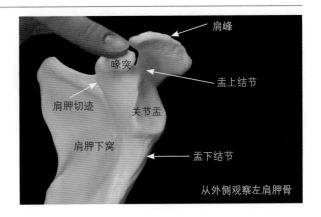

肩峰

喙突

盂上结节

肩胛切迹

关节盂

肩胛下窝

盂下结节

从外侧观察左肩胛骨

图Ⅱ-1-24 附着在盂下结节、喙突上的软组织

盂下结节是肱三头肌长头的起点。喙突上附着有 3 条韧带和 3 块肌肉。喙突是重要的骨部位

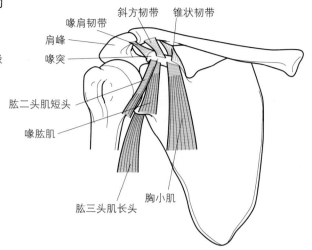

斜方韧带　锥状韧带
喙肩韧带
肩峰
喙突
肱二头肌短头
喙肱肌
肱三头肌长头　胸小肌

图Ⅱ-1-25 喙突的形态特征

从肩胛骨前面突起的喙突，其形状与弯曲一根手指后的形状很相似。图中所示是从桡侧看到的弯曲的左手示指的样子。掌骨部分就相当于关节盂

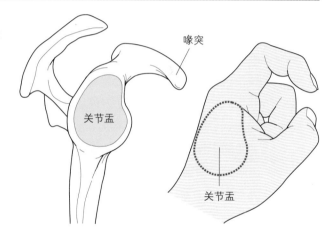

喙突
关节盂
关节盂

图Ⅱ-1-26 Bennett 骨刺的 X 线片

在投掷肩的诊断中，如果患者表现的症状为肩关节后方疼痛，则要确认有没有从盂下结节附近长出来的 Bennett 骨刺。（↑）。这种症状意味着投球动作造成了肩关节后下方过度牵引

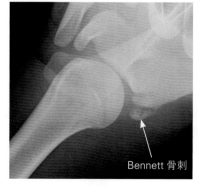

Bennett 骨刺

X 线片

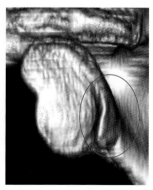

三维 CT 图像

图Ⅱ-1-27 盂下结节与肱三头肌长头的
解剖学特征

肱三头肌长头起始于盂下结节及其
后下方的较长一段区域。如果强行让肩
关节水平内收，肱三头肌长头的起点部
位就会被强力牵引

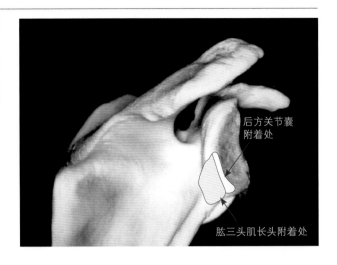

后方关节囊
附着处

肱三头肌长头附着处

图Ⅱ-1-28 外侧缘的触诊①

受检者采取俯卧位。伸展、内收受
检者目标侧的肩关节，让包括下角在内
的内侧缘从胸廓浮起，确认受检者下角
的位置

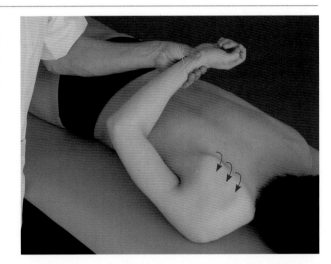

图Ⅱ-1-29 外侧缘的触诊②

确认下角的位置之后，将受检者的
肩关节稍微向外展位移动，从下角延伸
处至关节盂的外侧缘进行触摸。检查者
的手指与受检者外侧缘成直角，朝着关
节盂方向触摸

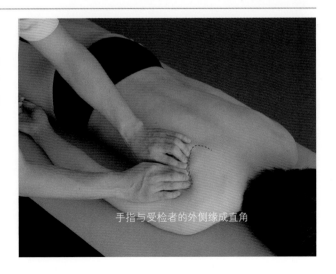

手指与受检者的外侧缘成直角

图Ⅱ-1-30 盂下结节的触诊①

受检者采取俯卧位，肩关节处于轻度外展位。从外侧缘向关节盂触摸，在触摸到 1/2 的位置时检查者要改变手指方向。然后用指腹顺着关节盂方向继续触摸外侧缘

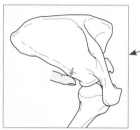

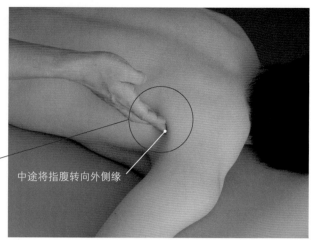

中途将指腹转向外侧缘

图Ⅱ-1-31 盂下结节的触诊②

检查者手指逐渐靠近受检者关节盂，能够明显触摸到骨缘上隆起的一个较大区域。此隆起部位就是盂下结节。盂下结节的附近有腋神经通过，触诊时要多加注意

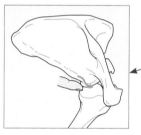

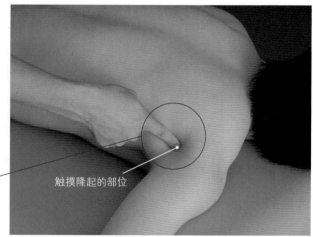

触摸隆起的部位

图Ⅱ-1-32 盂下结节的触诊③

接下来介绍利用肱三头肌长头的收缩对盂下结节进行触诊的方法。受检者采取坐位，肩关节屈曲 90°，然后采取内旋位，屈曲肘关节。这一肢位为初始肢位

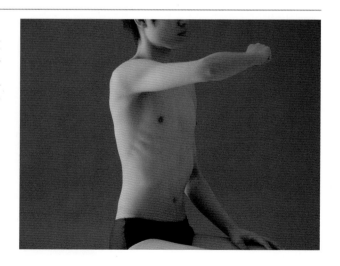

图Ⅱ-1-33 盂下结节的触诊④

在初始肢位上，检查者在受检者手腕处对其肘关节伸展施加阻力，反复让受检者肱三头肌进行等长收缩。检查者站在受检者的背侧，根据肱三头肌长头的收缩对盂下结节进行触诊

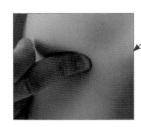

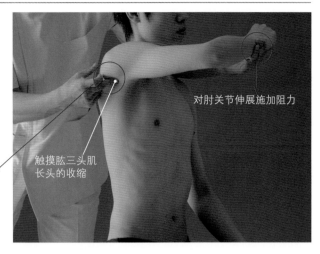

触摸肱三头肌长头的收缩

对肘关节伸展施加阻力

图Ⅱ-1-34 喙突的触诊①

受检者采取坐位。检查者确认受检者锁骨的胸骨端（相当于胸锁关节）和肩峰端（相当于肩锁关节）。然后将受检者锁骨的全长分为三等份，检查者手指从受检者锁骨外侧 1/3 处向肩峰端方向移动一指的距离，则能够触摸到喙突

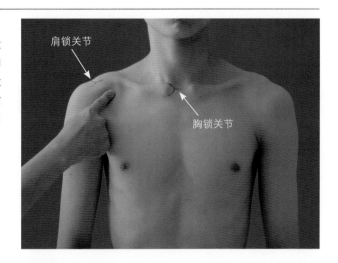

肩锁关节

胸锁关节

图Ⅱ-1-35 喙突的触诊②

确认喙突的位置后，沿着喙突的上缘向外侧移动手指，则能够触摸到喙突顶端。用力按压顶端时会有疼痛，因此要轻轻触摸

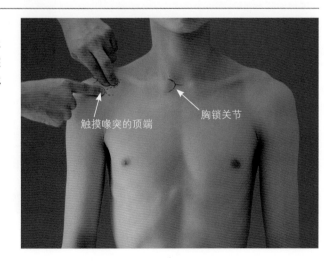

触摸喙突的顶端

胸锁关节

Bennett 骨刺

Bennett 骨刺为投掷肩的一种，症状表现为投球时肩关节后方疼痛。肩关节后方的支撑组织发生挛缩是其主要的发病原因。骨刺如果很大还会刺激到腋神经。

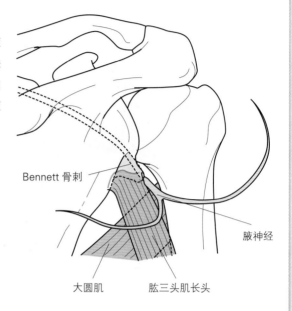

Bennett 骨刺

腋神经

大圆肌　　肱三头肌长头

肱三头肌长头起点疾病

有学者提出该疾病为投掷肩的一种，症状表现为投球时肩关节后方疼痛，特征为肩关节水平内收时，对肘关节的伸展运动施加阻力后能够再现这种疼痛。如果在 X 线片上没有发现 Bennett 骨刺，就要考虑患者可能不是患有该疾病。在超声图像上能够观察到肱三头肌起点周围低回声（如右下图所示）。

肱三头肌长头测试

对肘关节的伸展运动施加阻力，能够诱发肩关节后下方疼痛。

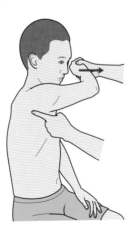

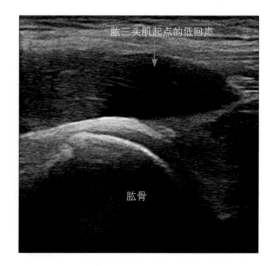

肱三头肌起点的低回声

肱骨

2 锁骨

锁骨体　肩锁关节　胸锁关节

解剖学特征（图Ⅱ-2-1 ~ Ⅱ-2-3）

- **锁骨体：**锁骨中除去两端的部分，形状呈"S"形。内侧 2/3 向前凸，外侧 1/3 向后凹。"S"形在水平面上比较容易观察。从冠状面上观察锁骨体像一根笔直的棍棒。
- **肩锁关节：**由锁骨肩峰端和肩峰关节面之间形成的关节。肩峰端从锁骨体末端开始逐渐扁平化，前、后径变大。肩锁关节内有一个关节盘，能够提高关节的协调性。
- **胸锁关节：**由锁骨胸骨端和胸骨柄的锁骨切迹之间形成的关节。锁骨端从锁骨体近端开始逐渐隆起。胸锁关节内有关节盘，能够提高关节的协调性。

与临床的关联（图Ⅱ-2-4）

- 锁骨骨折是人体发生率较高的骨折之一，发生部位大部分在锁骨体上。
- 肩锁关节是肩胛骨运动的支点。
- 肩锁关节脱位是由肩锁韧带、斜方韧带或锥状韧带的断裂产生的。琴键征（见 38 页）是肩锁关节脱位中最具代表性的体征。
- 肩关节屈曲 90° 以上时产生的疼痛多起因于肩锁关节功能不全。
- 胸锁关节是锁骨运动的支点。
- 胸锁关节前方脱位由肩胛骨强制的过度内收导致，其病理学原因为胸锁前韧带断裂。后方脱位由肩胛骨强制的过度外展导致，其病理学原因为胸锁后韧带断裂。

相关疾病

- 锁骨骨折、肩锁关节脱位、胸锁关节脱位等。

触诊方法

见图Ⅱ-2-5 ~ Ⅱ-2-13。

图 II-2-1 锁骨的形状

在水平面上比较容易观察锁骨的"S"形。前方突起的部分是胸大肌锁骨部的起点；后方突起的部分为斜方肌上束的止点，同时也是三角肌前束的起点。从正前方看到的锁骨像一根笔直的棍棒

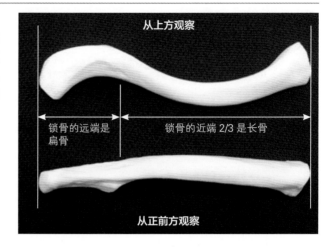

从上方观察

锁骨的远端是扁骨

锁骨的近端2/3是长骨

从正前方观察

图 II-2-2 作为肩胛骨运动支点的肩锁关节

肩锁关节（→）是肩胛骨运动的支点。图①显示的是以肩锁关节为支点进行的上回旋运动，图②显示的为下回旋运动。图③、④分别显示的是从上方看到的肩胛骨的外展运动和内收运动。进行肩胛骨运动疗法时，确保运动按计划进行的前提是要一直以肩锁关节为中心来操作

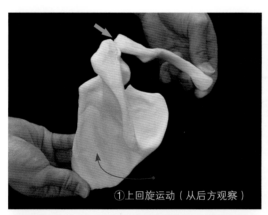

①上回旋运动（从后方观察）

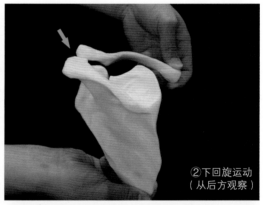

②下回旋运动（从后方观察）

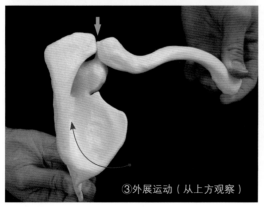

③外展运动（从上方观察）

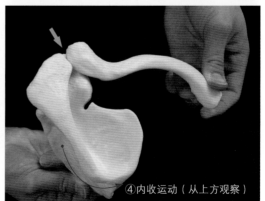

④内收运动（从上方观察）

图Ⅱ-2-3 锁骨运动的支点——胸锁关节

胸锁关节（→）作为锁骨运动的支点发挥着作用。左图显示的是以胸锁关节为支点的锁骨下降运动，右图显示的是上提运动。此外，锁骨以胸锁关节为中心向前方移动的运动叫作屈曲，向后方移动的运动叫作伸展

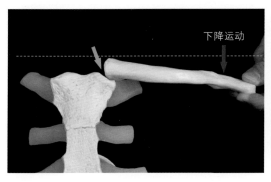
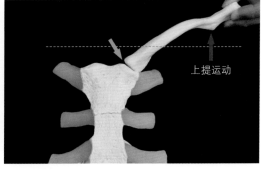

图Ⅱ-2-4 胸锁关节脱位的不同形式（横断面）

胸锁关节的脱位部位由施加外力的方向决定。如果从后方施加外力，随着肩胛骨的过度外展，锁骨被迫屈曲，就会发生后方脱位。相反，如果从前方施加压力，随着肩胛骨的过度内收，锁骨被迫伸展，就会发生前方脱位。临床上前方脱位的发生频率较高，而后方脱位很少见

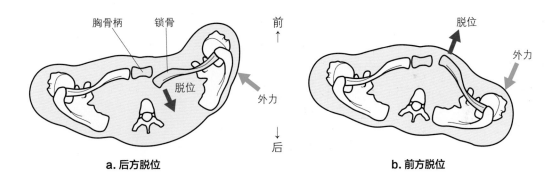

a. 后方脱位　　　　　　　　　**b. 前方脱位**

图Ⅱ-2-5 锁骨体的触诊

锁骨体触诊要在受检者坐位下进行。锁骨体清晰可见，触诊本身不是很难。触诊中如果把锁骨投影到水平面上，则能够观察到其独特的"S"形。锁骨向外是肩锁关节，向内是胸锁关节

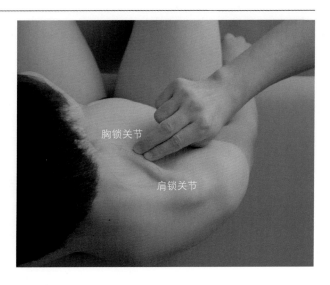

图 Ⅱ-2-6 锁骨肩峰端的触诊①

向外侧触摸锁骨体的前缘，能够发现骨缘向前弯曲并延伸至锁骨肩峰端。检查者的手指一直沿着受检者骨缘向外侧触摸，则能够确认锁骨与肩峰之间的间隙（肩锁关节）

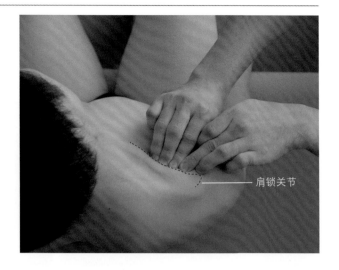

肩锁关节

图 Ⅱ-2-7 锁骨肩峰端的触诊②

沿着受检者锁骨体的前缘向内侧触摸，途中会经过向前的突起，检查者手指继续向内侧触摸就会到达锁骨的胸骨端

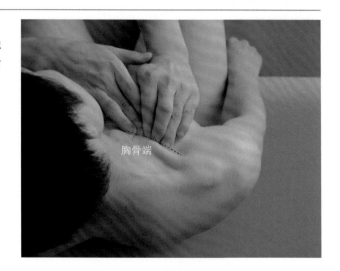

胸骨端

图 Ⅱ-2-8 锁骨肩峰端的触诊③

沿着受检者锁骨后缘触摸一直到肩峰端，检查者的手指从后缘向上移动，然后向外侧触摸，则能够触摸到锁骨与肩峰的间隙（肩锁关节）

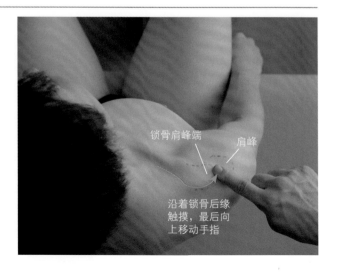

锁骨肩峰端

肩峰

沿着锁骨后缘触摸，最后向上移动手指

图Ⅱ-2-9 肩锁关节的触诊①

确认了肩锁关节的间隙后，在以肩锁关节为支点的肩胛骨运动下触摸。受检者采取坐位，检查者用一只手的拇指和示指夹住锁骨的远侧端触摸，另一只手固定肩峰的外缘

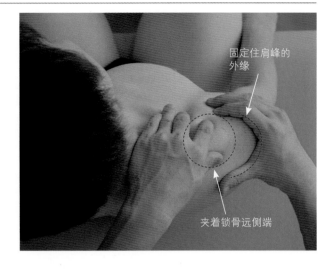

固定住肩峰的外缘

夹着锁骨远侧端

图Ⅱ-2-10 肩锁关节的触诊②

检查者用手指夹住受检者锁骨肩峰端。受检者挺直胸背使肩胛骨内收，则检查者能够触摸到伴随受检者肩胛骨内收而前移的锁骨肩峰端

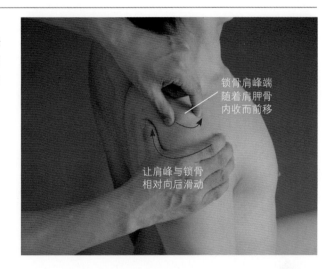

锁骨肩峰端随着肩胛骨内收而前移

让肩峰与锁骨相对向后滑动

图Ⅱ-2-11 肩锁关节的触诊③

检查者用手指夹住受检者锁骨肩峰端。受检者含胸使肩胛骨外展，则检查者能够触摸到随着受检者肩胛骨外展而后移的锁骨肩峰端

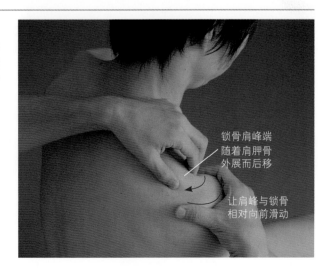

锁骨肩峰端随着肩胛骨外展而后移

让肩峰与锁骨相对向前滑动

2

锁骨

图Ⅱ-2-12 胸锁关节的触诊①

胸锁关节的触诊要在受检者坐位下进行。沿着锁骨体的上缘向内触摸，会发现骨突起逐渐增大，经过突起处后，手指会陷入一个凹陷处。这个突起处为锁骨胸骨端，而凹陷处为胸骨颈静脉切迹

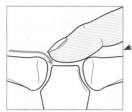

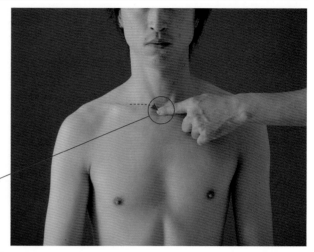

图Ⅱ-2-13 胸锁关节的触诊②

检查者用手指上下夹住锁骨胸骨端。受检者耸肩上提肩胛骨，由于锁骨也随之上提，因此能够触摸到锁骨胸骨端的运动。这时能够触诊到锁骨上提时锁骨胸骨端向下滑动，锁骨下降时锁骨胸骨端向上滑动

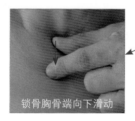

锁骨胸骨端向下滑动

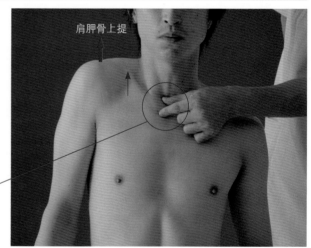

肩胛骨上提

能力提升　　　　　　　　　　　琴键征

这是肩锁关节脱位的典型病理体征。肩锁韧带、斜方韧带和锥状韧带断裂后，锁骨被斜方肌向上提拉，锁骨的远侧端就会向上突出。即使用手指按着肩锁关节复位，由于没有韧带的加固，锁骨肩峰端会像钢琴键盘一样再次弹回到上方。

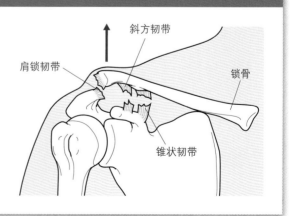

斜方韧带

肩锁韧带

锁骨

锥状韧带

3 肱骨

大结节　小结节　结节间沟

解剖学特征（图Ⅱ-3-1～Ⅱ-3-4）

- **大结节：**位于结节间沟外侧的骨突起。

    大结节的上部是冈上肌的止点，中部是冈下肌的止点，下部是小圆肌的止点。

- **小结节：**位于结节间沟内侧的骨突起。

    小结节是肩胛下肌的止点。

- **结节间沟：**位于大结节和小结节之间的沟。

    肱二头肌长头肌腱在结节间沟通过。肱二头肌长头肌腱直接通过肩袖疏松结缔组织，附着在盂上结节和上盂唇上。

- 通过结节间沟的肱二头肌长头肌腱上方分布着肱骨横韧带，起着防止肱二头肌长头肌腱向前方滑脱的作用。

- 结节间沟内的肱二头肌长头肌腱被结节间滑液鞘包裹，旋肱前动脉的分支从中通过。

与临床的关联

- 大结节是 3 块肩袖肌肉的止点，是肩关节运动支撑结构的关键部分。

- 大结节到肩峰下之间的区域叫作 pre-rotational glide，大结节位于肩峰下面的区域叫作 rotational glide，大结节通过肩峰下的区域叫作 post-rotational glide。

- 大结节无法顺利通过肩峰下腔的现象称为肩峰下撞击，其特殊症状为疼痛弧（见 44 页）。

- 小结节是支撑肩关节前侧唯一的肌肉——肩胛下肌的止点。对于反复性肩关节脱位等病症，需要对肩胛下肌进行集中的肌力训练。

- 在结节间沟部进行的肱二头肌长头肌腱炎诱发测试中，耶尔加森试验（又称肱二头肌抗阻力试验）（见 44 页）应用较广泛。

相关疾病

- 大结节骨折、小结节骨折、肱骨外科颈骨折、肱骨近端骨髓炎、肩峰下撞击综合征、肩袖损伤、肱二头肌长头肌腱炎、肱二头肌长头肌腱滑脱与断裂、反复性肩关节脱位、投掷肩等。

触诊方法

见图Ⅱ-3-5～Ⅱ-3-12。

3

肱骨

图Ⅱ-3-1 肱骨近端的解剖

大结节和小结节之间有结节沟，肱二头肌长头肌腱通过此处。大结节、小结节的远端是外科颈，该部位是老年人骨折的多发部位

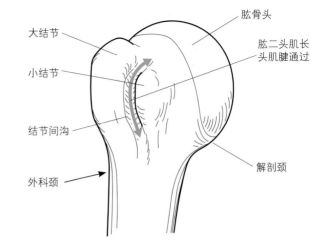

图Ⅱ-3-2 肩袖的附着形式和功能

右图显示的是肩袖止于肱骨的位置。冈上肌止于大结节的上部，冈下肌止于大结节的中部，小圆肌止于大结节的下部，肩胛下肌止于小结节。肩袖像抓着肱骨头一样使其稳定，形成关节运动的支点

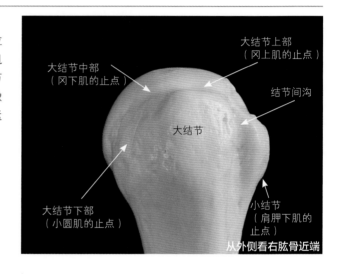

从外侧看右肱骨近端

图Ⅱ-3-3 肩关节肢位和肱二头肌长头肌腱滑动方向的关系

下图显示的是肩关节的肢位改变后，肱二头肌长头肌腱的滑动方向会如何发生变化。肱二头肌长头肌腱在肩关节内旋位和外展位时向远端滑动，在肩关节外旋位和内收位时向近端滑动。也就是说，肱二头肌长头肌腱在外旋和内收方向上会收紧

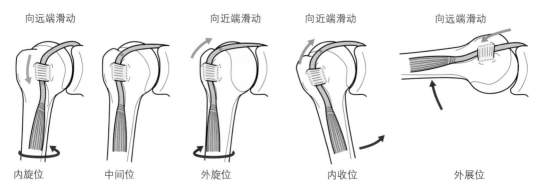

向远端滑动		向近端滑动	向近端滑动	向远端滑动
内旋位	中间位	外旋位	内收位	外展位

图Ⅱ-3-4 肱骨旋转肢位与大、小结节之间的位置关系

由于大结节和小结节都是肱骨的骨突起，因此随着肱骨的运动，大结节和小结节位置也会发生变化。肱骨外旋位时小结节位于前侧，中间位时结节间沟位于前侧，内旋位时大结节位于前侧

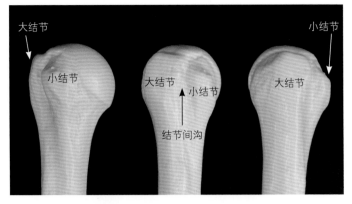

右肱骨近端（外旋位）　右肱骨近端（中间位）　右肱骨近端（内旋位）

图Ⅱ-3-5 结节间沟的触诊①

受检者采取坐位。肩关节处于下垂位时，喙突和小结节基本处于相同高度。检查者触摸受检者喙突的尖端部位，然后画一条与受检者肱骨长轴垂直相交的直线。直线上方分布的就是小结节、结节间沟、大结节

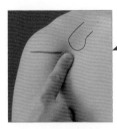

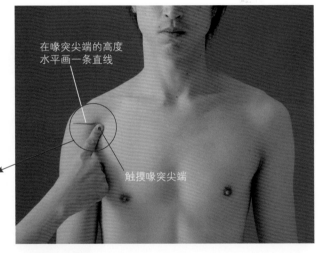

在喙突尖端的高度水平画一条直线

触摸喙突尖端

图Ⅱ-3-6 结节间沟的触诊②

受检者的肩关节处于下垂位或旋转中间位。肘关节处于 45° 屈曲位，然后反复进行前臂的旋后运动。旋后运动会使肱二头肌隆起，检查者用手指从肱二头肌肌腹外侧触摸该部位，然后跟随该部位的收缩向近端方向触摸

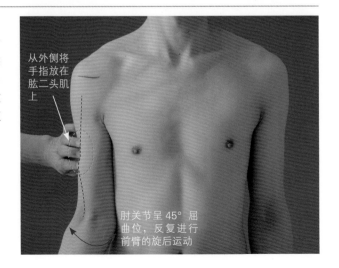

从外侧将手指放在肱二头肌上

肘关节呈 45° 屈曲位，反复进行前臂的旋后运动

图 II-3-7 结节间沟的触诊③

随着肱二头肌长头的收缩，如果触摸到与喙突尖端水平的那条线，则能够触摸到通过结节间沟的肱二头肌长头肌腱。继续触摸由旋后运动产生的肱二头肌长头肌腱的收紧状态，则能够确认通过肩袖疏松结缔组织的肱二头肌长头肌腱

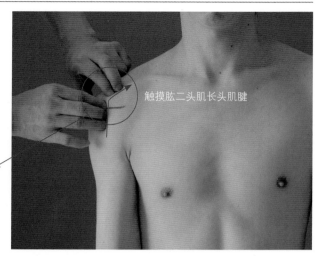

触摸肱二头肌长头肌腱

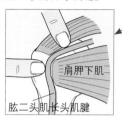

肩胛下肌

肱二头肌长头肌腱

图 II-3-8 小结节的触诊

触诊小结节时，检查者的手指放在结节间沟上，受检者的肩关节慢慢外旋。随着外旋区域的扩大，检查者的手指下部能够感受到受检者小结节通过时的状态。图中显示的是最大外旋位时大结节、小结节的状态。在此肢位下，指头触摸到的是小结节的前侧

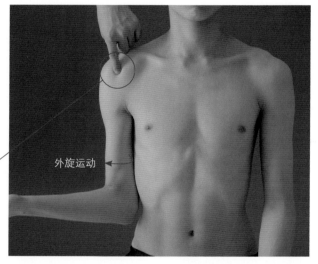

外旋运动

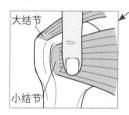

大结节

小结节

图 II-3-9 大结节的触诊①

大结节的触诊和小结节一样，从检查者手指放在结节间沟的位置开始。受检者慢慢内旋肩关节，检查者手指则能够感受到大结节的存在

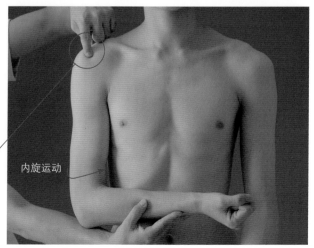

内旋运动

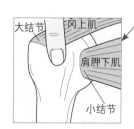

大结节　冈上肌

肩胛下肌

小结节

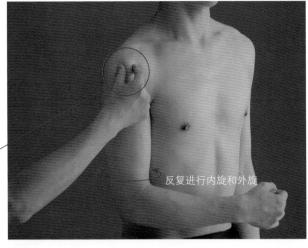

图Ⅱ-3-10 大结节的触诊②

检查者一边让受检者反复进行肩关节的内旋和外旋运动，一边确认大结节的大小。用手指夹住大结节的前后可确定其大小

反复进行内旋和外旋

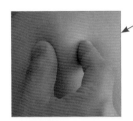

图Ⅱ-3-11 大结节上部的触诊

触诊大结节上部时，确认结节间沟位置之后，检查者的手指沿着大结节的前缘（结节间沟一侧）向近端移动，在移动到大结节上部时，能够感受到骨缘急剧弯曲。弯曲之后笔直延伸的骨缘即大结节上部

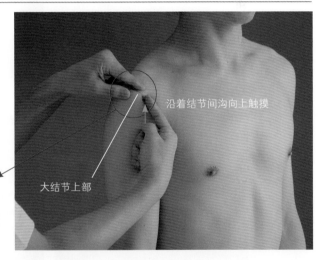

沿着结节间沟向上触摸

大结节上部

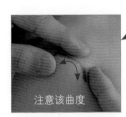

注意该曲度

图Ⅱ-3-12 大结节中部的触诊

触诊大结节中部时，沿着大结节上部的骨缘慢慢向后移动，则能够触摸到骨缘的曲折部分，该部分的形状像屋檐一样。此部分就是大结节上部向大结节中部的过渡。经过该过渡部分继续延伸的骨缘就是大结节中部

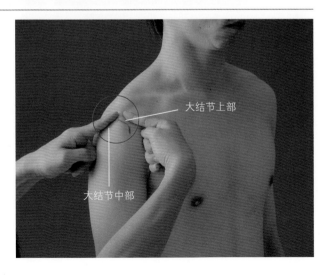

大结节上部

大结节中部

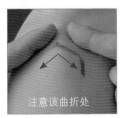

注意该曲折处

3

肱骨

肱二头肌长头肌腱炎特有的超声图像

患有肱二头肌长头肌腱炎时，通过拍摄的结节间沟部的长头肌腱的短轴图像（冠状位图像）可以观察到，肌腱周围有一圈低回声带，这是因为在长头肌腱周围的结节间滑液鞘发生了水肿。此外，如果炎症很严重，还能够观察到进入结节间沟的旋肱前动脉的分支出现血管扩张的现象。

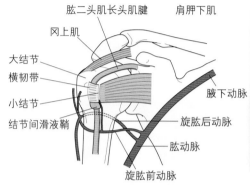

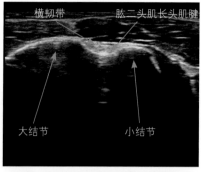

肱二头肌长头肌腱周围的正常图像

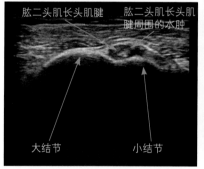

肱二头肌长头肌腱周围的水肿

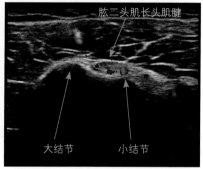

从旋肱前动脉侵入到结节间沟的血管

疼痛弧

肩峰下撞击综合征特有的病理体征。肩关节外展 80°~120° 时有痛感，其他范围内无痛感。

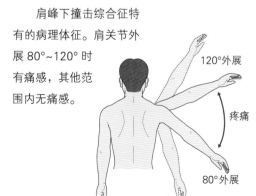

耶尔加森试验

检查肱二头肌长头肌腱异常的测试。肘关节处于 90° 屈曲位，受检者前臂抗阻旋后，诱发疼痛。

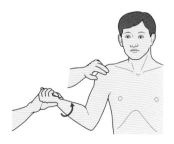

肱骨

外上髁　内上髁

解剖学特征（图Ⅱ-3-13）

- **外上髁：**肱骨远端外侧的骨突起。

  前臂伸肌群、外侧副韧带的起点。

- 延伸至外上髁的骨干的平滑骨缘叫作外侧髁上嵴，上面附着肱桡肌和桡侧腕长伸肌。

- **内上髁：**肱骨远端内侧的骨突起。

  前臂屈肌、内侧副韧带的起点。

- 延伸至内上髁的骨干的平滑骨缘叫作内侧髁上嵴。

与临床的关联（图Ⅱ-3-14）

- 通过外上髁和内上髁的轴是肘关节的基本屈伸轴。

- 一般所说的网球肘是指附着在外上髁的肌肉群的附着部位发炎（见149页）。

- 一般所说的高尔夫球肘是指附着在内上髁的肌肉群的附着部位发炎。

- 外上髁和内上髁是测量四肢长度、周径的标志点。

相关疾病

- 肱骨外上髁炎、肱骨内上髁炎、外侧副韧带损伤、内侧副韧带损伤、外上髁撕脱性骨折、内上髁撕脱性骨折等。

触诊方法

见图Ⅱ-3-15 ~ Ⅱ-3-19。

图 Ⅱ-3-13 肱骨远端解剖

与接近圆柱形的骨干部相比，肱骨远端前后薄而扁平

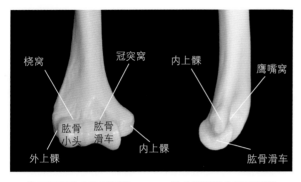

从正面观察右肱骨远端　　　**从内侧观察右肱骨远端**

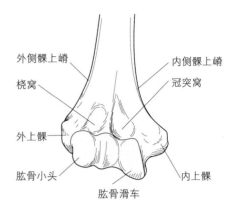

图 Ⅱ-3-14 肘后三角和肘直线

　　肘关节处于伸展位时，鹰嘴位于内上髁和外上髁的连接线上，这条线就叫作肘直线（下图左）。肘后三角是指肘关节处于 90° 屈曲位时，内上髁、外上髁和鹰嘴各自的顶点所构成的三角形（下图右）

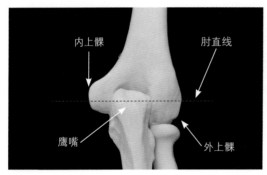

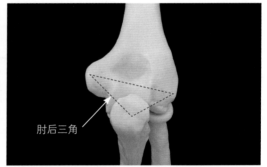

图 Ⅱ-3-15 内侧髁上嵴和外侧髁上嵴的触诊

　　内侧髁上嵴和外侧髁上嵴的触诊要求受检者采取坐位，在肘关节近 90° 屈曲位时进行。检查者用拇指和中指夹住肱骨内外侧进行触摸。触摸到肱骨远端时，能够确认从骨干渐渐变宽的骨缘。此处即为内侧髁上嵴和外侧髁上嵴

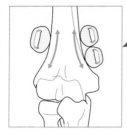

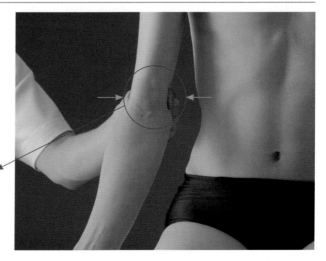

图Ⅱ-3-16 内上髁的触诊①

　　触诊内上髁时，检查者要夹住受检者肱骨远端的内侧和外侧并轻轻按压，触摸内侧骨突起。此处即为内上髁

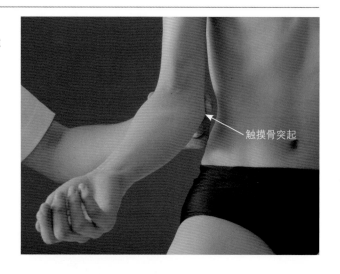

触摸骨突起

图Ⅱ-3-17 内上髁的触诊②

　　将手指放在受检者内上髁上，让受检者肘关节进行屈伸运动。确认触诊部位没有随着肘关节的屈伸运动而移动。图中拇指所指的部位即为内上髁

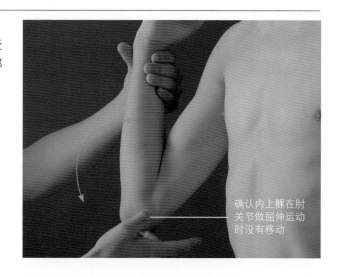

确认内上髁在肘关节做屈伸运动时没有移动

图Ⅱ-3-18 外上髁的触诊①

　　触诊外上髁时，检查者夹住受检者肱骨远端的内侧和外侧并轻轻按压，触摸外侧最高的骨突起。此处即为外上髁

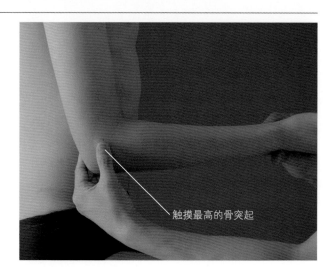

触摸最高的骨突起

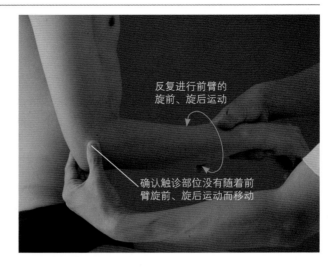

图Ⅱ-3-19 外上髁的触诊②

检查者将手指放在外上髁上，让受检者前臂做旋前、旋后运动。确认触诊部位没有随着前臂旋前、旋后运动而移动。如果触诊部位随着前臂旋前、旋后运动而移动了，则该部位为桡骨小头，此时需要稍微向近端方向触摸。图中拇指所按部位为外上髁

反复进行前臂的旋前、旋后运动

确认触诊部位没有随着前臂旋前、旋后运动而移动

能力提升　　　　肌腱末端病

肌肉和韧带的附着部位反复受力引起的一种慢性外伤。日常诊疗中常见的上肢末端病有喙突炎、肱骨外上髁炎、肱骨内上髁炎，下肢末端病有鹅足炎、髌腱炎等。

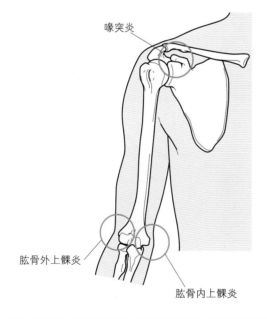

喙突炎

肱骨外上髁炎

肱骨内上髁炎

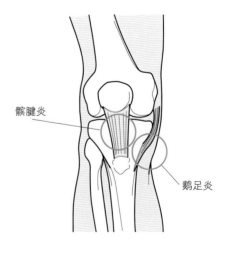

髌腱炎

鹅足炎

肱骨小头

解剖学特征（图Ⅱ-3-20 ~ Ⅱ-3-22）

- 构成肱桡关节近端的软骨。
- 形状似半球形，关节面面向前方，与肱骨长轴成 90°。
- 肱桡关节协调性最佳的肢位为肘关节 90° 屈曲位。
- 肱骨小头的前面有肱肌和桡侧腕长伸肌。肱肌和桡侧腕长伸肌宽度之比为 3∶2，即假设肱骨小头的宽度为 5，则肱肌为 3、桡侧腕长伸肌为 2。

与临床的关联

- 投掷时外侧出现疼痛时，可能是肱骨小头的软骨受到了损伤。
- 肘关节上发生的肘关节变形多从以肱骨小头为主的肱桡关节开始。
- 肱骨小头和桡骨头关节凹是一组球窝关节，肱桡关节也会影响前臂旋转运动。

相关疾病

- 肘撕脱性骨软骨炎、肘关节变形、肱骨小头骨折等。

触诊方法

见图Ⅱ-3-23 ~ Ⅱ-3-25。

图Ⅱ-3-20 肱骨滑车和肱骨小头

图中所示的是从远端观察肱骨的样子。肱骨滑车从前侧到后侧被软骨包裹着，而肱骨小头只有肱骨前侧有软骨，肱骨小头的形状似半球形

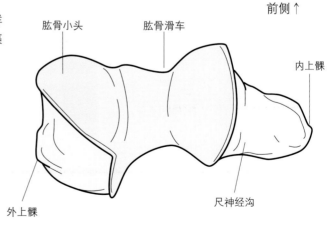

前侧↑

肱骨小头　肱骨滑车

内上髁

外上髁

尺神经沟

后侧↓

图Ⅱ-3-21 肱骨小头的特征

　　这里用骨标本来说明肱骨小头的触诊

　　肱骨小头与肱骨长轴成 90° 并位于肱骨前方，因此当肘关节处于伸展位时，它会受到屈肌的阻碍，不容易被触摸到。触摸肱骨小头时要将手指放在桡骨的背侧近端，随着肘关节的屈曲，手指跟着桡骨的移动而移动，就可以触诊到肱骨小头

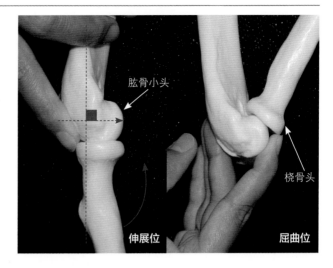

肱骨小头

桡骨头

伸展位　　　　　　屈曲位

图Ⅱ-3-22 肱骨小头周围的超声解剖

　　用超声波显示肱骨小头的横断面图像，肱肌和桡侧腕长伸肌位于肱骨小头上的关节囊上。肱肌和桡侧腕长伸肌的宽度因人而异，但前者与后者的比例的平均值为 3：2

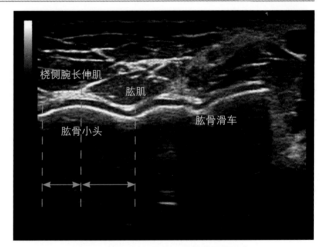

桡侧腕长伸肌

肱肌

肱骨小头

肱骨滑车

右肘：肱骨小头的短轴图像（横断面）

图Ⅱ-3-23 肱骨小头的触诊①

　　受检者采取坐位。检查者确认外上髁的位置后，让受检者将肘关节屈曲 90°

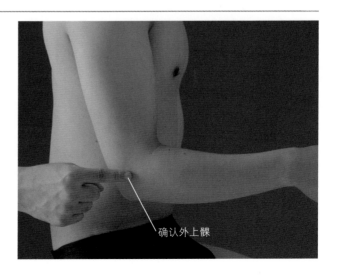

确认外上髁

图II-3-24 肱骨小头的触诊②

让受检者做前臂的旋前、旋后运动，确认桡骨头在外上髁远端旋转的样子。检查者的手指与受检者的桡骨头相对，向后侧触摸

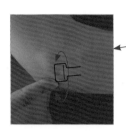

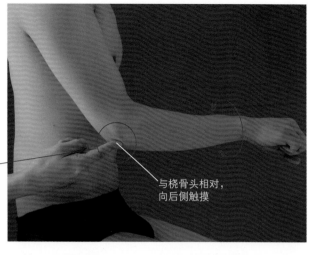

与桡骨头相对，向后侧触摸

图II-3-25 肱骨小头的触诊③

检查者从后侧将手指放在受检者桡骨头上，受检者肘关节慢慢屈曲。随着屈曲角度的加大，检查者能够触摸到受检者的肱骨小头。在受检者肘关节深屈曲位时，能够触摸到整个半球形的肱骨小头。持续触摸肱骨小头并移动手指，同时还能感受到软骨的光滑感，以及轻轻按压软骨时特有的弹力

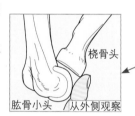

桡骨头

肱骨小头　从外侧观察

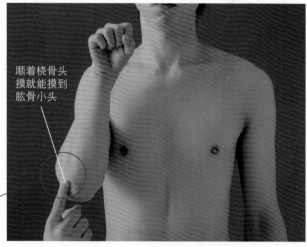

顺着桡骨头摸就能摸到肱骨小头

3 肱骨

鹰嘴窝　肱骨滑车

解剖学特征（图Ⅱ-3-26～Ⅱ-3-29）

- 鹰嘴窝位于肱骨远端背侧的凹陷处，肘关节伸展时，鹰嘴可以完全嵌入鹰嘴窝。
- 肱骨滑车是卷线轴形状的软骨，是肱尺关节的组成部分。
- 鹰嘴窝周围和鹰嘴边缘被后侧关节囊包裹着，形成了关节腔。
- 关节腔内包含着肱尺关节、肱桡关节、桡尺近侧关节。

与临床的关联

- 鹰嘴窝内增生的骨刺是肘关节伸展受限的原因，有时候需要做关节成形术。
- 在肱骨滑车中央纵向分布的中央沟大致可以分为3种（图Ⅱ-3-30），中央沟的这3种走行限定了屈曲时的运动面。
- 肱骨滑车骨折意味着肱尺关节的破裂。治疗此类骨折在进行精确的解剖学修复的同时需要进行牢固的内部固定，如果术后不尽快实施运动疗法必定会引起肘关节功能障碍。

相关疾病

- 肘关节变形、肱骨滑车骨折、肱骨髁骨折、肘外翻、肘内翻（见56页）、肘关节挛缩等。

触诊方法

见图Ⅱ-3-31～Ⅱ-3-34。

图 II-3-26 鹰嘴窝和肱骨滑车

图中显示的是从背侧观察肱骨远端的样子。在肱骨滑车近端，有个肘关节伸展时鹰嘴可以完全嵌入的鹰嘴窝。肱骨滑车与尺骨的滑车切迹相契合，构成肱尺关节。肱尺关节属于滑车关节，是一个只进行屈曲伸展的单轴关节

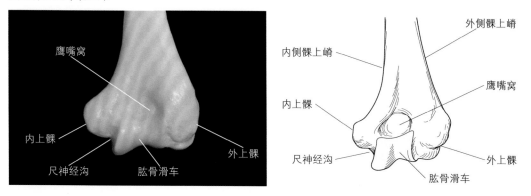

图 II-3-27 肱骨滑车的特征

构成肱骨滑车的软骨存在于其前侧及后侧。肱骨滑车的典型特征为中间凹陷

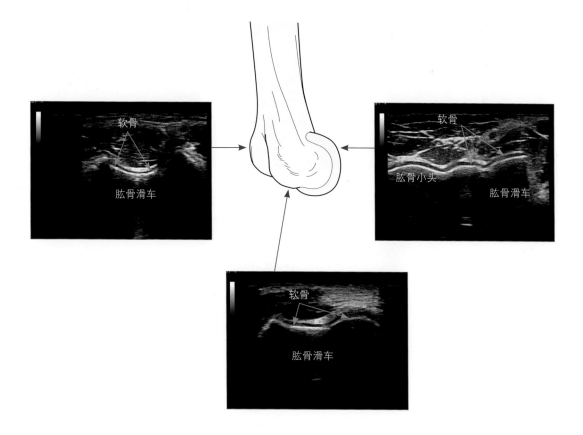

图Ⅱ-3-28 肘关节后侧关节囊的附着部位

　　图中显示的是肘关节后侧关节囊的附着部位。鹰嘴窝周围和鹰嘴边缘都由关节囊包裹着，向内到内侧副韧带的后面、向外到外侧副韧带的后面都有关节囊附着，形成了一个关节腔

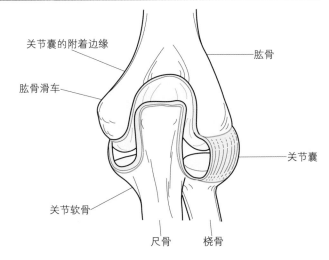

图Ⅱ-3-29 鹰嘴窝周围的超声解剖

　　肘关节呈 90° 屈曲时，能够清晰地观察到鹰嘴、鹰嘴窝、肱骨滑车、脂肪垫的关系。伸展肘关节时，鹰嘴窝与鹰嘴相契合，而脂肪垫被鹰嘴推出，并向近端后侧移动

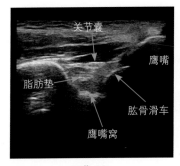
屈曲 90°

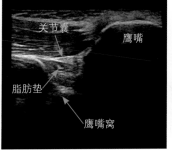
屈曲 45°

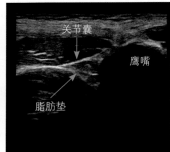
屈曲 0°

图Ⅱ-3-30 在前臂屈曲时，中央沟的走行发生偏斜

　　肱骨滑车的中央有一条中央沟，Kapandji 将它的走行大致分成了 3 类。Ⅰ型中央沟的走行与肱骨长轴方向一致，前臂屈曲时，中央沟的走行和肱骨的运动方向一致。Ⅱ型为中央沟呈外翻方向延伸，前臂屈曲时中央沟偏向肱骨外侧。Ⅲ型与Ⅱ型相反，前臂屈曲时中央沟偏向肱骨内侧。这些都是蜗状关节的特征

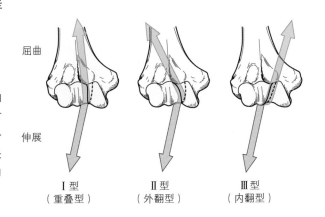

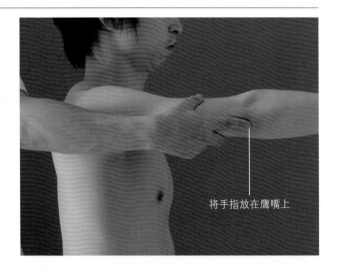

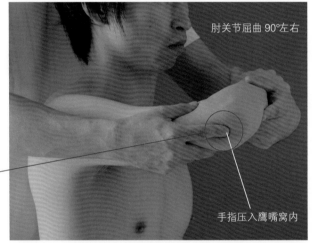

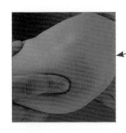

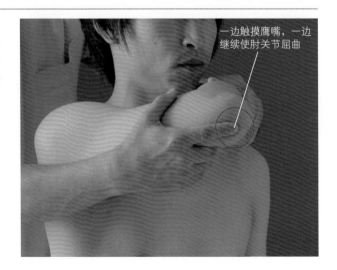

图Ⅱ-3-31 鹰嘴窝的触诊①

　　鹰嘴窝及肱骨滑车的触诊在坐位下进行,肩关节屈曲90°,肘关节为伸展位,确认鹰嘴的位置。检查者从背侧近端将手指放在鹰嘴上,然后慢慢屈曲受检者的肘关节。检查者要注意在受检者屈曲运动时手指不要离开其鹰嘴

将手指放在鹰嘴上

图Ⅱ-3-32 鹰嘴窝的触诊②

　　受检者的肘关节屈曲90°左右时,检查者将手指轻轻向受检者肱骨方向按压,能触摸到鹰嘴窝的凹陷。在肘关节挛缩的病例中,能摸到陈旧的瘢痕组织或关节囊的硬块

肘关节屈曲90°左右

手指压入鹰嘴窝内

图Ⅱ-3-33 肱骨滑车的触诊①

　　受检者进一步屈曲肘关节,检查者同时继续触摸鹰嘴直至受检者的肘关节于深屈位,肱骨滑车就会出现在检查者的手指下方

一边触摸鹰嘴,一边继续使肘关节屈曲

3 肱骨

图Ⅱ-3-34 肱骨滑车的触诊②

检查者一边轻轻按压受检者肱骨滑车，一边左右移动手指，就能够感受到呈卷轴形状的肱骨滑车的特有形态。慢慢按压还能感觉到软骨特有的弹性

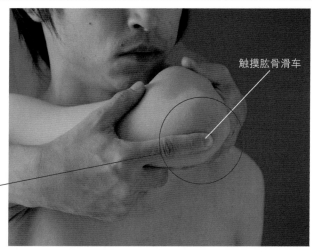

触摸肱骨滑车

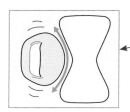

能力提升 提携角与肘关节变形

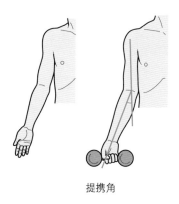

提携角

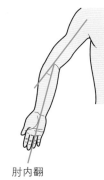

肘内翻

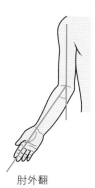

肘外翻

提携角

肘关节完全伸展之后，前臂呈现出偏离躯干的外翻位。此时肱骨长轴与前臂纵轴之间形成的角度叫作提携角。如图所示，此外翻角度在搬运重物时尤为明显，这就是这个名字的由来。正常情况下男性的提携角为 5°，女性的提携角为 10°~15°。

肘内翻

肘内翻多由肱骨上髁骨折后的旋转变形或发育障碍引起，指的是肘关节的提携角变形、向躯干方向靠近。

肘外翻

肘外翻多由肱骨外髁骨折后的发育障碍引起，指的是肘关节的提携角变形、远离躯干。肘外翻病例中要注意迟发性尺神经麻痹。

尺神经沟

解剖学特征（图Ⅱ-3-35，Ⅱ-3-36）

- 位于肱骨内上髁后方的沟，顾名思义是尺神经通过的地方。
- 肘关节内侧容纳尺神经的管叫作肘管。它由内上髁、滑车内侧缘、纤维带（常被称为三角韧带、Osborne 韧带、弓状韧带、肱尺弓等）和尺侧腕屈肌肌腱弓构成。
- 肘关节屈曲时尺神经被拉紧，伸展时尺神经松弛。

与临床的关联

- 肘管中尺神经的压迫性神经障碍统称为肘管综合征。
- 肘管综合征的检查方法有尺神经蒂内尔（Tinel）征、屈肘试验、江川征等，这些方法在临床上很有效（见 59 页）。
- 尺神经压迫的原因有原发性原因，也有肘关节变形导致的骨质增生，或肘关节后内侧的瘢痕导致的神经走行障碍等继发性原因。
- 外伤后发生的肘关节挛缩症的症状为后内侧的瘢痕导致尺神经的可动性降低，有时也会见到肘关节屈曲时尺神经发生障碍的病例。

相关疾病

- 肘管综合征、肘关节变形、内上髁骨折、肘关节挛缩等。

触诊方法

见图Ⅱ-3-37，Ⅱ-3-38。

图Ⅱ-3-35 尺神经沟相关解剖

　　图中显示的是尺神经通过尺神经沟的大体形态，以从肘关节前侧投影的方式呈现。尺神经从内上髁和肱骨滑车中间通过后，在指深屈肌和尺侧腕屈肌内伸出分支。尺神经在肘关节的近端不会向肌肉内生出分支

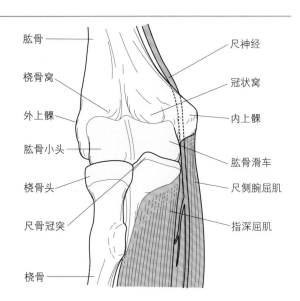

肱骨

桡骨窝

外上髁

肱骨小头

桡骨头

尺骨冠突

桡骨

尺神经

冠状窝

内上髁

肱骨滑车

尺侧腕屈肌

指深屈肌

图Ⅱ-3-36 肘管的解剖

尺神经通过肘管延伸至末梢。肘管处为尺神经麻痹出现最频繁的压迫点

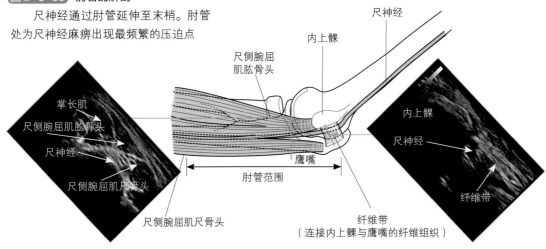

掌长肌
尺侧腕屈肌肱骨头
尺神经
尺侧腕屈肌尺骨头

尺侧腕屈肌肱骨头
内上髁
尺神经
鹰嘴
肘管范围
尺侧腕屈肌尺骨头
纤维带
（连接内上髁与鹰嘴的纤维组织）

内上髁
尺神经
纤维带

图Ⅱ-3-37 尺神经沟的触诊

尺神经沟的触诊要求受检者采取坐位。肘关节屈曲 45°，确认内上髁与鹰嘴位置后，沿着这两块骨头中间的凹陷处触摸，就可以触诊到面条状滑动的尺神经。尺神经通过的凹陷处就是尺神经沟

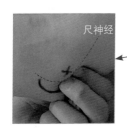

尺神经

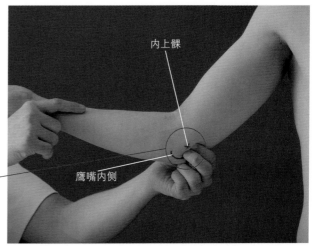

内上髁
鹰嘴内侧

图Ⅱ-3-38 尺神经的触诊

确认尺神经位置后，一直按着尺神经慢慢屈曲肘关节。随着肘关节的屈曲，能感觉到尺神经张力增高。某些情况下还能感受到尺神经随着肘关节的屈曲而出现半滑脱的状态

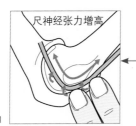

尺神经张力增高

不断向前移动

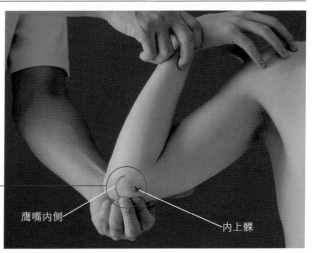

鹰嘴内侧
内上髁

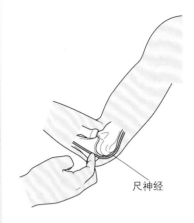

尺神经

尺神经蒂内尔（Tinel）征

- 确认肘管上尺神经的走行之后，沿着它轻轻叩击。
- 叩击时如果前臂在尺神经支配范围内出现放射痛，并伴有麻木，则为阳性。
- 尺神经蒂内尔（Tinel）征不仅是尺神经是否损伤的一个重要特征，对于把握各种神经麻痹的恢复程度也是一个重要的指标。

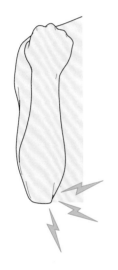

屈肘试验

- 主动屈曲肘关节并保持该姿势一段时间。对尺神经持续施加由肘关节屈曲带来的牵引力及 Osborne 韧带带来的压迫，以诱发症状。
- 一般情况下，如果肘关节屈曲后 30 秒内尺神经支配范围内出现麻木、知觉迟钝等症状，则为阳性。

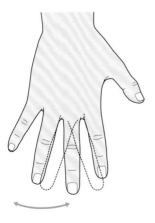

江川征

- 手掌打开放在桌上，伸展中指。然后中指做自主运动，反复在示指和环指之间移动。
- 中指前端的自主运动范围在 4 cm 以下、左右比在 70% 以下、被动运动距离在正常值 50% 以下则为阳性。
- 出现肘管综合征等尺神经麻痹时，由于手部肌肉瘫痪，因此手部无法灵活运动。
- 在骨间肌尚未发生挛缩的尺神经麻痹初期症状中也容易显示为阳性，因此江川征对于尺神经麻痹的早期发现很有帮助。

3

肱骨

4 桡骨

桡骨头　肱桡关节　桡尺近侧关节

解剖学特征（图Ⅱ-4-1）

- **桡骨头：** 桡骨近端的突起。

  近端有软骨，与肱骨小头构成了肱桡关节，与尺骨的桡切迹构成了桡尺近侧关节。
- 肱桡关节为球窝关节，但由于侧副韧带的约束，只可以进行屈伸和旋转运动。
- 桡骨头的周围被桡骨环状韧带包裹。
- 桡尺近侧关节中，桡骨头在环状韧带内旋转，进行着自旋运动。

与临床的关联（图Ⅱ-4-2，Ⅱ-4-3）

- 尺骨骨干骨折且桡骨头脱位的复合外伤被称为孟氏骨折（见63页）。
- 在尺侧副韧带损伤的病例中，由于肘关节受到了强烈的外翻力，因此在韧带受到损伤的同时还会并发桡骨头骨折，这一点需要注意。
- 前臂的旋转运动是由桡尺近侧关节的自旋运动和桡尺远侧关节的"雨刷式"运动的协调作用实现的。
- 限制桡骨头运动的桡骨环状韧带和桡侧副韧带上的粘连和瘢痕化是前臂旋转运动受阻的原因。

相关疾病

- 桡骨头骨折、孟氏骨折、桡尺近侧关节脱位、肘关节变形、前臂旋转挛缩等。

触诊方法

见图Ⅱ-4-4 ～ Ⅱ-4-8。

图Ⅱ-4-1 桡骨头周围的解剖

　　图中显示的是肘关节的外侧观。桡骨头在近端形成了肱桡关节，在内侧形成了桡尺近侧关节。触诊时，肱骨外上髁和桡骨头很容易混淆，要多加注意

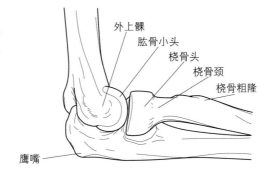

外上髁
肱骨小头
桡骨头
桡骨颈
桡骨粗隆
鹰嘴

图Ⅱ-4-2 前臂旋转运动的机制

前臂的旋转运动由桡尺近侧、远侧关节共同完成。桡骨头中心和尺骨头中心的连接线为其运动轴。桡尺近侧关节的自旋运动和桡尺远侧关节的"雨刷式"运动使得前臂旋转

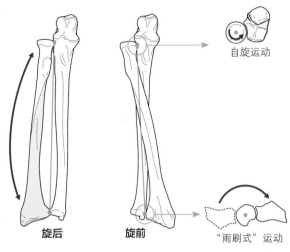

旋转运动所需的桡骨的功能性弯曲

旋后　　旋前

自旋运动

"雨刷式"运动

图Ⅱ-4-3 桡骨头（标本）

桡骨头在外上髁约一横指远的位置上。桡骨头和外上髁从体表感觉到的突出程度几乎没有不同，因此，触诊时要多加注意区分。触诊桡骨头后，向近端移动手指就能够很容易地触摸到肱桡关节

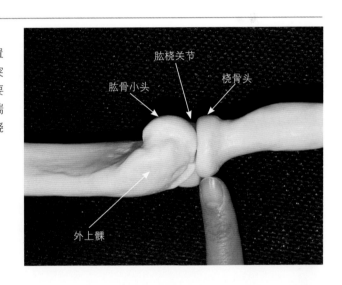

肱桡关节

肱骨小头　　桡骨头

外上髁

图Ⅱ-4-4 桡骨头的触诊①

受检者肘关节屈曲90°，以确认外上髁。确认外上髁位置后前臂进行旋前、旋后运动，确认在运动中触诊部位没有发生移动。如果触诊部位随着前臂的旋前、旋后运动而转动，则该触及部位为桡骨头

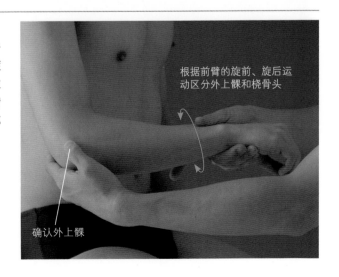

根据前臂的旋前、旋后运动区分外上髁和桡骨头

确认外上髁

图Ⅱ-4-5 桡骨头的触诊②

受检者保持肘关节 90° 屈曲，检查者将手指从受检者外上髁向前移动一横指就能触摸到桡骨头。受检者前臂做旋前、旋后运动，若触诊部位随着前臂的运动而旋转，则可以确定触及部位为桡骨头

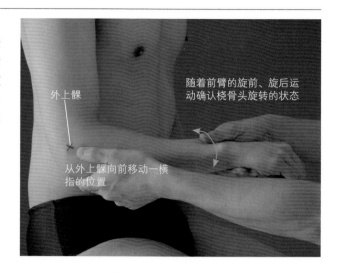

外上髁

随着前臂的旋前、旋后运动确认桡骨头旋转的状态

从外上髁向前移动一横指的位置

图Ⅱ-4-6 肱桡关节的触诊

检查者触诊桡骨头后将手指向外上髁方向移动半横指就能够触诊到肱桡关节的裂缝。如果不好辨别，就让受检者前臂做旋前、旋后运动，由于在前臂运动时只有桡骨头会跟着旋转，因此能够很容易地辨别肱桡关节的缝隙

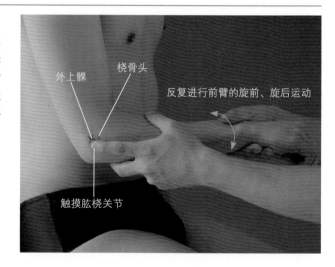

外上髁　桡骨头

反复进行前臂的旋前、旋后运动

触摸肱桡关节

图Ⅱ-4-7 桡尺近侧关节的触诊①

检查者触摸到受检者的桡骨头后，再沿着其桡骨头的圆形边缘向后侧（尺骨方向）移动手指，对桡尺近侧关节进行触诊

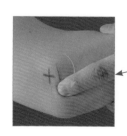

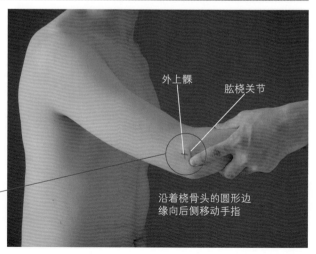

外上髁　肱桡关节

沿着桡骨头的圆形边缘向后侧移动手指

检查者将手指放在受检者桡骨头的圆形边缘消失的地方，被动将前臂旋前。桡骨头会随着前臂的旋前运动而向后侧移动，所以要确认桡骨头的移动方向，并对桡尺近侧关节进行触诊

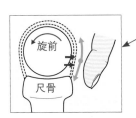

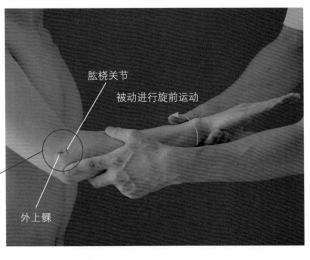

肱桡关节

被动进行旋前运动

外上髁

能力提升

孟氏骨折

孟氏（Monteggia）骨折是指尺骨骨折和桡骨头脱位并发的损伤。1914 年 Monteggia 首次报道了该病例，因此以他的名字命名此类骨折。孟氏骨折的分类以 Bado 建议的分类最著名。

Bado 分类

Ⅰ型
发生的频率最高。桡骨头向前方脱位，尺骨骨干部分向前侧突出变形。

Ⅱ型
大部分发生于成年人。桡骨头向后方、后外方脱位，尺骨骨干部分向后外侧突出变形。

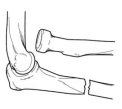

Ⅲ型
儿童特有的骨折类型。桡骨头向外侧、前方脱位，尺骨在骨干端骨折。

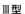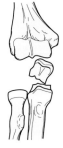

Ⅳ型
桡骨头向前方脱位。桡骨、尺骨都在近端 1/3 处骨折。

4 桡骨

桡骨茎突

解剖学特征（图Ⅱ-4-9）

- 桡骨远端后外侧突起叫作桡骨茎突。
- 桡骨茎突的远端有手舟骨。
- 桡骨茎突的根部是肱桡肌的止点。
- 桡骨茎突的尖端位于距离尺骨茎突 7～10 mm 的远端处。这样能够提高桡腕关节桡侧方向的稳定性。

与临床的关联（图Ⅱ-4-10）

- 桡骨茎突是测量上肢长度的标志点。
- 桡骨茎突是判断桡骨远端骨折的对位对线的指标（如径向长度、径向倾斜等）。

相关疾病

- 科雷斯（Colles）骨折、史密斯（Smith）骨折、巴顿（Barton）骨折、司机（Chauffeur）骨折（见 67 页）、腕关节不稳定等。

触诊方法

见图Ⅱ-4-11 ～ Ⅱ-4-14。

图Ⅱ-4-9 桡骨茎突的解剖

　　桡骨茎突为桡骨远端后外侧的骨突起，其远端有手舟骨。桡骨茎突能够从体表很容易地触摸到，常作为测量上肢长度的重要标志点

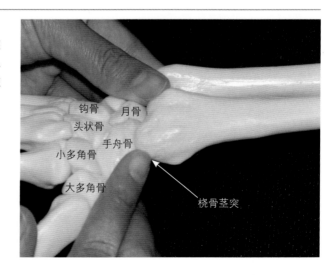

钩骨　月骨
头状骨
手舟骨
小多角骨
大多角骨
桡骨茎突

图Ⅱ-4-10 桡骨远端骨折的对位测量

径向长度是指在桡骨长轴的平行线上测量出的尺骨头远端面和桡骨茎突之间的高度差，正常为 10 mm 左右。这一数值的减小意味着桡骨的缩短。径向倾斜是指桡骨长轴相对的垂线与桡腕关节面的桡侧和尺侧边缘的连线形成的角度，正常为 23° 左右。在测量时要注意比较左、右手的差别

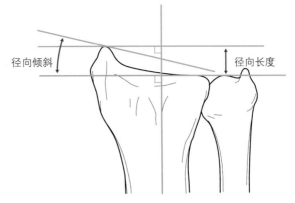

径向倾斜

径向长度

图Ⅱ-4-11 桡骨茎突的触诊①

桡骨茎突的触诊要求受检者前臂处于旋前位，从腕关节中间位开始。沿着受检者桡骨桡侧边缘向远端方向移动手指。随着手指向桡骨远端靠近，桡侧逐渐隆起

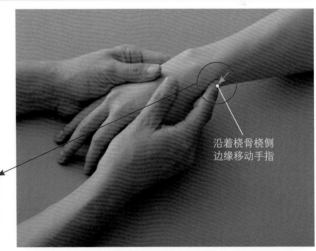

沿着桡骨桡侧边缘移动手指

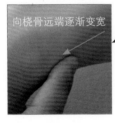

向桡骨远端逐渐变宽

图Ⅱ-4-12 桡骨茎突的触诊②

用手指触摸桡骨远端的隆起，同时继续向桡骨远端移动手指，随后检查者的手指就会摸到凹陷部位。将指腹放在凹陷部位，指尖朝向桡骨轻轻按压，就能够触摸到圆形突出，即桡骨茎突

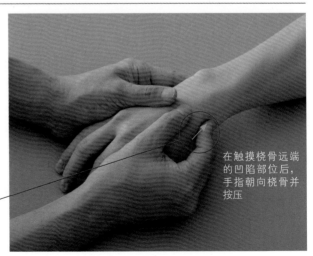

在触摸桡骨远端的凹陷部位后，手指朝向桡骨并按压

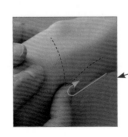

图Ⅱ-4-13 桡骨茎突的触诊③

检查者继续触摸桡骨茎突，并慢慢将受检者的桡腕关节向尺侧屈曲，就能感觉到手舟骨向桡侧突出

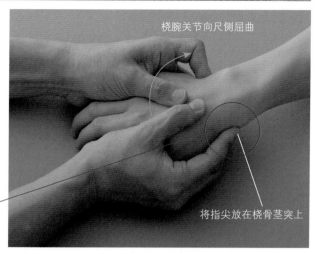

桡腕关节向尺侧屈曲

将指尖放在桡骨茎突上

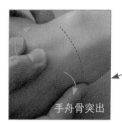

手舟骨突出

图Ⅱ-4-14 桡骨茎突的触诊④

随着桡腕关节向尺侧的屈曲运动，能够确认手舟骨在桡骨茎突远端突出的状态。然后检查者继续将手指放在桡骨茎突上并将桡腕关节向桡侧屈曲，就能感受到手舟骨向关节内滑动的状态

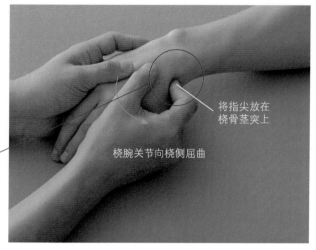

将指尖放在桡骨茎突上

桡腕关节向桡侧屈曲

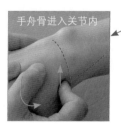

手舟骨进入关节内

桡骨远端骨折的类型非常多，在临床上很容易让人迷惑。其中，斋藤分类非常易懂，并且易于运用。此处将桡骨远端骨折大致分为关节外骨折（Ⅰ）和关节内骨折（Ⅱ），关节内骨折又可以分为单纯型（Ⅱ-1）和粉碎型（Ⅱ-2）。这些类型没有必要全部记住，遇到病例时再进行确认就可以。

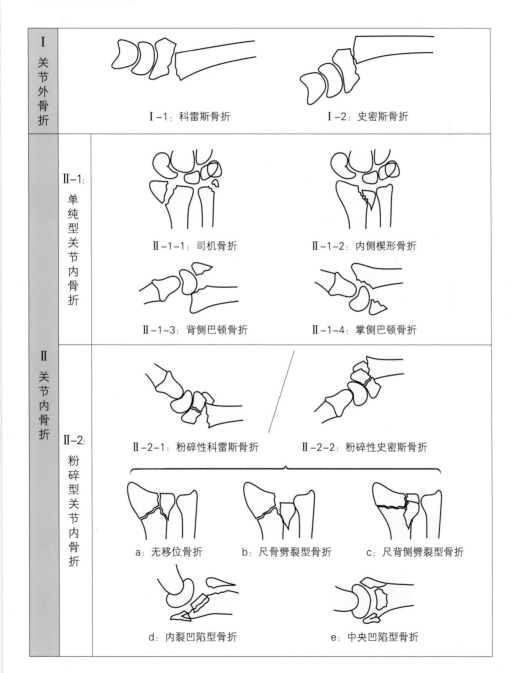

Ⅰ 关节外骨折		
	Ⅰ-1：科雷斯骨折	Ⅰ-2：史密斯骨折

Ⅱ-1：单纯型关节内骨折

Ⅱ-1-1：司机骨折　　Ⅱ-1-2：内侧楔形骨折

Ⅱ-1-3：背侧巴顿骨折　　Ⅱ-1-4：掌侧巴顿骨折

Ⅱ 关节内骨折

Ⅱ-2：粉碎型关节内骨折

Ⅱ-2-1：粉碎性科雷斯骨折　　Ⅱ-2-2：粉碎性史密斯骨折

a：无移位骨折　　b：尺骨劈裂型骨折　　c：尺背侧劈裂型骨折

d：内裂凹陷型骨折　　e：中央凹陷型骨折

4

桡骨

李斯特结节

● 位于桡骨远端背侧米粒大小的骨突起叫作李斯特结节。
● 桡侧腕长伸肌肌腱、腕短伸肌肌腱通过李斯特结节的桡侧。
● 拇长伸肌肌腱通过李斯特结节的尺侧。

与临床的关联

● 拇长伸肌肌腱将李斯特结节作为滑车来使用，用于改变运动方向。
● 风湿性关节炎或桡骨远端骨折后出现的拇长伸肌肌腱断裂，大部分都是由李斯特结节部位的机械性摩擦造成的。

相关疾病

● 拇长伸肌断裂、科雷斯骨折、史密斯骨折等（见67页）。

触诊方法

见图Ⅱ-4-16 ~ Ⅱ-4-18。

图Ⅱ-4-15 李斯特结节周围的解剖

下图显示的是前臂旋前位时的桡骨远端。桡骨远端背侧米粒大小的骨突起就是李斯特结节。李斯特结节的桡侧有桡侧腕长伸肌肌腱、腕短伸肌肌腱通过，尺侧有拇长伸肌肌腱通过

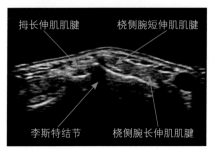

拇长伸肌肌腱　　桡侧腕短伸肌肌腱

李斯特结节　　桡侧腕长伸肌肌腱

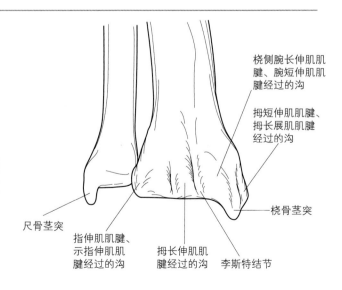

桡侧腕长伸肌肌腱、腕短伸肌肌腱经过的沟

拇短伸肌肌腱、拇长展肌肌腱经过的沟

桡骨茎突

尺骨茎突

指伸肌肌腱、示指伸肌肌腱经过的沟

拇长伸肌肌腱经过的沟

李斯特结节

图Ⅱ-4-16 李斯特结节的触诊①

　　李斯特结节的触诊在受检者前臂旋前位下进行，手掌放在桌面上。检查者轻轻按压桡骨远端的背侧，并向内外侧移动手指，就能摸到米粒大小的骨突起

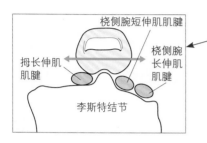

桡侧腕短伸肌肌腱

拇长伸肌肌腱

桡侧腕长伸肌肌腱

李斯特结节

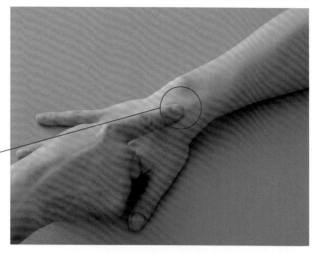

图Ⅱ-4-17 李斯特结节的触诊②

　　为了确认桡骨远端背侧的骨突起是李斯特结节，要触摸拇长伸肌肌腱是否经过骨突起的尺侧。让受检者垂直抬起接触桌面的拇指，就能清楚地观察到手背桡侧拇长伸肌肌腱的突起（▶）

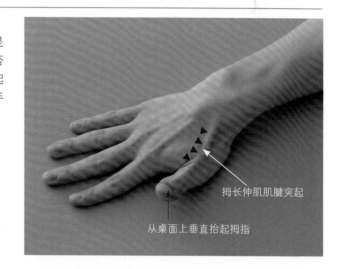

拇长伸肌肌腱突起

从桌面上垂直抬起拇指

图Ⅱ-4-18 李斯特结节的触诊③

　　让受检者反复做抬起拇指的动作，顺着变紧张的拇长伸肌肌腱向近端触摸。如果最先确认的骨突起是李斯特结节，则能够触摸到拇长伸肌肌腱经过其尺侧的形态

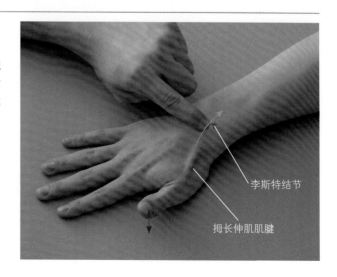

李斯特结节

拇长伸肌肌腱

5 尺骨

鹰嘴　肱尺关节

解剖学特征（图Ⅱ-5-1）

- 鹰嘴：尺骨近端的钩状骨突起，是肱三头肌的止点。
- 鹰嘴的掌侧面有一个叫作滑车切迹的关节软骨。
- 滑车切迹和肱骨滑车构成了肱尺关节。

与临床的关联（图Ⅱ-5-2）

- 肱骨滑车与肱骨长轴成 45° 向前下方倾斜。尺骨滑车切迹的关节面以 45° 朝向前上方。因此，理论上肱尺关节具有 0～180° 的活动范围。
- 高尔夫球肘造成的骨质增生常发生于鹰嘴的尖端，这是肘关节伸展受限的原因。该骨质增生的骨折是造成关节游离体的病因。

相关疾病

- 鹰嘴骨折、肘关节变形、关节鼠等。

触诊方法

见图Ⅱ-5-3～Ⅱ-5-6。

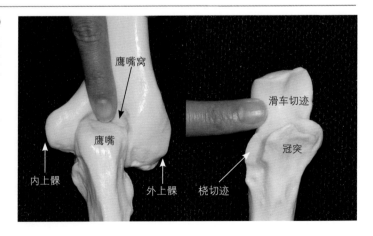

图Ⅱ-5-1　鹰嘴、滑车切迹（标本）

左图显示的是肘关节伸展位时的鹰嘴。鹰嘴在肘关节伸展位时陷入鹰嘴窝中。鹰嘴的掌侧面（右图）有一个叫作滑车切迹的软骨。滑车切迹和肱骨滑车构成了肱尺关节

鹰嘴窝　滑车切迹

鹰嘴　冠突

内上髁　外上髁　桡切迹

图Ⅱ-5-2 肱尺关节的活动范围

　　肱骨滑车与肱骨长轴成45°向前下方倾斜，尺骨滑车切迹与尺骨长轴成45°面向前上方。因此，肘关节伸展位时鹰嘴碰到鹰嘴窝，无法进行0°以上的伸展。此外，肘关节屈曲位时冠突碰到冠突窝，也只能进行180°以内的屈曲

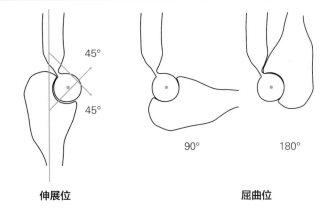

伸展位　　　　　　　　　　　　　　　　　屈曲位

图Ⅱ-5-3 鹰嘴的触诊①

　　鹰嘴的触诊是从受检者仰卧位开始的。检查者将受检者的肘关节屈曲90°左右，就能触及肘关节背侧突出的鹰嘴。从鹰嘴的内侧向外侧慢慢地触摸，就能触摸到鹰嘴的整体形状

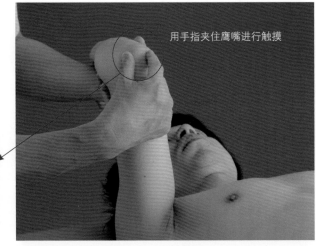

用手指夹住鹰嘴进行触摸

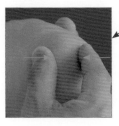

图Ⅱ-5-4 鹰嘴的触诊②

　　确认鹰嘴后，检查者如果轻轻按压鹰嘴近端，就可以触诊鹰嘴的凹陷处。检查者将手指放在鹰嘴上，慢慢伸展受检者的手肘，就能够感受到鹰嘴陷进去的过程

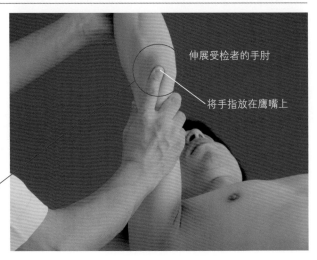

伸展受检者的手肘

将手指放在鹰嘴上

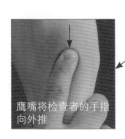

鹰嘴将检查者的手指向外推

图Ⅱ-5-5 肱尺关节的触诊①

触诊肱尺关节时，让受检者将肘关节屈曲90°，从鹰嘴的内侧边缘向内上髁方向沿着骨缘移动手指，触诊鹰嘴内侧。由于尺神经在此处走行，因此触诊的窍门在于要从鹰嘴开始滑动手指

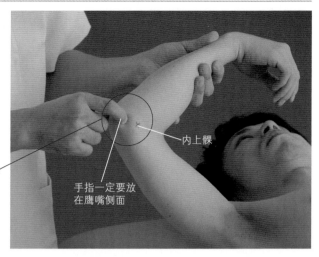

内上髁

手指一定要放在鹰嘴侧面

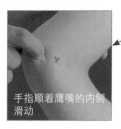

手指顺着鹰嘴的内侧滑动

图Ⅱ-5-6 肱尺关节的触诊②

沿着鹰嘴的内侧移动手指，并慢慢屈伸受检者的肘关节，就能感受到鹰嘴沿着圆形的滑车活动的过程

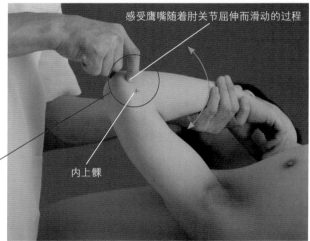

感受鹰嘴随着肘关节屈伸而滑动的过程

内上髁

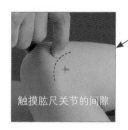

触摸肱尺关节的间隙

尺骨头　桡尺远侧关节

解剖学特征（图Ⅱ-5-7，Ⅱ-5-8）

● 尺骨远端的骨突起叫作尺骨头。

● 尺骨头的周围除尺骨茎突之外都被软骨包裹着，形成桡尺远侧关节。

● 桡尺远侧关节由桡骨的尺切迹和尺骨头组成。

● 在桡尺远侧关节上，桡骨绕着尺骨头转动，也就是进行"雨刷式"运动，与桡尺近侧关节一起参与前臂的旋转运动。

● 前臂做旋后运动时，尺骨头向三角骨的掌侧移动。

与临床的关联

● 桡尺远侧关节会因三角韧带的断裂而脱位。背侧脱位的情况最常见。

● 桡骨远端骨折与桡尺远侧关节的背侧脱位并发的情况叫作盖氏（Galeazzi）骨折。

相关疾病

● 桡尺远侧关节脱位、尺骨头骨折、盖氏骨折、前臂旋转挛缩等。

触诊方法

见图Ⅱ-5-9～Ⅱ-5-12。

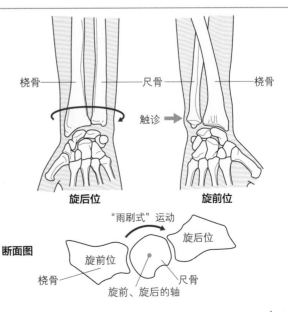

图Ⅱ-5-7 桡尺远侧关节的"雨刷式"运动

　　在桡尺远侧关节，桡骨进行着围绕尺骨头转动的"雨刷式"运动。因此，前臂做旋后和旋前运动时，尺骨头的接触面会发生变化，尺骨头在前臂旋前位时更容易触摸

桡骨　　　　尺骨　　　　桡骨

触诊 ⇨

旋后位　　　　　旋前位

"雨刷式"运动

旋后位

断面图

旋前位

桡骨　　　　尺骨

旋前、旋后的轴

图 II-5-8 前臂做旋后运动时，尺骨头与三角骨的移动关系

在前臂做旋后运动时，观察尺骨头与三角骨的移动关系就能发现，尺骨头随着前臂的旋后运动而向掌侧移动，随着前臂的旋前运动而向背侧移动。掌尺侧关节囊韧带是限制前臂做旋后运动的一个要素

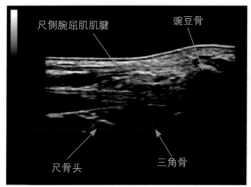
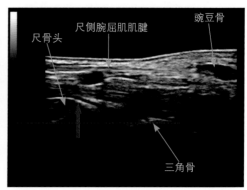

图 II-5-9 尺骨头的触诊

尺骨头的触诊要从前臂旋前位开始。从近端到远端触摸受检者的尺骨缘。手指移动到远端附近时就能触摸到突起的圆形尺骨头

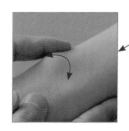
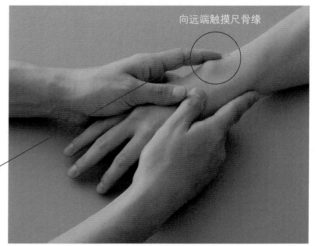

图 II-5-10 桡尺远侧关节的触诊①

若将桡腕关节的宽度平均分成3部分，则桡尺远侧关节位于尺侧 1/3 处

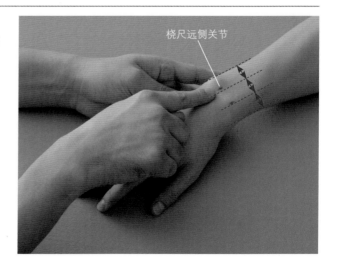

图Ⅱ-5-11 桡尺远侧关节的触诊②

桡尺远侧关节的触诊从受检者前臂的旋前位开始。触诊受检者的尺骨头，然后沿着圆形轮廓将手指移动到桡侧

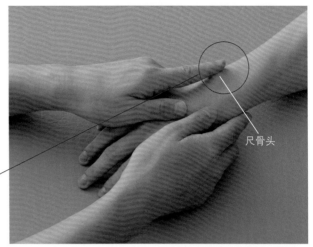

尺骨头

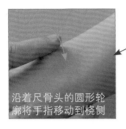

沿着尺骨头的圆形轮廓将手指移动到桡侧

图Ⅱ-5-12 桡尺远侧关节的触诊③

检查者继续将手指放在尺骨头的桡侧，并慢慢让受检者的前臂做旋后运动。随着前臂做旋后运动，能够确认手指从桡骨滑落的过程。反复进行前臂旋后、旋前运动，触诊桡尺远侧关节

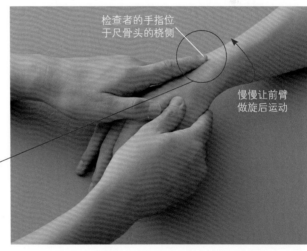

检查者的手指位于尺骨头的桡侧

慢慢让前臂做旋后运动

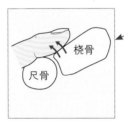

桡骨

尺骨

5

尺骨

尺骨茎突

解剖学特征（图Ⅱ-5-13）

● 位于尺骨远端尺侧的骨突起，与桡骨茎突相比小很多。

● 三角骨位于尺骨茎突的远端。

● 尺骨茎突和三角骨之间有三角纤维软骨复合体［triangular fibrocartilage complex，TFCC（见79页）］填充，起着稳定桡腕关节尺侧的作用。

与临床的关联

● 科雷斯骨折多与尺骨茎突骨折一起发生。

● 尺骨茎突在 TFCC 的顶端发挥作用，骨折带来的 TFCC 的不稳定是桡腕关节尺侧疼痛的继发性原因。

相关疾病

● 尺骨茎突骨折、TFCC 损伤（见79页）、尺骨撞击综合征、科雷斯骨折、史密斯骨折（见67页）等。

触诊方法

见图Ⅱ-5-14 ~ Ⅱ-5-18。

图Ⅱ-5-13 尺骨茎突（标本）

尺骨茎突是位于尺骨远端尺侧的骨突起，其远端是三角骨，与桡骨茎突相比尺骨茎突小很多。尺骨茎突和三角骨之间为 TFCC，它的作用是对施加给桡腕关节尺侧的机械应力予以缓冲，维持其稳定性

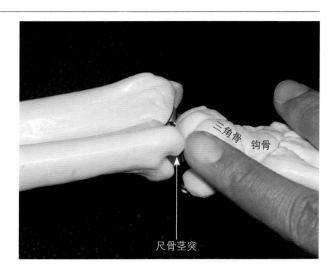

三角骨　钩骨

尺骨茎突

图Ⅱ-5-14 尺骨茎突的触诊①

　　触诊尺骨茎突时，受检者的前臂处于旋前位，从桡腕关节中间开始触诊。沿着受检者尺骨尺侧边缘向尺骨远端移动手指，慢慢触摸突起的尺骨头

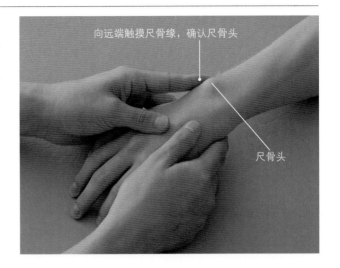

向远端触摸尺骨缘，确认尺骨头

尺骨头

图Ⅱ-5-15 尺骨茎突的触诊②

　　检查者一边感觉尺骨头的突起，一边继续向远端移动手指，在越过尺骨头突起的地方会感觉到手指陷入了一个凹陷处，TFCC 就位于这个位置

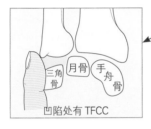

凹陷处有 TFCC

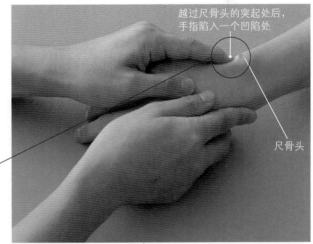

越过尺骨头的突起处后，手指陷入一个凹陷处

尺骨头

图Ⅱ-5-16 尺骨茎突的触诊③

　　确认尺骨头远端的凹陷之后，检查者将手指慢慢向掌侧移动，再次轻轻按压尺骨头，就能触摸到尖形的尺骨茎突

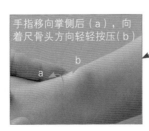

手指移向掌侧后（a），向着尺骨头方向轻轻按压（b）

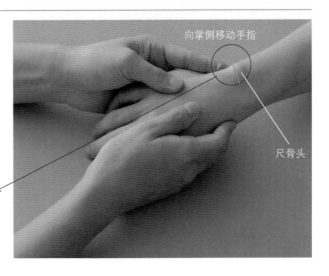

向掌侧移动手指

尺骨头

图Ⅱ-5-17 尺骨茎突的触诊④

接下来继续触摸尺骨茎突，同时慢慢让受检者的桡腕关节向桡侧屈曲，就能用指腹感觉到三角骨的突起。反之，将桡腕关节屈向尺侧，就能感觉到三角骨消失在关节内。最好一边观察三角骨与尺骨茎突的关系，一边对三角骨的位置进行确认

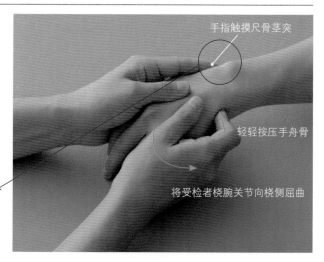

手指触摸尺骨茎突

轻轻按压手舟骨

将受检者桡腕关节向桡侧屈曲

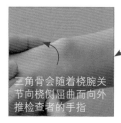

三角骨会随着桡腕关节向桡侧屈曲而向外推检查者的手指

图Ⅱ-5-18 尺骨茎突的触诊⑤

右手手指指向桡骨茎突，左手手指指向尺骨茎突。这样就能发现，桡骨茎突比尺骨茎突向远端延长了 7~10 mm

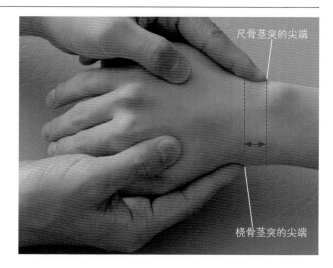

尺骨茎突的尖端

桡骨茎突的尖端

能力提升

TFCC 是背侧远桡尺韧带、腕尺侧副韧带、掌侧远桡尺韧带、三角纤维软骨（triangular fibrocartilge，TFC，关节盘）以及尺侧腕伸肌肌腱鞘的统称，用于维持桡腕关节尺侧的稳定性。其中 TFC 和腕尺侧副韧带为重要的支撑部位。TFC 连接着尺骨茎突和桡骨，腕尺侧副韧带连接着尺骨茎突、钩骨和三角骨。

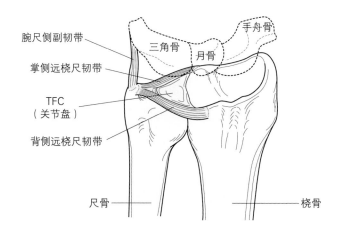

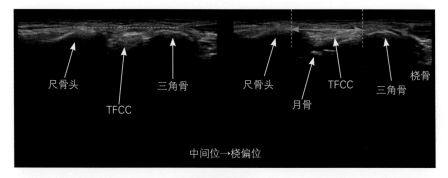

正常桡腕关节

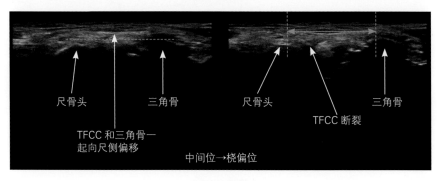

TFCC 损伤

6 腕骨和指骨

豌豆骨

解剖学特征（图Ⅱ-6-1）

- 豌豆骨是近侧列腕骨的组成部分，位于三角骨的掌侧。
- 尺侧腕屈肌止于豌豆骨。
- 小指展肌始于豌豆骨。

与临床的关联

- 豌豆骨与其他 7 块腕骨不同，它不直接参与腕关节的运动。
- 1951 年，Jenkins 报道了豌豆三角骨损伤的病例，此类疾病被认为属于软骨软化症范畴。

相关疾病

- 豌豆骨骨折、豌豆骨三角骨损伤等。

触诊方法

见图Ⅱ-6-2 ~ Ⅱ-6-4。

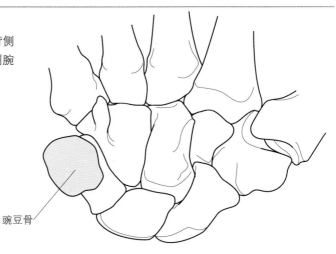

图Ⅱ-6-1 豌豆骨的位置（掌侧）
　　豌豆骨位于三角骨的掌侧，从背侧无法触摸到。在豌豆骨上除了有尺侧腕屈肌的附着之外，还附着小指展肌

豌豆骨

图 II-6-2 豌豆骨的触诊①

豌豆骨触诊要在受检者前臂旋后位下进行。检查者将拇指放在受检者小鱼际的近端，用画圆的方式轻轻按压豌豆大小的骨突起，这个突起就是豌豆骨

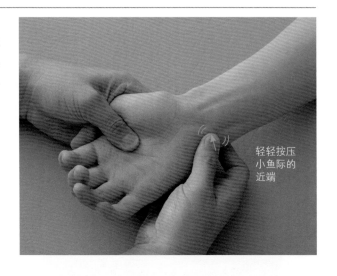

轻轻按压小鱼际的近端

图 II-6-3 豌豆骨的触诊②

检查者从远端将手指放在豌豆骨上，让受检者做小指的外展运动。确认豌豆骨随着小指展肌收缩而运动的过程

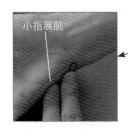

小指展肌

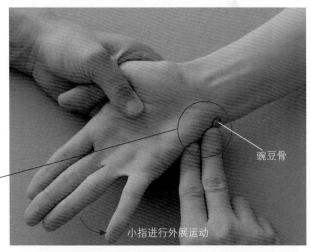

豌豆骨

小指进行外展运动

图 II-6-4 豌豆骨的触诊③

接着让受检者进行桡腕关节的掌屈、尺偏运动。检查者将手指放在豌豆骨的远端，确认随着运动而紧张的尺侧腕屈肌肌腱

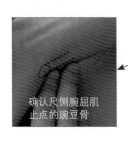

确认尺侧腕屈肌止点的豌豆骨

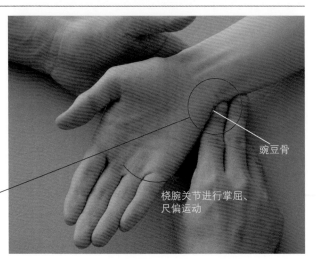

豌豆骨

桡腕关节进行掌屈、尺偏运动

尺管综合征（guyon tannel syndrome）是指尺神经和尺动脉在通过豌豆骨和钩骨钩之间的管道时，受到压迫而造成的尺神经障碍。虽然大多数学者认为尺管综合征由腱鞘囊肿压迫所致，但也有人指出反复发生的慢性小外伤也是其病因之一。尺管综合征尤其在使用锤子等工具的建筑工等工种的人群中较为常见，也被称为小鱼际锤击综合征（hypothenar hammer syndrome）。自行车公路赛中此综合征也常发，被称为自行车手麻痹（cyclist's palsy）。尺管综合征的症状根据压迫的尺神经分支不同而不同，但是一旦皮支受损，就会出现小指麻痹、感觉障碍，肌支受损后则会出现以骨间肌为主的麻痹症状。

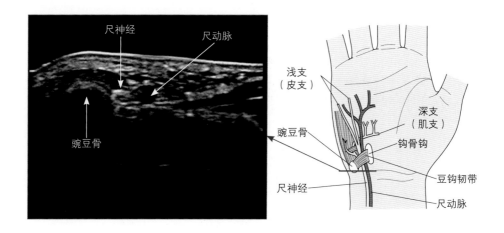

三角骨

解剖学特征（图Ⅱ-6-5）

- 三角骨是近侧列腕骨的组成部分，位于豌豆骨的背侧。
- 没有任何肌肉附着于三角骨。
- 三角骨随着腕关节的背伸向背侧运动，随着掌屈向掌侧运动。
- 三角骨随着腕关节的桡偏向尺侧移动，随着尺偏向桡侧移动。

与临床的关联

- 连接三角骨与月骨的骨间韧带断裂会引起腕关节不稳定。
- 腕关节运动时正常的月骨运动受到三角骨和手舟骨的调节和控制，这一现象被称为腕骨环论。

相关疾病

- 三角骨骨折、豌豆骨三角骨障碍、三角骨月骨脱位、腕关节不稳定等。

触诊方法

见图Ⅱ-6-6～Ⅱ-6-8。

图Ⅱ-6-5 三角骨的位置（背侧）
　　三角骨在掌侧与豌豆骨共同形成关节。同时，三角骨在桡侧与月骨、在远端与钩骨共同形成关节

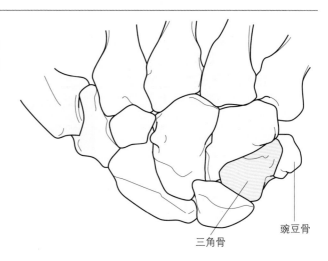

豌豆骨

三角骨

图II-6-6 三角骨的触诊①

三角骨的触诊从受检者前臂旋前位开始。检查者从远端将手指放在尺骨茎突上

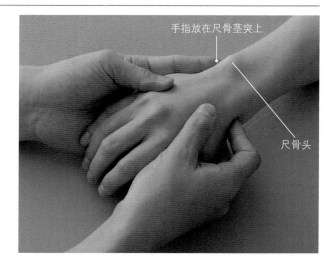

手指放在尺骨茎突上

尺骨头

图II-6-7 三角骨的触诊②

检查者一直将手指放在尺骨茎突上，向受检者的桡腕关节施加一点力，让其做轻微带一点掌屈的桡偏运动，就能触摸到顶到检查者手指的突出三角骨

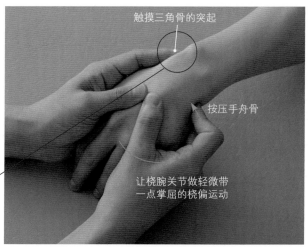

触摸三角骨的突起

按压手舟骨

让桡腕关节做轻微带一点掌屈的桡偏运动

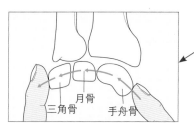

月骨

三角骨　手舟骨

图II-6-8 三角骨的触诊③

接着，检查者继续触摸三角骨，让受检者的桡腕关节做轻微带一点背伸的尺偏运动。随着尺偏运动的进行，就能感受到三角骨离开手指并进入关节内的过程

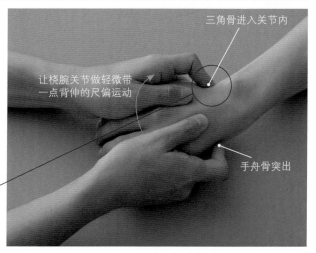

三角骨进入关节内

让桡腕关节做轻微带一点背伸的尺偏运动

手舟骨突出

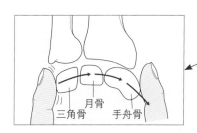

月骨

三角骨　手舟骨

6 腕骨和指骨

手舟骨

解剖学特征（图Ⅱ-6-9 ~ Ⅱ-6-11）

- 手舟骨是近侧列腕骨的组成部分，构成了桡腕关节的桡侧。
- 远端掌侧有手舟骨结节，是拇短展肌的起点。
- 手舟骨上没有外附肌附着。
- 手舟骨位于鼻烟窝的正下方。
- 从腕关节掌屈中间位置的一侧观察，手舟骨的长轴与桡骨长轴成 40°~45° 夹角并向掌侧倾斜。
- 手舟骨随着腕关节的背伸由倾斜渐渐变为水平，随着腕关节掌屈变为垂直状态。
- 手舟骨随着腕关节的桡偏向尺侧移动，随着腕关节尺偏向桡侧移动。

与临床的关联（图Ⅱ-6-12）

- 手舟骨骨折是发生频率最高的腕骨骨折。
- 局限于鼻烟窝的压痛有可能是手舟骨骨折的体征。
- 在手舟骨骨折的延迟愈合病例中，同时造成月骨背伸变形（dorsal intercalary segment instability，DISI）的情况很多，这成为腕关节不稳定的最大问题。
- Taleisnik 称手舟骨为 "横向移动柱"，是参与腕关节运动的关键骨。
- 在没有手舟骨骨折症状的腕关节不稳定病例中，附着在手舟骨上韧带的松弛、断裂是不稳定的主要原因，而在腕关节挛缩中，手舟骨周围韧带的粘连、缩短是挛缩的主要原因。

相关疾病

- 手舟骨骨折（见 89 页）、手舟骨骨折延迟愈合、月骨 DISI、手舟骨月骨脱位、腕关节不稳定、舟月骨进行性塌陷、腕关节挛缩等。

触诊方法

见图Ⅱ-6-13 ~ Ⅱ-6-17。

图Ⅱ-6-9 手舟骨的位置（背侧）

手舟骨在近侧列腕骨中位于最靠近桡侧的位置。在远端与大多角骨、在尺侧与月骨形成关节

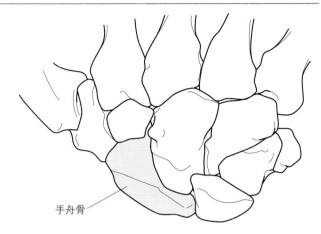

手舟骨

图Ⅱ-6-10 手舟骨对线与月骨的关联

从侧面观察手舟骨的长轴，它在腕关节中间位与桡骨长轴成约45°夹角并向掌侧倾斜。手舟骨在桡腕关节背伸时趋于水平；在掌屈时变垂直，与此同时月骨向背侧滑动

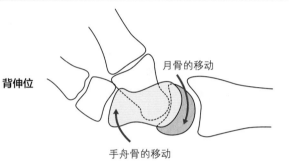

背伸位

月骨的移动

手舟骨的移动

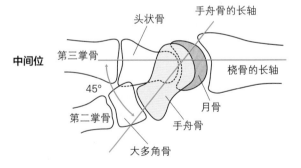

中间位

头状骨

手舟骨的长轴

第三掌骨

桡骨的长轴

45°

月骨

第二掌骨

手舟骨

大多角骨

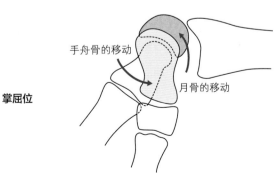

掌屈位

手舟骨的移动

月骨的移动

图Ⅱ-6-11 手舟骨的位置（实例）

伸展拇指后观察到的拇长伸肌肌腱与拇短伸肌肌腱构成的凹陷部分被称为鼻烟窝。手舟骨位于鼻烟窝的底端

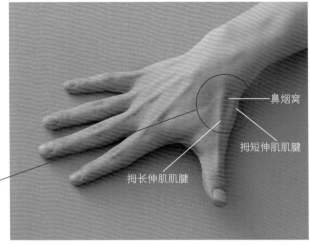

鼻烟窝

拇短伸肌肌腱

拇长伸肌肌腱

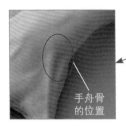

手舟骨的位置

图Ⅱ-6-12 与手舟骨骨折并发的月骨 DISI

图中显示的是与手舟骨骨折并发的月骨 DISI。手舟骨骨折导致近端骨片转向背侧，因此月骨随之向掌侧滑动，其关节面朝向背侧，进而导致桡骨与月骨间的角度在背侧变大。并且由于手舟骨的远端骨片位置没有发生变化，导致手舟骨与月骨间的角度（正常角度为 40°～45°）增大。这种对线的状态被称为月骨 DISI

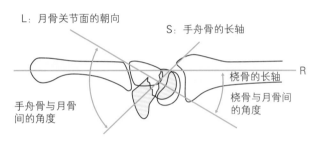

L：月骨关节面的朝向

S：手舟骨的长轴

R

桡骨的长轴

桡骨与月骨间的角度

手舟骨与月骨间的角度

图Ⅱ-6-13 手舟骨的触诊①

手舟骨的触诊是从受检者前臂旋前位、桡腕关节中间位开始的。检查者从远端触摸桡骨茎突

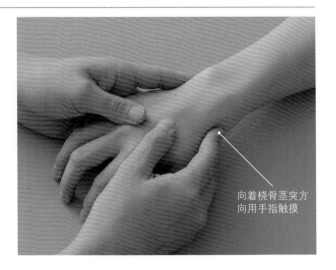

向着桡骨茎突方向用手指触摸

图Ⅱ-6-14 手舟骨的触诊②

　　检查者将手指放在受检者桡骨茎突上，并让受检者进行桡腕关节的轻度掌屈和尺偏运动。随着受检者桡腕关节的尺偏运动，能感觉到突出的手舟骨向上推检查者的手指

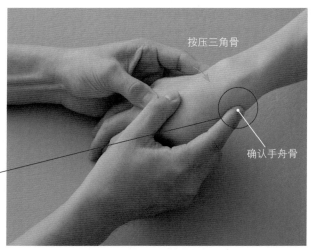

按压三角骨

确认手舟骨

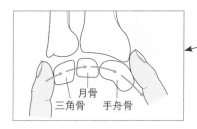

月骨

三角骨　　手舟骨

图Ⅱ-6-15 手舟骨的触诊③

　　接下来，继续将手指放在桡骨茎突上，然后慢慢将受检者的桡腕关节向桡侧转动。随着受检者桡腕关节的桡偏运动，能够感觉到手舟骨远离手指向关节内移动

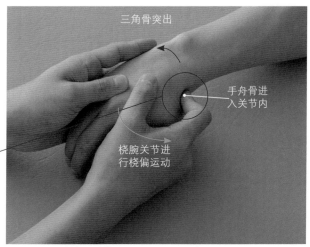

三角骨突出

手舟骨进入关节内

桡腕关节进行桡偏运动

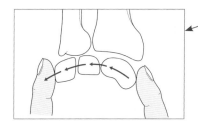

图Ⅱ-6-16 手舟骨结节的触诊①

　　触诊手舟骨结节时，将按压桡骨茎突的手指从远端慢慢向掌侧移动，就能触摸到并排的拇短伸肌肌腱和拇长伸肌肌腱

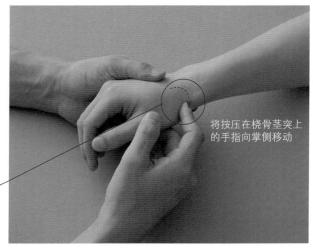

将按压在桡骨茎突上的手指向掌侧移动

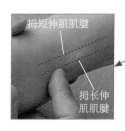

拇短伸肌肌腱

拇长伸肌肌腱

图 II-6-17 **手舟骨结节的触诊②**

越过两根肌腱，继续向掌侧移动手指就能触摸到米粒大小的骨突起，这一骨突起就是手舟骨结节。手舟骨结节是拇长伸肌的起点

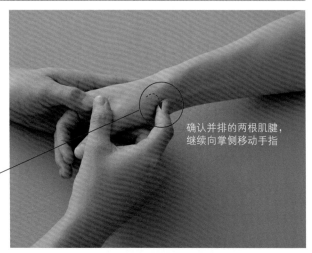

确认并排的两根肌腱，
继续向掌侧移动手指

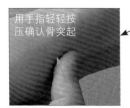

用手指轻轻按
压确认骨突起

能力提升 手舟骨骨折

手舟骨骨折是人体中最容易发展为延迟愈合骨折的骨折之一。发生在手舟骨结节部位的骨折容易愈合，但是手舟骨骨折通常多发于手舟骨腰部，且经常会同时伤及手舟骨滋养血管，妨碍骨愈合。一般常见的治疗方法为用 Herbert 螺钉进行骨缝合术。

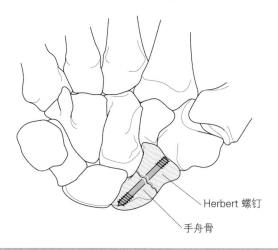

Herbert 螺钉

手舟骨

6 腕骨和指骨

月骨

解剖学特征（图Ⅱ-6-18，Ⅱ-6-19）

- 月骨是近侧列腕骨的组成部分，位于手舟骨和三角骨的中间。
- 没有始于或止于月骨的肌肉。
- 月骨随着腕关节的背伸运动向掌侧滑动（月骨背伸），随着腕关节的掌屈运动向背侧滑动（月骨掌屈）。
- 月骨与头状骨位于李斯特结节与第三掌骨底的连接线上。

与临床的关联

- Taleisnik 将桡骨、月骨、头状骨称为"屈曲－伸展柱"，是腕关节背伸、掌屈运动的主要部分。
- 月骨本身无法自主运动，一定是手舟骨、三角骨先开始运动，月骨才能跟着运动（腕骨环论）。

相关疾病

- 月骨缺血性坏死（Kienböck 病，见 92 页）、月骨周围脱位、月骨 DISI、月骨掌屈变形（volar intercalary segment instability，VISI）等。

触诊方法

见图Ⅱ-6-20 ～ Ⅱ-6-22。

图Ⅱ-6-18 月骨的位置（掌侧）

月骨位于近侧列腕骨的中央。月骨在远端与头状骨组成关节，是腕关节掌屈、背伸运动的基本组成单位。月骨在尺侧与三角骨、在桡侧与手舟骨组成关节

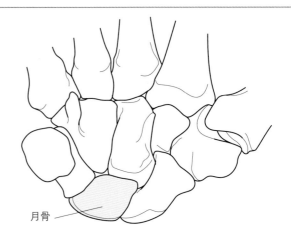

月骨

腕关节的背伸、掌屈是根据桡骨、月骨和头状骨的关系来定义的。由于头状骨和第三掌骨之间没有直接可动性，因此用头状骨相对于月骨的移动来表达背伸、掌屈。腕关节的背伸运动是月骨相对于桡骨向掌侧滑动，关节面朝向背侧。头状骨相对于朝向背侧的关节面向背侧旋转，这一系列运动组成了背伸运动。掌屈运动的各个环节与之相反

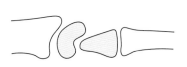 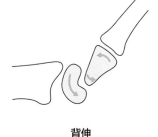 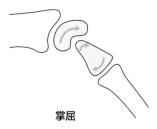

背伸　　　　　　　　**掌屈**

触诊月骨时，受检者前臂处于旋前位，腕关节处于轻度尺偏位。检查者在受检者李斯特结节与第三掌骨底部做标记，并连线。月骨与头状骨就位于这条线上

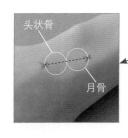

第三掌骨底

李斯特结节

头状骨

月骨

6

腕骨和指骨

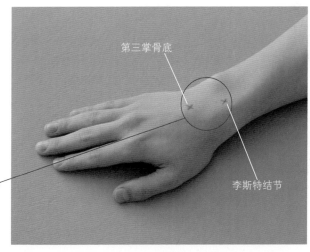

将手指放在李斯特结节和第三掌骨底的连线上，指尖放在李斯特结节上。然后让受检者的腕关节最大程度掌屈，指腹就能触摸到突出的月骨

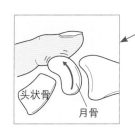

指尖放在李斯特结节上

李斯特结节

腕关节最大程度掌屈

头状骨

月骨

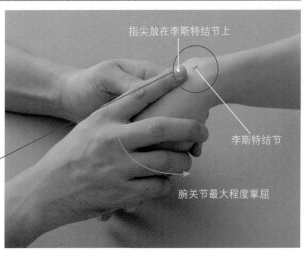

图 II-6-22 月骨的触诊③

确认随着腕关节掌屈运动突起的月骨之后，让受检者的腕关节慢慢转向背伸位。随着腕关节背伸，月骨会向关节内滑动。继续让腕关节背伸至终末端，指腹就能触摸到头状骨

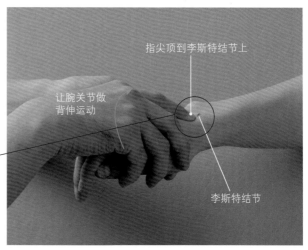

指尖顶到李斯特结节上

让腕关节做背伸运动

李斯特结节

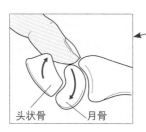

头状骨　月骨

能力提升

月骨缺血性坏死（Kienböck 病）

月骨缺血性坏死的病因是某种原因引起的供血不足，多发于青壮年男性。目前公认的病因是月骨自身具有某种易感性，再加上受到一次外伤或反复受小外伤而造成。根据 X 线片显示特征来分类的 Lichtman 分类法常将本疾病分为 5 个阶段。

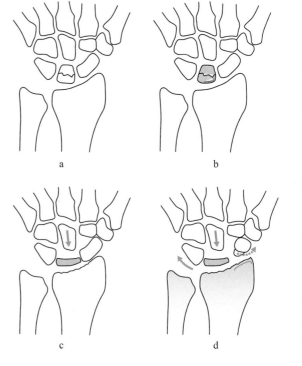

a

b

c

d

a：Ⅰ期，腕关节 X 线片正常，或月骨存在线性或压缩骨折。
b：Ⅱ期，X 线片显示月骨骨透射率变化，月骨桡侧轻度碎裂。
c：Ⅲ期，X 线片显示月骨整体碎裂，根据手舟骨有无掌屈变形又分为ⅢA 期和ⅢB 期。
d：Ⅳ期，在Ⅲ期症状基础之上，腕关节出现整体病变。

大多角骨

解剖学特征（图Ⅱ-6-23）

● 大多角骨是远侧列腕骨的组成部分，位于最靠近桡侧的位置。

● 包括大多角骨在内，远侧列腕骨的腕骨之间没有可动性，功能上属于固定作用。

● 大多角骨在近端与手舟骨组成腕中关节的一部分，在远端与第一掌骨形成第一腕掌关节（carpometacarpal joints，CMC 关节）。

● 第一 CMC 关节是一个典型的鞍状关节，可以进行屈曲、伸展、外展、内收和环转运动。

与临床的关联

● 第一 CMC 关节症是由第一 CMC 关节运动量大的特点决定的，是一种变形性变化，在其他手指上 CMC 关节症非常罕见。

相关疾病

● 大多角骨骨折、贝内特（Bennett）骨折、第一 CMC 关节症等。

触诊方法

见图Ⅱ-6-24～Ⅱ-6-26。

图Ⅱ-6-23　大多角骨的位置（掌侧）

　　大多角骨位于远侧列腕骨最靠近桡侧的位置。在远端与第一掌骨形成第一 CMC 关节，在尺侧与小多角骨、在近端与手舟骨形成关节

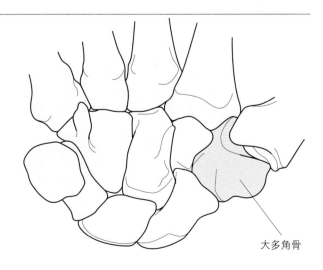

大多角骨

图Ⅱ-6-24 大多角骨的触诊①

将一只手的手指放在第一掌骨底（○标记），用另一只手握住受检者的第一掌骨。反复屈曲、伸展受检者的第一CMC关节，触摸运动的掌骨和固定的大多角骨的间隙（第一CMC关节）。间隙的近端就是大多角骨

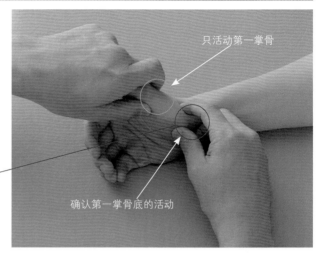

只活动第一掌骨

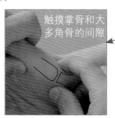

触摸掌骨和大多角骨的间隙

确认第一掌骨底的活动

图Ⅱ-6-25 大多角骨的触诊②

检查者用手指从远端触摸桡骨茎突。让受检者腕关节做尺偏运动，触摸突出的手舟骨

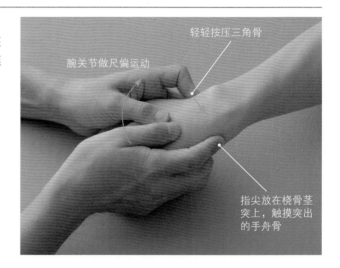

轻轻按压三角骨

腕关节做尺偏运动

指尖放在桡骨茎突上，触摸突出的手舟骨

图Ⅱ-6-26 大多角骨的触诊③

接着将指尖放在桡骨茎突上，慢慢让受检者的腕关节做桡偏运动。手舟骨随着腕关节的桡偏运动向关节内移动，检查者手指下就是大多角骨。反复进行腕关节的桡偏和尺偏运动，就能够触摸到大多角骨和手舟骨的间隙（腕中关节）

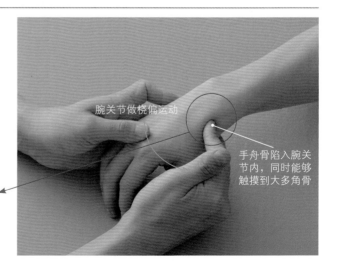

腕关节做桡偏运动

手舟骨陷入腕关节内，同时能够触摸到大多角骨

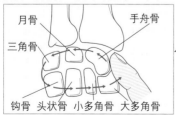

月骨　　　手舟骨

三角骨

钩骨　头状骨　小多角骨　大多角骨

小多角骨

解剖学特征（图Ⅱ-6-27）

● 小多角骨是远侧列腕骨的组成部分，位于桡侧的大多角骨和尺侧的头状骨之间。

● 小多角骨在近端与手舟骨组成腕中关节的一部分，在远端与第二掌骨组成第二腕掌关节（CMC关节）。第二CMC关节灵活性很小。

与临床的关联

● 与小多角骨相关的骨折和脱位极为罕见。

● 一旦发生小多角骨骨折，由于解剖学的诸多原因，徒手复位一般是不可能的，通常要进行侵入性手术修复。

相关疾病

● 小多角骨骨折、小多角骨缺血性坏死等。

触诊方法

见图Ⅱ-6-28 ~ Ⅱ-6-30。

图Ⅱ-6-27　**小多角骨的位置（掌侧）**

小多角骨在远端与第二掌骨组成第二CMC关节，在桡侧与大多角骨、在尺侧与头状骨组成关节。第二、第三CMC关节由于关节面的形态，以及与韧带结合的强韧性，几乎完全被固定住，灵活性很小

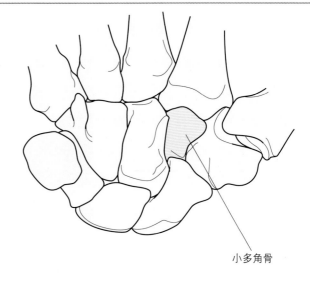

小多角骨

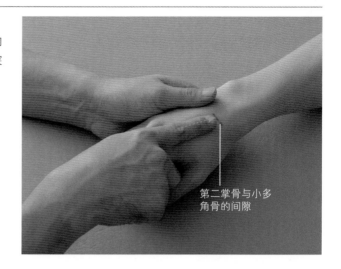

图 II-6-28 小多角骨的触诊①

沿着受检者第二掌骨的骨干背侧向近端移动手指。在越过第二掌骨底的突起之后，就能触摸到小多角骨

第二掌骨与小多角骨的间隙

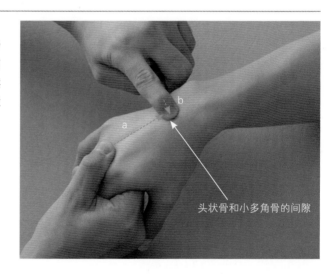

图 II-6-29 小多角骨的触诊②

接下来沿着受检者的第三掌骨的骨干背侧向近端移动手指（a），在越过第三掌骨底的地方确认头状骨。然后继续向桡侧移动手指（b），就能触摸到头状骨与小多角骨的间隙

头状骨和小多角骨的间隙

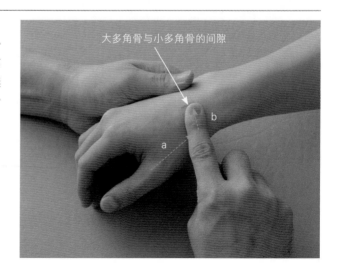

图 II-6-30 小多角骨的触诊③

最后，沿着受检者的第一掌骨的骨干背侧向近端移动手指（a），在越过第一 CMC 关节的地方确认大多角骨。继续向尺侧移动手指（b），触诊大多角骨与小多角骨的间隙

大多角骨与小多角骨的间隙

头状骨

解剖学特征（图Ⅱ-6-31）

● 头状骨是远侧列腕骨的组成部分，在桡侧与小多角骨、在尺侧与钩骨相连接。

● 头状骨在近端与月骨组成腕中关节的一部分，在远端与第三掌骨组成第三腕掌关节（CMC 关节）。第三 CMC 关节灵活性很小。

● 腕关节的背伸、掌屈是根据头状骨和月骨的运动来区分的。

与临床的关联

● 头状骨骨折的发生率约占整体腕骨骨折的 1.3%。

● 单独的头状骨骨折很少见，一般与手舟骨骨折、月骨脱位同时发生。

相关疾病

● 头状骨骨折、头状骨缺血性坏死、头状骨手舟骨骨折综合征等。

触诊方法

见图Ⅱ-6-32 ~ Ⅱ-6-34。

图Ⅱ-6-31 头状骨的位置（背侧）

头状骨与月骨、桡骨一起构成"屈曲 - 伸展柱"，位于远侧列腕骨的中央，在远端与第三掌骨组成第三 CMC 关节，在桡侧与小多角骨、在尺侧与钩骨、在近端与月骨组成关节

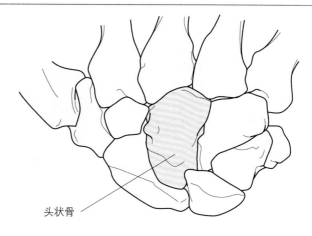

头状骨

图Ⅱ-6-32 头状骨的触诊①

　　头状骨的触诊要在受检者前臂旋前、腕关节轻微尺偏位下进行。检查者用指尖从远端触摸李斯特结节。然后让受检者慢慢掌屈腕关节，确认从关节内突出的月骨

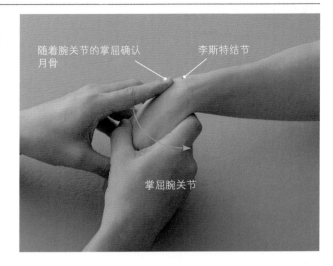

随着腕关节的掌屈确认月骨

李斯特结节

掌屈腕关节

图Ⅱ-6-33 头状骨的触诊②

　　接着轻轻按压月骨，并沿着月骨的突起笔直地向着第三掌骨底移动手指，就能触摸到掌骨底和月骨之间的凹陷。头状骨就位于凹陷处

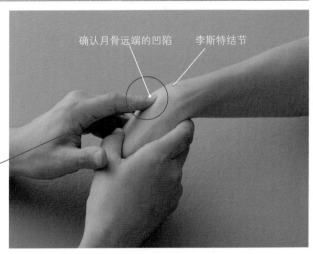

确认月骨远端的凹陷

李斯特结节

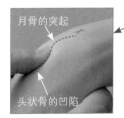

月骨的突起

头状骨的凹陷

图Ⅱ-6-34 头状骨的触诊③

　　触诊凹陷处之后，接着让受检者慢慢将腕关节背伸。月骨随着腕关节背伸向关节内滑动，因此检查者的指尖能够清晰地触摸到头状骨

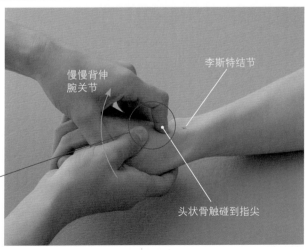

慢慢背伸腕关节

李斯特结节

头状骨触碰到指尖

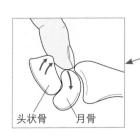

头状骨　　月骨

腕骨和指骨

钩骨

解剖学特征（图Ⅱ-6-35）

- 钩骨是远侧列腕骨的组成部分，位于最靠近尺侧的位置。
- 钩骨在近端与三角骨组成腕中关节的一部分，在远端与第四、第五掌骨组成第四、第五腕掌关节（CMC关节）。
- 与第二、第三CMC关节不同，第四CMC关节灵活性增强，第五CMC关节最灵活。
- 钩骨是屈肌支持带、小指短屈肌、小指对掌肌、豆钩韧带的附着处。

与临床的关联

- 连接钩骨与三角骨的韧带与连接大多角骨和小多角骨的韧带一样，起着连接远侧列腕骨和近侧列腕骨的作用，在维持腕关节功能上非常重要。
- 钩骨钩骨折有时会发生在棒球、网球、高尔夫球等运动中。
- 钩骨钩骨折通常很难用正面X线片显示出来，诊断中用腕管位X线拍摄比较有效。

相关疾病

- 钩骨骨折、钩骨钩骨折（见101页）、拳击手骨折（第四、第五CMC关节脱位骨折）等。

触诊方法

见图Ⅱ-6-36 ~ Ⅱ-6-39。

图Ⅱ-6-35 钩骨的位置（掌侧）

钩骨位于远侧列腕骨最靠近尺侧的位置。钩骨在远端与第四、第五掌骨组成第四、第五CMC关节，在桡侧与头状骨、在近端与三角骨形成关节

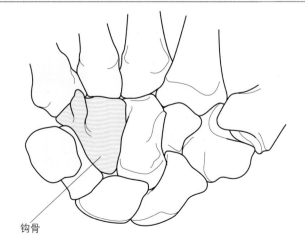

钩骨

图 II-6-36 钩骨的触诊①

检查者将手指放在受检者第五掌骨底附近，让受检者的第五掌骨被动屈伸。检查者触诊可动的掌骨和固定的钩骨之间的间隙（第五 CMC 关节）。间隙的近端为钩骨

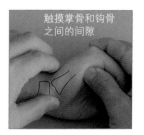

触摸掌骨和钩骨之间的间隙

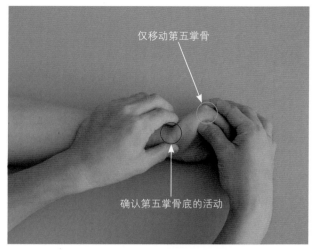

仅移动第五掌骨

确认第五掌骨底的活动

图 II-6-37 钩骨的触诊②

检查者从远端触摸尺骨茎突，然后让受检者的腕关节做轻微带有掌屈的桡偏运动，确认从关节内突出的三角骨

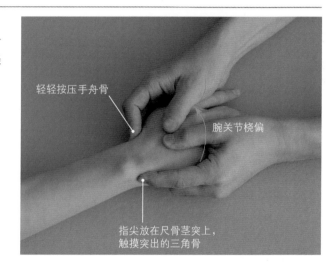

轻轻按压手舟骨

腕关节桡偏

指尖放在尺骨茎突上，触摸突出的三角骨

图 II-6-38 钩骨的触诊③

接着继续将指尖放在尺骨茎突上，慢慢尺偏受检者的腕关节。由于三角骨随着腕关节尺偏向关节内移动，因此检查者的手指可以清晰地触摸到钩骨

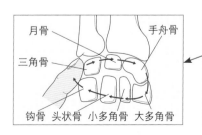

月骨

手舟骨

三角骨

钩骨　头状骨　小多角骨　大多角骨

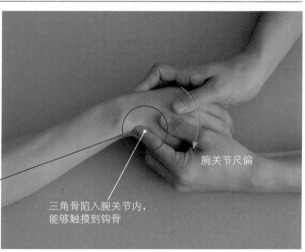

三角骨陷入腕关节内，能够触摸到钩骨

腕关节尺偏

图Ⅱ-6-39 钩骨钩的触诊

检查者拇指的指间关节对准受检者的豌豆骨，拇指指尖指向受检者示指基底部，接着，检查者拇指向下深压就能触摸到钩骨钩

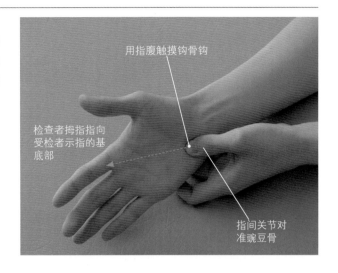

用指腹触摸钩骨钩

检查者拇指指向受检者示指的基底部

指间关节对准豌豆骨

能力提升　　运动导致的钩骨钩骨折

钩骨钩骨折的发生与棒球杆、高尔夫球杆或网球拍等的握柄位置有关。在钩骨钩骨折的病例中，由于患者所握住的球拍根部大多都与小鱼际的钩骨钩位置一致，因此便导致擦棒等外力会直接作用于钩骨钩。

在骨折诊断中，用 X 线拍不到的情况并不少见，因此一般采用腕管位进行拍摄（腕关节、手指保持超伸位，从末梢长轴方向拍摄），这种方法可有效显示骨折线。

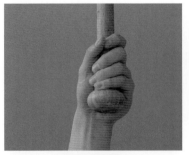

棒球杆的握柄

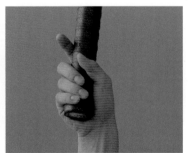

网球拍的握柄

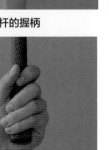

高尔夫球杆的握柄

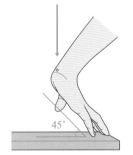

45°

腕管位 X 线拍摄

6 腕骨和指骨

掌骨头、掌骨体、掌骨底 掌指关节

解剖学特征（图Ⅱ-6-40～Ⅱ-6-43）

- 掌骨头与近节指骨底的关节面组成了掌指（metacarpophalangeal, MCP）关节。
- 近节指骨、中节指骨和远节指骨分别组成指间关节。近节指骨头和中节指骨底组成近端指间（proximal interphalangeal, PIP）关节，中节指骨头和远节指骨底组成远端指间（distal interphalangeal, DIP）关节。
- 掌骨头的关节面为180°，而近节指骨的关节面只有30°，非常狭小。中节指骨和远节指骨的关节面则均为90°。
- MCP关节除了可以屈曲和伸展外，在MCP关节伸展位时还可以做外展和内收运动。但是MCP关节处于屈曲位时，则不会发生外展和内收运动。这是由于MCP关节屈曲时，MCP关节侧副韧带紧张。
- 掌骨头类似半球状，自由度非常高。然而近节指骨头、中节指骨头则为中央有一条沟、两个曲面隆起的滑车形状，因此自由度较低，只能做屈曲伸展运动。
- 最大幅度伸展、外展手指时指列汇集于第三掌骨底。
- 屈曲手指时，指列汇集于手舟骨。
- 第二、第三掌骨没有可动性，是固定部位。
- 掌骨体是骨间肌的起点。
- 第二、第三、第五掌骨底是前臂腕屈肌群、腕伸肌群的止点。

与临床的关联

- MCP关节、PIP关节在进行关节活动时，由于指列的位置会随着伸展和屈曲而不同，因此在夹板固定疗法或被动运动时要多加注意。
- 近节指骨骨折如果在旋转状态下愈合，则会出现交叉手指（cross finger）现象（见106页）。

相关疾病

- 拳击手骨折、MCP关节脱位、PIP关节脱位与骨折、槌状指（见106页）等。

触诊方法

见图Ⅱ-6-44～Ⅱ-6-50。

图 II-6-40 指间关节的名称

掌骨头与近节指骨底间的关节为 MCP 关节，近节指骨与中节指骨底之间的关节为 PIP 关节，中节指骨与远节指骨底之间的关节为 DIP 关节

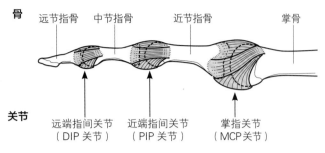

骨 远节指骨　中节指骨　近节指骨　掌骨

关节 远端指间关节（DIP 关节）　近端指间关节（PIP 关节）　掌指关节（MCP 关节）

图 II-6-41 MCP 关节的骨形态特征

MCP 关节在形态上属于球状关节。在矢状面上，掌骨头的软骨可以活动 180°，而与其相连的近节指骨只能活动 30°，因此 MCP 关节的可动性很大

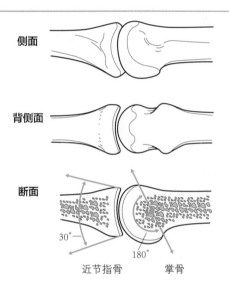

侧面

背侧面

断面　30°　180°

近节指骨　掌骨

图 II-6-42 IP 关节（PIP、DIP 关节）的骨形态特征

与 MCP 关节不同，IP 关节在形态上是滑车关节。掌骨头的中央呈凹陷状，可提高关节的稳定性。近节指骨头及中节指骨头的软骨活动范围为 180°，而中节指骨和远节指骨的软骨活动范围为 90°

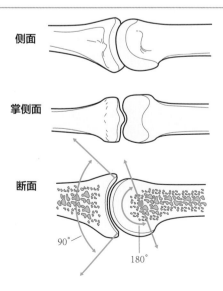

侧面

掌侧面

断面　90°　180°

6

腕骨和指骨

图Ⅱ-6-43 指列

伸展手指时各个指列汇集于第三掌骨底，屈曲手指时各个指列汇集于手舟骨。这不仅对于确定运动范围训练的方向十分重要，对于确定夹板固定疗法的牵引方向也很重要

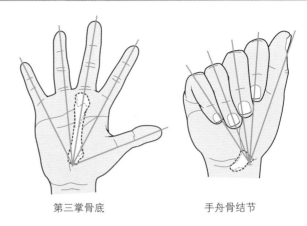

第三掌骨底　　　　　　手舟骨结节

图Ⅱ-6-44 掌骨底的触诊

以第二掌骨为例进行触诊。从远端将手指放在第二掌骨的骨干上，一边轻轻按压，一边向近端移动手指，就能触摸到一个渐渐突起的结构，这个结构就是掌骨底

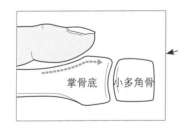

掌骨底　小多角骨

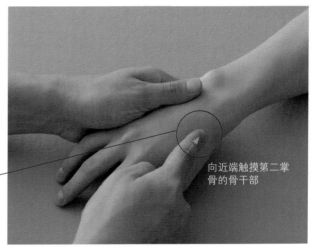

向近端触摸第二掌骨的骨干部

图Ⅱ-6-45 掌骨的触诊

从远端将手指放在第二掌骨的骨干上，一边轻轻按压，一边向远端移动手指就能摸到一个骨突起，这个突起就是掌骨头

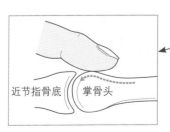

近节指骨底　掌骨头

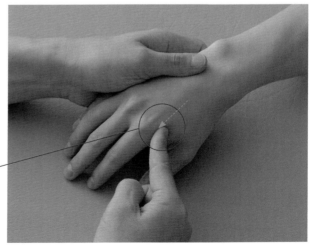

图Ⅱ-6-46 MCP 关节的触诊①

MCP 关节的触诊在受检者手指过伸位下进行。检查者的手指沿着近节指骨将指尖放在 MCP 关节上

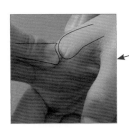

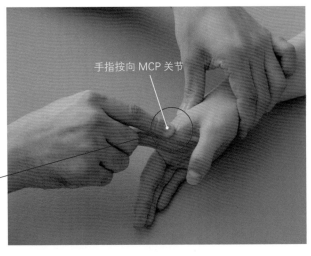

手指按向 MCP 关节

图Ⅱ-6-47 MCP 关节的触诊②

慢慢屈曲受检者的 MCP 关节，近节指骨就会随着掌骨头移动，检查者的指尖能够触摸到掌骨头的韧带

指尖能够触摸到 MCP 关节侧副韧带

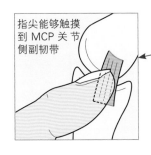

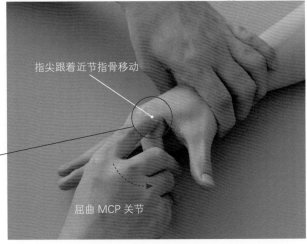

指尖跟着近节指骨移动

屈曲 MCP 关节

6

腕骨和指骨

图Ⅱ-6-48 MCP 关节的触诊③

使受检者的 MCP 关节仍然保持伸展位，然后沿长轴方向牵引。这样 MCP 关节的裂缝就会变大，触诊也会变得容易。由于屈曲位时 MCP 关节侧副韧带会变紧张，所以即使牵引也不能让裂缝变得特别大

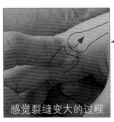

感觉裂缝变大的过程

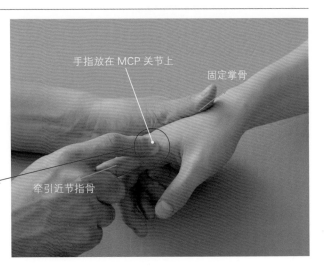

手指放在 MCP 关节上

固定掌骨

牵引近节指骨

MCP 关节侧副韧带的特征

MCP 关节的韧带有侧副韧带和副韧带两种。由于侧副韧带位于关节屈伸轴的上方，因此其在 MCP 关节伸展位时松弛，在 MCP 关节屈曲位时紧张。手指的外展、内收运动之所以只能在 MCP 关节伸展位时进行就是由于侧副韧带在 MCP 关节屈曲位时会变紧

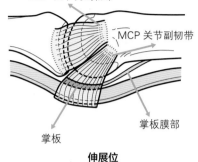
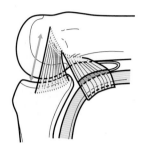

MCP 关节侧副韧带

MCP 关节副韧带

掌板膜部

掌板

伸展位　　　　　　　　　　　　**屈曲位**

图Ⅱ-6-50 **MCP 关节侧副韧带的触诊**

触诊 MCP 关节侧副韧带时，检查者将手指放在受检者 MCP 关节的桡侧，从伸展位开始慢慢屈曲 MCP 关节。随着屈曲角度的增大，触诊变紧的侧副韧带。如果不好找，可尝试同时屈曲和内收 MCP 关节，之后侧副韧带的紧张度会变大，就会比较容易触摸到

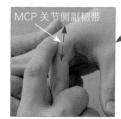
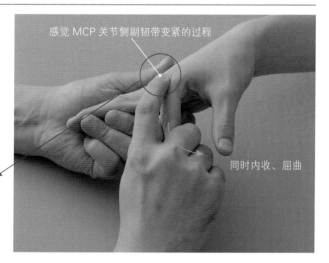

感觉 MCP 关节侧副韧带变紧的过程

MCP 关节侧副韧带

同时内收、屈曲

能力提升

交叉手指（cross finger）

近节指骨骨折后，如果远端骨片在旋转状态下就愈合了，则 PIP 关节的运动轴会发生偏曲，导致 PIP 关节屈曲时指列不齐。

槌状指

槌状指也叫棒球指（如右图所示）。由于指伸肌的末端肌腱断裂或撕脱性骨折等导致无法向近节指骨传递张力时，DIP 关节就会一直处于屈曲状态，手指看起来像木槌一样，因此被称为槌状指。

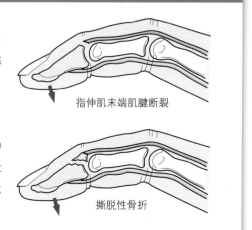

指伸肌末端肌腱断裂

撕脱性骨折

Ⅲ 上肢韧带

喙肩韧带

解剖学特征（图Ⅲ-1-1，Ⅲ-1-2）

- [**起点**] 喙突的外侧上方

  [**止点**] 肩峰前面

- 喙肩韧带、喙突和肩峰形成喙肩弓，再加上肩袖，组成了第二肩关节。

- 喙肩韧带的功能是防止肱骨头前上方移位，并发挥将冈上肌的作用方向拉向中心点的滑车作用。

- 喙肩韧带的下方分布着肩峰下滑囊，使肩关节运动时肩袖的滑动更加顺畅。

与临床的关联

- 喙肩韧带肥厚是发生肩峰下撞击综合征的重要原因之一。

- 在对肩袖损伤的修复（Mclaughlin 法）中，为了确保术野清晰要剥离喙肩韧带。

- 进行陈旧性肩锁关节脱位手术时，喙肩韧带可作为重建材料来使用（Neviaser 法，见 115 页）。

- 喙肩韧带是连接肩胛骨各个部位的韧带，不会随着运动而变得紧张，它的作用与一般韧带发挥的稳定作用不一样。

- 喙肩韧带具有随着年龄增长而变硬的倾向。如果肩袖受损，随着年龄增长，曾经变硬的喙肩韧带在继续变性后反而会有变软的倾向。

相关疾病

- 肩峰下撞击综合征、肩锋下滑囊炎、肩袖肌腱炎、肩袖损伤等。

触诊方法

见图Ⅲ-1-3 ~ Ⅲ-1-8。

下方左图和右图分别是从上方观察的肩峰有喙肩韧带时的状态和切除喙肩韧带后的状态。从图中能够发现，喙肩韧带从喙突上方走行至肩峰前缘。在喙肩韧带下面走行的是冈上肌和肱二头肌长头肌腱。从沿着喙肩韧带拍摄的超声图像（下方下图）中能够观察到连接喙突和肩峰的纤维束。喙肩韧带的深处为肩袖

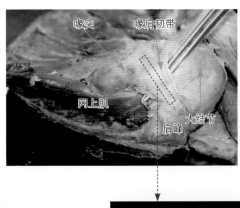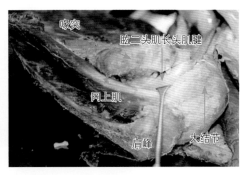

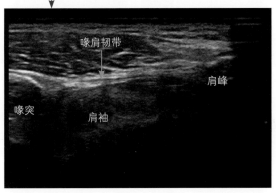

喙肩韧带的功能之一就是滑车功能，用于提高向心力。喙肩韧带从上方压制冈上肌，使大结节受到牵引矢量而向关节盂方向转变，增加骨头的支点抑制力

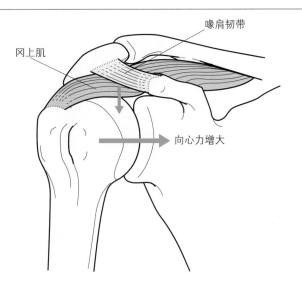

1

肩关节复合体相关韧带

图Ⅲ-1-3 喙肩韧带的触诊①

在触诊喙肩韧带前，先要确认其起点和止点，即喙突和肩峰。受检者采取仰卧位，检查者确认其喙突的上外侧面

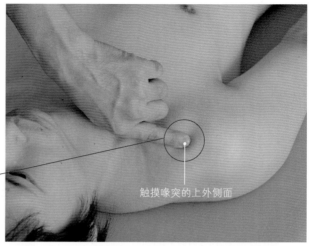

触摸喙突的上外侧面

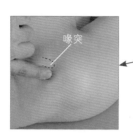

喙突

图Ⅲ-1-4 喙肩韧带的触诊②

接着确认肩峰前面，画一条线将其与刚刚确认过的喙突的上外侧面连接起来。曲线圈出的地方就是喙肩韧带所处的位置

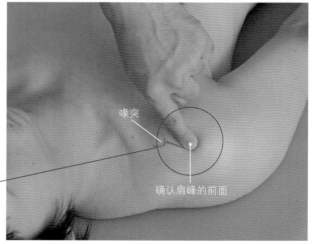

喙突

确认肩峰的前面

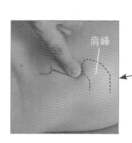

肩峰

图Ⅲ-1-5 喙肩韧带的触诊③

检查者从上方按压刚刚画的喙肩韧带走行线的中间点，就能够触摸到像帐篷一样有弹性的组织，这就是喙肩韧带。反复按压就可能感觉到反弹的力量

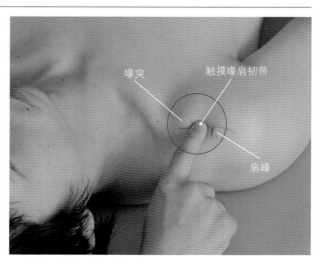

喙突

触摸喙肩韧带

肩峰

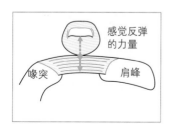

感觉反弹的力量

喙突　　肩峰

图Ⅲ-1-6 喙肩韧带的触诊④

　　不能明显感觉喙肩韧带的弹力时，用同样的方式按压没有韧带的地方就会对比出没有回弹的感觉，并且指尖会向下陷。仔细对比有韧带的部位和没有韧带的部位的差异，触诊会简单一些

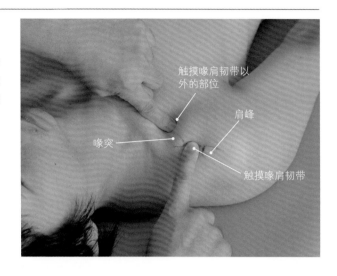

触摸喙肩韧带以外的部位

肩峰

喙突

触摸喙肩韧带

图Ⅲ-1-7 喙肩韧带的触诊⑤

　　检查者确认了喙肩韧带走行线的中间点之后，一边轻轻按压受检者的喙肩韧带，一边沿着喙突上缘向内侧移动手指。此时会感觉到指尖陷进喙肩韧带和斜方韧带之间。然后检查者将手指稍稍向外侧移动，触摸喙肩韧带的内侧

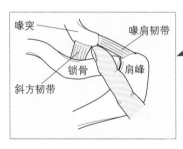

喙突　　喙肩韧带

锁骨　　肩峰

斜方韧带

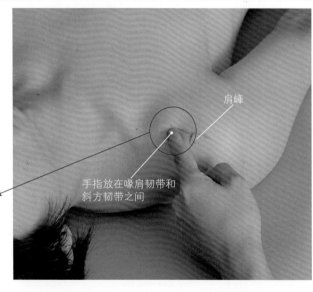

肩峰

手指放在喙肩韧带和斜方韧带之间

图Ⅲ-1-8 喙肩韧带的触诊⑥

　　检查者确认中央部分的喙肩韧带后，一边轻按，一边向外侧移动手指，就能触诊到棱角分明的边缘。这部分就是喙肩韧带的外侧缘，外侧缘下方为肩袖

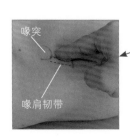

喙突

喙肩韧带

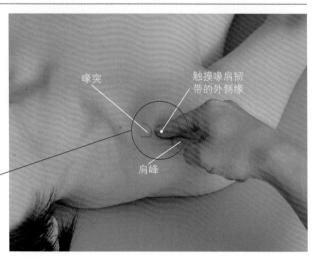

喙突

触摸喙肩韧带的外侧缘

肩峰

1 肩关节复合体相关韧带

喙锁韧带（斜方韧带　锥状韧带）

解剖学特征（图Ⅲ-1-9，Ⅲ-1-10）

- **斜方韧带：**[**起点**] 喙突的内侧上方

  [**止点**] 锁骨的斜方线

- **锥状韧带：**[**起点**] 喙突的根部

  [**止点**] 锁骨的锥状韧带结节

- 喙锁韧带的功能：下拉肩胛骨，限制锁骨的过度上提，控制肩锁角的增减。

- 内收肩胛骨时，由于肩锁角减小，斜方韧带会随之收紧。

- 外展肩胛骨时，由于肩锁角变大，锥状韧带会随之收紧。

- 下回旋肩胛骨时，由于喙突的尖端向下降，斜方韧带会随之收紧。

- 上回旋肩胛骨时，由于喙突的根部向下降，锥状韧带会随之收紧。

- 在肩关节下垂位时，正常肩锁角的角度平均为 56°，在肩关节呈 150° 的外展位时，正常肩锁角的角度平均为 70°。

与临床的关联

- 肩锁关节完全脱位（Tossy 分型 Ⅲ 型，见 124 页）的原因是喙锁韧带断裂。

- 在对肩锁关节脱位进行治疗时，除了使用外固定的保守治疗方法外，还有以修复喙锁韧带为目的的修复术（如 Phemister 法、Bosworth 法、运用 Walter plate 的方法等），以及应用其他身体组织来修补肩锁关节支撑性的重建术（Dewar 法、Neviaser 法等，见 115 页）。

相关疾病

- 肩锁关节脱位、肩周炎等。

触诊方法

见图Ⅲ-1-11 ～ Ⅲ-1-14。

喙锁韧带的功能解剖

外侧的是斜方韧带，内侧的是锥状韧带。喙突的尖端向下移动（肩胛骨下回旋）时斜方韧带收紧，反之，喙突的根部向下移动（肩胛骨上回旋）时锥状韧带收紧。这两个韧带的共同作用为下拉肩胛骨和限制锁骨过度上提

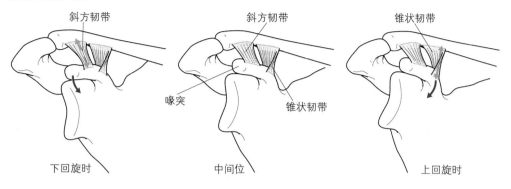

下回旋时　　　　　　　　　　中间位　　　　　　　　　　　上回旋时

图Ⅲ-1-10　**肩锁角和喙锁韧带**

肩锁角是肩胛骨冠状长轴和锁骨长轴在水平面上所形成的角，在肩关节呈下垂位时约为56°，在肩关节呈150°外展位时约为70°。肩锁角会随着肩关节的屈曲和外展变大，随着肩关节伸展和内收变小。斜方韧带会限制肩锁角角度的减小程度，锥状韧带则会限制肩锁角角度的增大程度

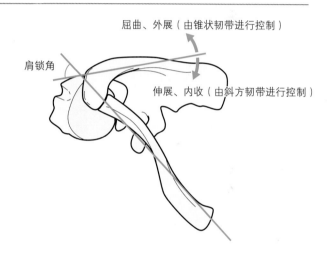

屈曲、外展（由锥状韧带进行控制）

肩锁角

伸展、内收（由斜方韧带进行控制）

1

肩关节复合体相关韧带

图Ⅲ-1-11　**斜方韧带的触诊①**

在喙锁韧带的触诊中，为了增大喙突和锁骨之间的间隙，受检者要采取上肢下垂的坐位。检查者沿着受检者喙突向内侧触摸锁骨和喙突之间的间隙就能比较清晰地触摸到斜方韧带

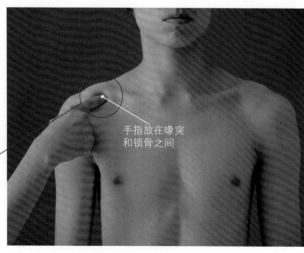

手指放在喙突和锁骨之间

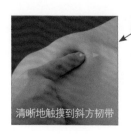

清晰地触摸到斜方韧带

图Ⅲ-1-12 斜方韧带的触诊②

检查者一边触摸斜方韧带，一边用另一只手让受检者的肩胛骨做下回旋运动（a）。此时肩胛骨以喙突为中心旋转，能够比较容易地触摸到斜方韧带收紧的过程（b）。肩胛骨做上回旋运动时斜方韧带的紧张感消失，因此斜方韧带在这时很难被触摸到。触诊时最好感受一下这种变化

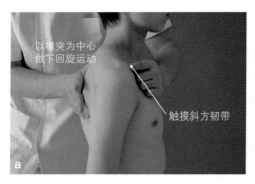
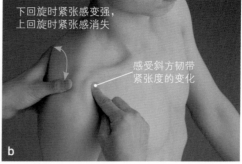

以喙突为中心做下回旋运动

触摸斜方韧带

下回旋时紧张感变强，上回旋时紧张感消失

感受斜方韧带紧张度的变化

图Ⅲ-1-13 锥状韧带的触诊①

触诊锥状韧带时，检查者手指沿着受检者喙突上缘向内侧移动，触摸向根部弯曲的拐角部位。检查者手指向拐角处用力按压就能摸到锥状韧带

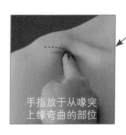
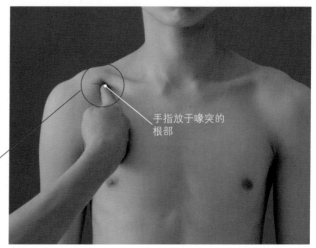

手指放于从喙突上缘弯曲的部位

手指放于喙突的根部

图Ⅲ-1-14 锥状韧带的触诊②

检查者继续触摸锥状韧带，另一只手让受检者肩胛骨做上回旋运动（a）。此时肩胛骨以喙突为中心旋转，能够比较容易地触摸到锥状韧带的收紧过程（b）。反之，肩胛骨做下回旋运动时锥状韧带的紧张感消失，因此锥状韧带在这时很难被触摸到。触诊时最好感受一下这种变化

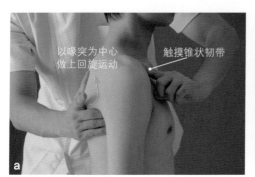
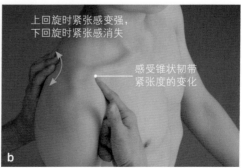

以喙突为中心做上回旋运动

触摸锥状韧带

上回旋时紧张感变强，下回旋时紧张感消失

感受锥状韧带紧张度的变化

肩锁关节脱位手术大致可以分为修复术和重建术两类。要想推进术后的运动疗法，充分了解手术对哪一组织做了何种操作非常重要，这对于各种运动的选择、充分恢复肩关节功能也很有必要。

肩锁关节修复术

这是通过分别缝合断裂的韧带来修复肩锁关节相关韧带的手术。Phemister 法是在缝合断裂的韧带后，用克氏针固定肩锁关节，而 Bosworth 法是在缝合断裂的韧带后，用螺丝钉固定锁骨和喙突。

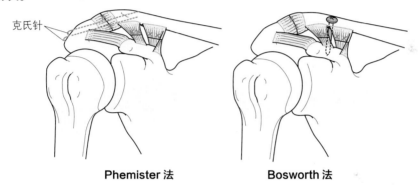

克氏针

Phemister 法　　　　　　　　**Bosworth 法**

肩锁关节重建术

这是不缝合断裂的韧带，而是用别的身体组织来重建肩锁关节稳定性的手术。Dewar 法是保持肱二头肌短头和喙肱肌不动，切断喙突，并将喙突向锁骨远端移动的方法。Neviaser 法则是将喙肩韧带进行移动，以便能取代肩锁韧带，恢复喙锁间稳定性。

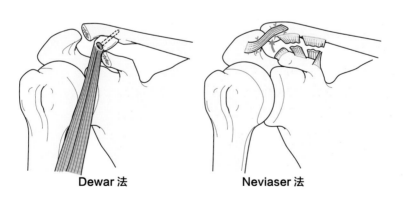

Dewar 法　　　　　　　　**Neviaser 法**

1

肩关节复合体相关韧带

肩关节复合体相关韧带

喙肱韧带

解剖学特征（图Ⅲ-1-15 ~ Ⅲ-1-18）

- ［**起点**］喙突的根部

  ［**止点**］肱骨的大结节、小结节
- 喙肱韧带的一小部分是与胸小肌的纤维束合并的。
- 喙肱韧带在肩关节内收、伸展、水平伸展时收紧，在肩关节外展、屈曲、水平屈曲时松弛。
- 肩关节以下垂位进行外旋运动时，喙肱韧带强烈收紧，这种紧张能够抵抗骨头前下方的不稳定性。
- 喙肱韧带能够加强肩袖间隙，肱二头肌长头肌腱位于其正下方。

与临床的关联

- 喙肱韧带的粘连或肥厚会明显限制肩关节外旋的活动范围，成为导致肩关节挛缩的关键性原因。
- 包括喙肱韧带在内的肩袖疏松结缔组织如果松弛，会引发肩关节下方的不稳定性。
- 肩关节外旋位时如果发生下方不稳定［凹陷征（sulcus sign），见 119 页］，有可能是因为包括喙肱韧带在内的前上方支持组织的松弛。
- 在以前向不稳定为主要特征的投掷肩病例中，并发肱二头肌长头肌腱损伤及肩袖间隙损伤的情况有很多（图Ⅲ-1-17）。

相关疾病

- 肩关节挛缩、肩关节不稳定、肩袖间隙损伤、肩峰下撞击综合征等。

触诊方法

见图Ⅲ-1-19 ~ Ⅲ-1-21。

矢状面、冠状面上喙肱韧带的两点间距

　　在矢状面上，肩关节由下垂位变为伸展位时，喙肱韧带的前侧（小结节止点处）的两点间距会变长，后侧（大结节止点处）的两点间距会缩短；肩关节处于屈曲位时，喙肱韧带前侧的两点间距缩短、后侧的两点间距则变长。在冠状面上，喙肱韧带的两点间距随着肩关节内收而变长，随着肩关节外展而缩短

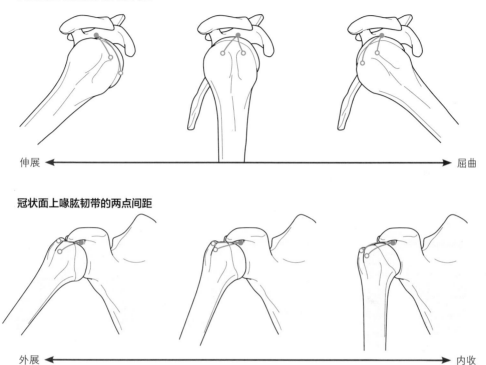

矢状面上喙肱韧带的两点间距

伸展 ←————————————————————→ 屈曲

冠状面上喙肱韧带的两点间距

外展 ←————————————————————→ 内收

图Ⅲ-1-16 **喙肱韧带周围的解剖**

　　喙肱韧带是从喙突的根部连接肱骨的大、小结节的韧带，一小部分与胸小肌的纤维束合并。喙肱韧带是以疏松结缔组织为主的韧带，具有很好的柔韧性，但同时其一旦瘢痕化就会发生很明显的挛缩，在临床上是一个非常重要的组织

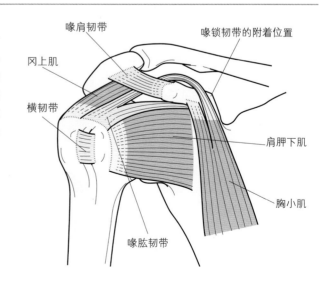

喙肩韧带
喙锁韧带的附着位置
冈上肌
横韧带
肩胛下肌
喙肱韧带
胸小肌

图Ⅲ-1-17 喙肱韧带的功能解剖

肩关节以下垂位进行外旋运动时，喙肱韧带高度紧张。同时肩袖间隙（rotator interval）在前后方向上变窄小，这种情况与骨头的稳定性有关系。喙肱韧带在肩关节内旋位时松弛，肩袖间隙在前后方向上变大。在肩关节下方不稳定的病例中，如果肩关节在外旋位出现下方不稳定，则有可能是因为包括喙肱韧带在内的前上方支持组织的松弛

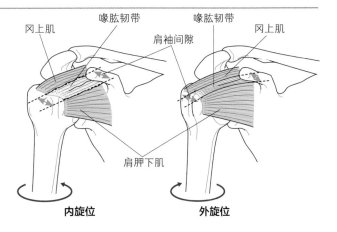

图Ⅲ-1-18 喙肱韧带的紧张动态（超声图像）

图片从左至右分别为肩关节内旋位、中间位和外旋位时，喙肱韧带的超声图像。从图中可以发现，喙肱韧带从肩关节内旋位到外旋位的过程中渐渐伸展。这种伸展性如果下降，肩关节外旋则可能会受限

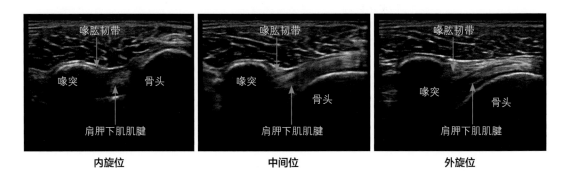

图Ⅲ-1-19 喙肱韧带的触诊①

受检者采取仰卧位，受检侧上肢在床的边缘，便于检查者从床下方操作。检查者轻度伸展受检者的肩关节，手指放于受检者肱骨大结节和小结节的上面

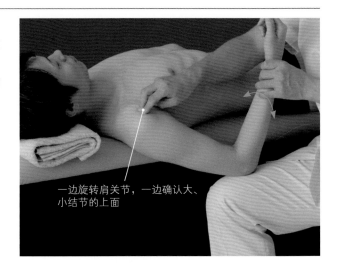

喙肱韧带的触诊②

然后慢慢外旋受检者的肩关节就能够触摸到逐渐变紧的喙肱韧带

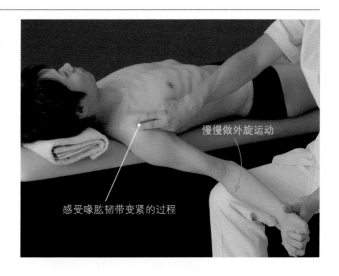

慢慢做外旋运动

感受喙肱韧带变紧的过程

图Ⅲ-1-21 喙肱韧带的触诊③

在保持受检者肩关节外旋位下，使受检者继续做内收、伸展运动，则能感受到喙肱韧带进一步收紧。如果不好确认这一过程，则屈曲、外展受检者肩关节使其放松，然后再将其恢复到紧张姿势

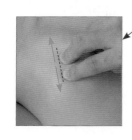

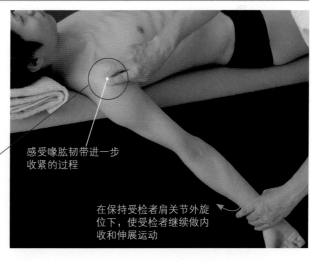

感受喙肱韧带进一步收紧的过程

在保持受检者肩关节外旋位下，使受检者继续做内收和伸展运动

能力提升　　　肩关节下方不稳定性测试

凹陷征（sulcus sign）

受检者肩关节处于下垂位，检查者握住受检者的前臂向下牵引。此时如果受检者的肩峰和肱骨头之间有凹陷，则凹陷征为阳性。这个测试重要的是要比较肩关节内旋位、中间位和外旋位这3种姿势。如果在肩关节外旋位时出现不稳定体征，则有可能是包括喙肱韧带在内的前上方支持组织松弛了。

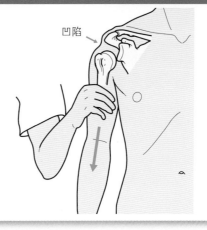

凹陷

1

肩关节复合体相关韧带

1 肩关节复合体相关韧带

肩锁韧带

解剖学特征（图Ⅲ-1-22 ~ Ⅲ-1-25）

- [**起点**] 锁骨肩峰端上方

  [**止点**] 肩峰上方

- 肩锁韧带的功能为支持肩锁关节，而肩锁关节则为肩胛骨运动的支点。

- 肩锁韧带限制锁骨的过度上提。

- 肩胛骨在上回旋时肩锁韧带的后侧部分收紧，在下回旋时肩锁韧带的前侧部分收紧。

- 肩锁关节的运动，在垂直轴上最大约有 50° 的活动范围，在矢状轴上最大约有 30° 的活动范围，在冠状轴上最大约有 30° 的活动范围。

与临床的关联

- 肩锁关节半脱位（Tossy 分型 Ⅱ 型，见 124 页）时，喙锁韧带没有断裂，但肩锁韧带是断裂的。

- 肩锁关节全脱位（Tossy 分型 Ⅲ 型）时，喙锁韧带、肩锁韧带都是断裂的。

- 肩锁关节如果在肩关节做 160° 以上的被动前屈运动时产生疼痛感，则有可能是肩锁关节内受到了损伤（高位上抬试验，见 124 页）。

- 固定肩胛骨，并做被动的水平内收运动，如果肩锁关节有疼痛感，则有可能是肩锁关节内受到了损伤（水平内收试验，见 124 页）。

- 在胸廓出口综合征（thoracic outlet syndrome，TOS）等呈现出长期不良姿势的病例中，有时能够看到肩锁韧带的挛缩。

相关疾病

- 肩锁关节脱位、肩关节挛缩、胸廓出口综合征、肩关节不稳定等。

触诊方法

见图Ⅲ-1-26 ~ Ⅲ-1-29。

肩锁关节的运动

肩锁关节虽然被归类为平面关节，但是它并不像椎间关节那样做直线运动。可以想象为肩峰沿着锁骨肩峰端的弧形做滑动运动。肩峰相对于锁骨向后移动的动作叫作内收、向前移动的动作叫作外展

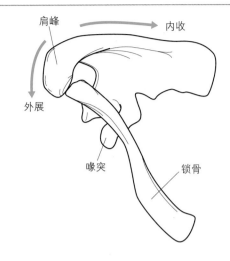

肩峰　内收

外展

喙突　锁骨

图Ⅲ-1-23 **肩胛骨运动对肩锁韧带长度的影响**

随着肩胛骨运动的变化，肩锁韧带的制动部位（紧张状态）也会发生变化。由于肩胛骨的外展运动伴随着上回旋，肩峰随着肩胛骨运动向前移动的同时，其内侧也向下运动。与这一运动相拮抗的部分是肩锁韧带的后侧纤维群。反之，肩胛骨内收时，肩锁韧带的前侧纤维群收紧

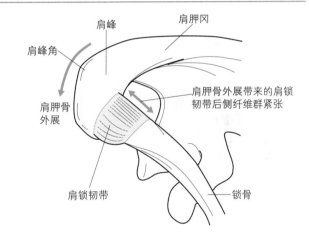

肩峰　肩胛冈

肩峰角

肩胛骨外展带来的肩锁韧带后侧纤维群紧张

肩胛骨外展

肩锁韧带　锁骨

图Ⅲ-1-24 **以肩锁关节为中心的肩胛骨运动**

对于以肩锁关节为中心的肩胛骨运动，摩斯利（Moseley）作了详细报告。肩锁关节在垂直轴上的最大活动范围约为50°，在矢状轴上的最大活动范围约为30°，在冠状轴上的最大活动范围约为30°

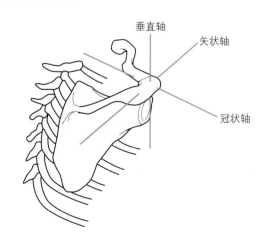

垂直轴

矢状轴

冠状轴

1

肩关节复合体相关韧带

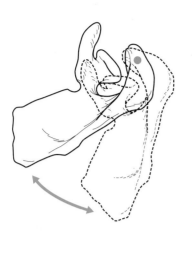
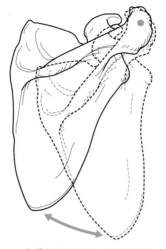
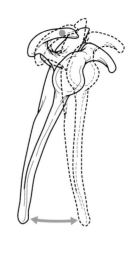

| 垂直轴上的运动（最大 50°） | 矢状轴上的运动（最大 30°） | 冠状轴上的运动（最大 30°） |

图Ⅲ-1-25 肩锁关节脱位的 X 线片

图中显示的是肩锁关节脱位病例的 X 线片。锁骨肩峰端远离肩峰、明显向上偏移，二者完全没有接触。这种情况下肩锁韧带、喙锁韧带都是断裂的

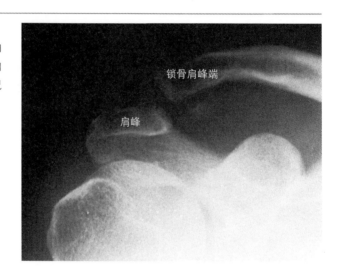

锁骨肩峰端

肩峰

图Ⅲ-1-26 肩锁韧带的触诊①

受检者采取坐位。检查者一只手捏住受检者锁骨的肩峰端，另一只手握住其肩峰。锁骨肩峰端要用拇指和中指捏住，然后将示指放在肩锁关节处，这样容易触诊到肩锁关节的位置

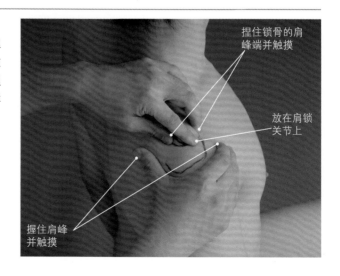

捏住锁骨的肩峰端并触摸

放在肩锁关节上

握住肩峰并触摸

肩锁韧带的触诊②

　　检查者将握着肩峰的手沿着锁骨的弧度前后滑动就能很容易地找到肩锁关节的缝隙

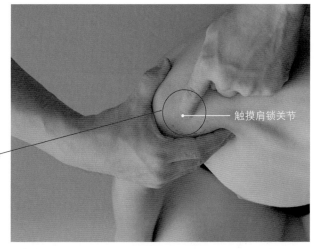

触摸肩锁关节

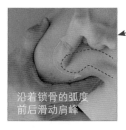

沿着锁骨的弧度前后滑动肩峰

图III-1-28 **肩锁韧带的触诊③**

　　触诊肩锁韧带前侧时，检查者用拇指和中指固定锁骨的肩峰端，用示指一边向远端下方按压肩峰的前缘（a），一边向后侧滑动（b）。伴随着肩峰的运动，能够感受到肩锁韧带前侧纤维群收紧的过程

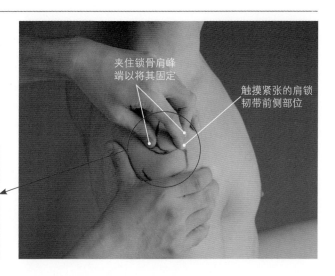

夹住锁骨肩峰端以将其固定

触摸紧张的肩锁韧带前侧部位

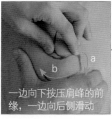

一边向下按压肩峰的前缘，一边向后侧滑动

图III-1-29 **肩锁韧带的触诊④**

　　触诊肩锁韧带时，检查者用拇指和中指固定住锁骨肩峰端，用示指一边向远端下方按压肩峰角（a），一边向前侧滑动（b）。随着肩峰的运动，能够感受到肩锁韧带后侧纤维群收紧的过程

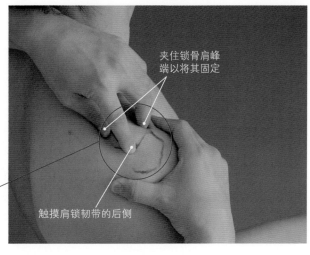

夹住锁骨肩峰端以将其固定

触摸肩锁韧带的后侧

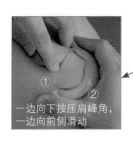

一边向下按压肩峰角，一边向前侧滑动

1

肩关节复合体相关韧带

Tossy 分型

这是肩锁关节脱位的分类方法之一，该方法将肩锁关节脱位分为 3 种类型。Ⅰ型为肩锁韧带部分或完全断裂，但喙锁韧带无损伤，没有明显的不稳定性情况。Ⅱ型为肩锁韧带完全断裂，但喙锁韧带还存在的肩锁关节半脱位的情况。Ⅲ型为所有韧带都断裂，肩锁关节完全脱位的情况。

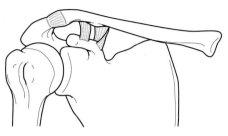

Ⅰ型

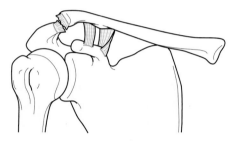

Ⅱ型

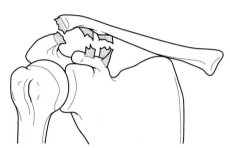

Ⅲ型

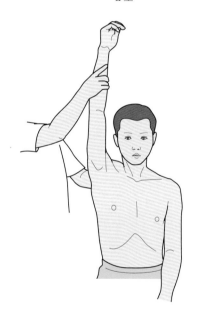

高位上抬试验（high arch test）

肩关节做 160° 以上的被动前屈运动，如果导致肩锁关节部位的疼痛，则有可能是肩锁关节内损伤。

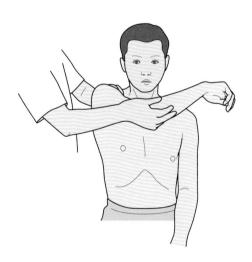

水平内收试验（horizontal test）

固定肩胛骨，做被动的水平内收运动，如果导致肩锁关节部位的疼痛，则有可能是肩锁关节内损伤。

胸锁前韧带　肋锁韧带

解剖学特征（图Ⅲ-1-30，Ⅲ-1-31）

- **胸锁前韧带：**［**起点**］锁骨的胸骨端前方

　　　　　　　［**止点**］胸骨柄的前方
- **肋锁韧带：**［**起点**］第 1 肋软骨内侧上方

　　　　　　　［**止点**］锁骨的肋锁韧带压痕
- 锁间韧带是在颈静脉切迹上连接左右锁骨胸骨端的韧带。
- 胸锁关节的关节囊前方和后方分别有胸锁前韧带和胸锁后韧带，它们起到了加强胸锁关节的作用。
- 胸锁关节是一个有 3 个运动轴的关节，形态上属于球状关节。
- 胸锁前韧带限制锁骨的过度伸展，胸锁后韧带限制锁骨的过度屈曲。
- 肋锁韧带限制锁骨的过度上提和后方旋转。
- 锁间韧带限制锁骨的过度下降。

与临床的关联

- 胸锁关节脱位是非常罕见的外伤，其中多数为胸锁关节前向脱位。这种情况下胸锁前韧带是断裂的。
- 发生胸锁关节后向脱位时，有可能会挤压食管、气管和大血管，有生命危险。此时胸锁后韧带是断裂的。
- 胸锁关节脱位的 X 线片分类使用的是奥尔曼（Allman）分类（图Ⅲ-1-32）。
- 在胸廓出口综合征等呈现出长期不良姿势的病例中，锁骨的伸展、上提一般都会受到限制。在此类病例中，胸锁前韧带或肋锁韧带的强化是很重要的治疗方式。

相关疾病

- 胸锁关节脱位、肩关节挛缩、胸廓出口综合征等。

解决方法

见图Ⅲ-1-33 ～ Ⅲ-1-39。

1

肩关节复合体相关韧带

图Ⅲ-1-30 胸锁关节的相关解剖

胸锁关节的关节囊内有关节盘。胸锁前韧带、胸锁后韧带、肋锁韧带、锁间韧带等起着加强的作用

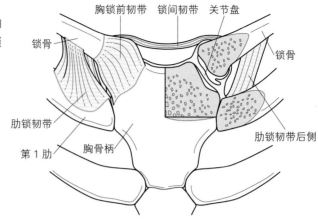

图Ⅲ-1-31 以胸锁关节为中心的锁骨运动

胸锁关节的运动基本可以分为 3 类。在矢状轴做向上约 45°、向下约 5° 的运动，绕垂直轴做向前约 15°、向后约 15° 的运动，绕冠状轴做前后旋转约 50° 的运动

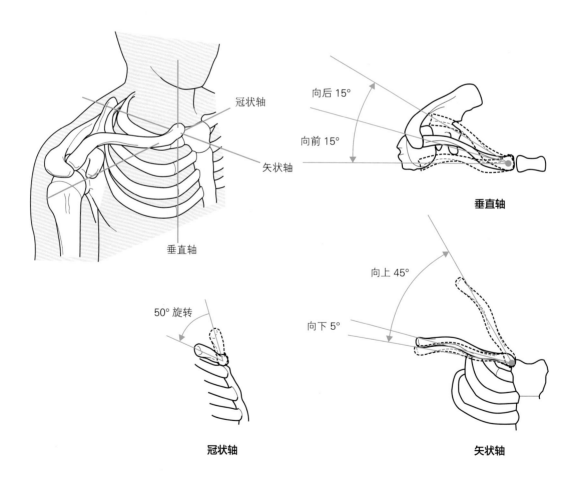

图Ⅲ-1-32 胸锁关节脱位的 X 线片分类（Allman 分类）

　　正常情况下连接左右锁骨长轴的线是一条直线。胸锁关节前向脱位时，锁骨长轴向上偏移，后向脱位时，锁骨长轴向下偏移

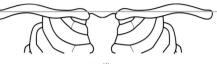

正常

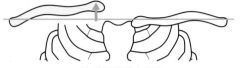

胸锁关节前向脱位

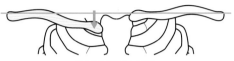

胸锁关节后向脱位

图Ⅲ-1-33 胸锁前韧带的触诊①

　　受检者采取侧卧位。检查者的一只手握住锁骨肩峰端，另一只手的手指放在锁骨的胸骨端前面，于胸锁关节处

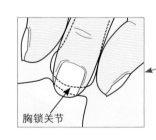

胸锁关节

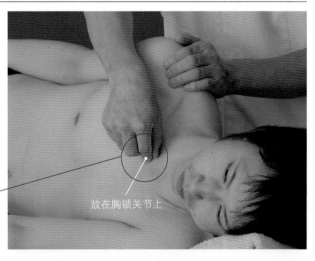

放在胸锁关节上

图Ⅲ-1-34 胸锁前韧带的触诊②

　　检查者一边下压、一边向后侧伸展受检者的锁骨。能够感受到胸锁前韧带随着锁骨的伸展而收紧的过程

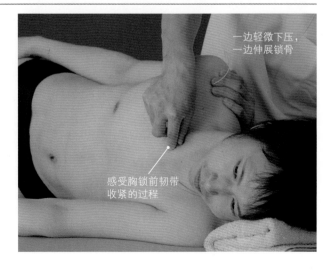

一边轻微下压，一边伸展锁骨

感受胸锁前韧带收紧的过程

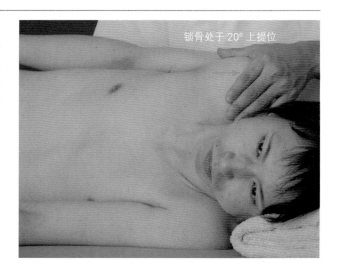

图Ⅲ-1-35 肋锁韧带的触诊①

　　受检者采取侧卧位。检查者一只手握住锁骨肩峰端，并使锁骨处于 20°左右的上提位。这样是为了让检查者在受检者的肋锁韧带呈现某种程度的紧张状态下开始触诊

锁骨处于 20° 上提位

图Ⅲ-1-36 肋锁韧带的触诊②

　　检查者从胸骨侧沿着锁骨下缘向外移动手指，就能清晰地触摸到纤维束，这就是肋锁韧带

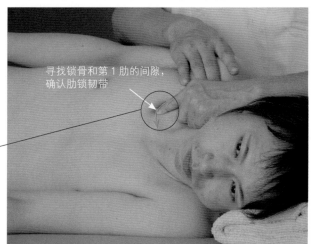

寻找锁骨和第 1 肋的间隙，确认肋锁韧带

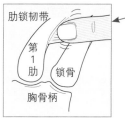

肋锁韧带

第 1 肋　锁骨

胸骨柄

图Ⅲ-1-37 肋锁韧带的触诊③

　　检查者的一只手的手指放在受检者肋锁韧带上，另一只手保持锁骨轻度上提（约20°）的同时伸展锁骨。这时就能感觉到肋锁韧带随着锁骨伸展而收紧的状态

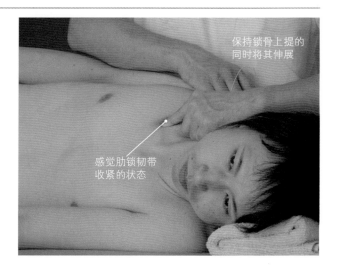

保持锁骨上提的同时将其伸展

感觉肋锁韧带收紧的状态

图Ⅲ-1-38 锁间韧带的触诊①

受检者采取侧卧位。检查者的一只手的手指从头部一侧触摸锁骨的胸骨端和颈静脉切迹的边界处。另一只手放在肩峰处，让锁骨做下降运动

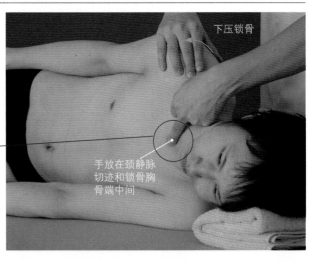

下压锁骨

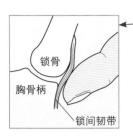

锁骨

胸骨柄

锁间韧带

手放在颈静脉切迹和锁骨胸骨端中间

图Ⅲ-1-39 锁间韧带的触诊②

检查者充分下压受检者的锁骨，同时轻微伸展其锁骨，就能感受到锁间韧带收紧的状态

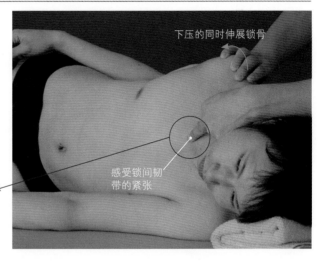

下压的同时伸展锁骨

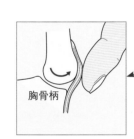

胸骨柄

感受锁间韧带的紧张

1

肩关节复合体相关韧带

肩关节复合体相关韧带

肩关节囊韧带

解剖学特征（图Ⅲ-1-40，Ⅲ-1-41）

- **肩关节囊：**[起点] 肩胛颈和盂唇及其外周

  [止点] 肱骨的解剖颈及大、小结节

- **盂肱上韧带（superior gleno-humeral ligament，SGHL）：**

  [起点] 肱二头肌长头肌腱起点的前方

  [止点] 小结节上方

- **盂肱中韧带（middle gleno-humeral ligament，MGHL）：**

  [起点] 关节盂及盂唇的前上方

  [止点] 小结节内侧

- **盂肱下韧带前束（anterior inferior gleno-humeral ligament，AIGHL）：**

  [起点] 盂唇前侧

  [止点] 解剖颈下缘

- **盂肱下韧带后束（posterior inferior gleno-humeral ligament，PIGHL）：**

  [起点] 盂唇后侧

  [止点] 解剖颈下缘

- AIGHL 和 PIGHL 的中间部位叫作腋窝凹陷，二者统称为盂肱下韧带复合体（inferior gleno-humeral ligament complex, IGHLC）。

与临床的关联

- 肩关节下垂位外旋受限的原因在于 SGHL 和喙肱韧带。
- 肩关节外展位外旋受限的原因在于 MGHL 和 AIGHL。
- 肩关节屈曲位内旋受限的原因在于 PIGHL。
- 肩关节水平屈曲受限的原因在于后侧关节囊及 PIGHL。
- 肩关节水平伸展受限的原因在于前侧关节囊及 MGHL 和 AIGHL。
- 肩关节前向脱位的根本原因为 MGHL 和 AIGHL 的断裂和前下方盂唇的破裂。
- 肩关节直立性脱位的根本原因为 IGHLC 的断裂。
- 肩关节不稳定指的是肩关节囊韧带处于过度松弛的状态。

相关疾病

- 肩周炎、肩关节脱位、肩关节不稳定、反复性肩关节脱位、肩关节挛缩等。

触诊方法

见图Ⅲ-1-42 ～ Ⅲ-1-47。

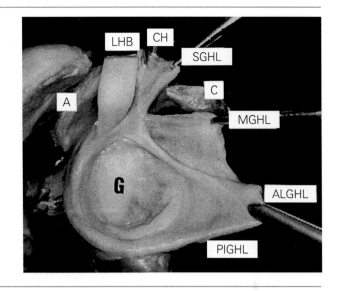

图Ⅲ-1-40 肩关节囊韧带的相关解剖

A：肩峰

LHB：肱二头肌长头肌腱

CH：喙肱韧带

SGHL：盂肱上韧带

C：喙突

MGHL：盂肱中韧带

ALGHL：盂肱下韧带前束

PIGHL：盂肱下韧带后束

图Ⅲ-1-41 肩关节囊韧带的稳定性功能

肩关节囊韧带与肱骨长轴成 45° 并附着于其上。因此，肩关节下垂位时肩关节囊韧带上方收紧，肩关节 45° 以上的外展位时其下方收紧。不同姿势带来的组织紧张程度的变化能够始终保持肱骨头的稳定。肩关节外旋时肩关节囊韧带前侧收紧，内旋时后侧收紧，肩关节囊韧带同样与肱骨头的内外旋稳定性有关

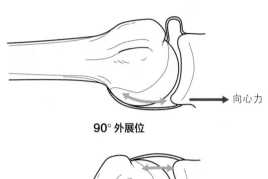

90° 外展位

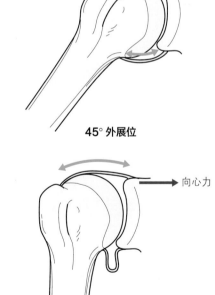

45° 外展位

下垂位

1

肩关节复合体相关韧带

图Ⅲ-1-42 肩关节囊韧带后下方
（PIGHL）的触诊①

　　触诊肩关节囊韧带时，由于无法直接触摸到组织，因此要通过变换韧带紧张体位，感觉其抵抗力的差异。受检者采取仰卧位且肩关节做水平屈曲运动。检查者的一只手将受检者的肩胛骨牢牢固定住，另一只手让受检者肩关节呈外旋位并进行被动水平屈曲运动，确认其可动范围和抵抗力。此时可以采取固定住肩胛冈和锁骨的方式来固定肩胛骨

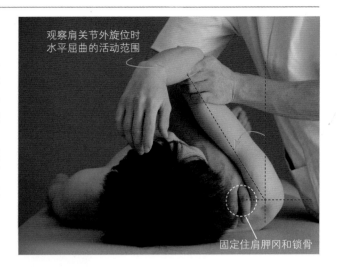

观察肩关节外旋位时
水平屈曲的活动范围

固定住肩胛冈和锁骨

图Ⅲ-1-43 肩关节囊韧带后下方
（PIGHL）的触诊②

　　接着让肩关节呈内旋位，同样进行被动水平屈曲运动，就能感觉到活动范围明显缩小，且伴有很强的抵抗力。在拉伸肩关节囊韧带后下方时运用此方法也是很有效的。但是，此时感觉到的增大的抵抗力并不是全部来自 PIGHL 的紧张，还包括冈下肌下方和小圆肌的紧张

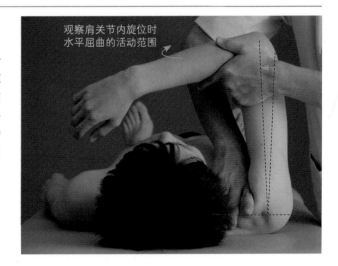

观察肩关节内旋位时
水平屈曲的活动范围

图Ⅲ-1-44 肩关节囊韧带前下方（MGHL
和 AIGHL）的触诊①

　　在肩关节囊韧带前下方的触诊中采取肩关节水平伸展运动。检查者的一只手牢牢固定住受检者的肩胛骨，另一只手让肩关节呈内旋位，并进行被动水平伸展，确认其活动范围与抵抗力

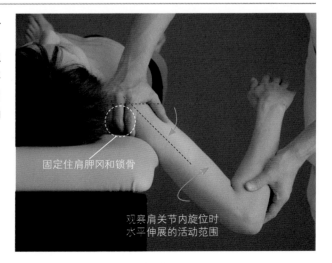

固定住肩胛冈和锁骨

观察肩关节内旋位时
水平伸展的活动范围

图Ⅲ-1-45 肩关节囊韧带前下方（MGHL 和 AIGHL）的触诊②

接下来让肩关节呈外旋位，并进行被动水平伸展运动，确认其活动范围和抵抗力，此时能够感觉到与内旋位相比，肩关节外旋下伸展的活动范围明显缩小，抵抗力明显增大。但是此时感觉到的增大的抵抗力并不是全部来自 MGHL 和 AIGHL 的紧张，还包括肩胛下肌的紧张

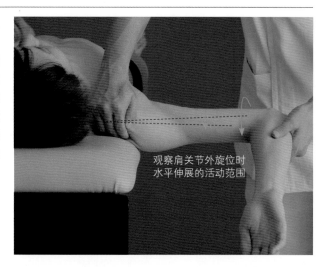

观察肩关节外旋位时水平伸展的活动范围

图Ⅲ-1-46 肩关节囊韧带后上方的触诊①

在这一触诊中，受检者的肩关节内收，手臂绕过胸前。检查者的一只手牢牢固定住受检者的肩胛骨，另一只手让肩关节呈中间位，并进行被动内收运动，确认其活动范围和抵抗力

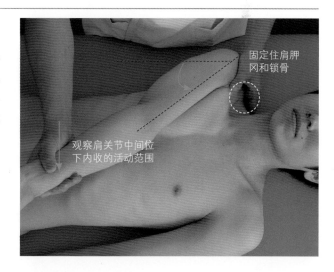

固定住肩胛冈和锁骨

观察肩关节中间位下内收的活动范围

图Ⅲ-1-47 肩关节囊韧带后上方的触诊②

接着让肩关节呈内旋位，并进行被动内收运动，确认其活动范围和抵抗力，此时能够感觉到与外旋位相比，肩关节活动范围明显缩小，抵抗力明显增大。但是，此时的抵抗力的增大并不全部来自肩关节囊后上方韧带的紧张，还包括冈上肌后侧、冈下肌上方的紧张

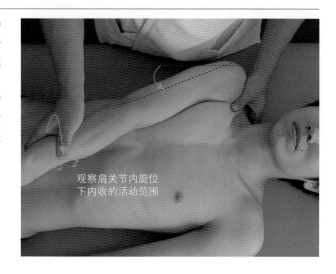

观察肩关节内旋位下内收的活动范围

2 肘关节复合体相关韧带

尺侧副韧带

解剖学特征（图Ⅲ-2-1，Ⅲ-2-2）

- 尺侧副韧带分为前束、后束和横束。
- **前束：**［**起点**］肱骨内上髁腹侧

  ［**止点**］尺骨冠突的内侧面
- **后束：**［**起点**］肱骨内上髁背侧

  ［**止点**］尺骨鹰嘴的内侧面
- 肘关节屈伸运动时，前束的长度几乎没有变化。这也意味着前束无论在哪个角度都时刻保持着一定的紧张，因此其是限制肘外翻的主要稳定组织。
- 肘关节屈伸运动时，后束的长度大约会被拉长 2 倍。肘关节屈曲时后束最为紧张，因此其成为肘关节屈曲位下限制肘关节外翻的组织。
- 横束的起止点均在尺骨上，其功能尚不明确。

与临床的关联

- 在具有尺侧不稳定性的投掷肘的病例中，其问题在于前束的松弛。
- 鉴别青春期的投掷肘源于尺侧副韧带或肱骨内上髁骨折在临床上非常重要。鉴别方法有直接向内上髁施加压力以诱发疼痛，或者利用超声波检测。
- 前束由于在肘关节屈伸时长度变化较小，因此与肘关节伸展挛缩的关系不大。
- 当怀疑尺侧副韧带发生损伤时，除了要进行自然位下 X 线拍摄，还要进行外翻压力下的 X 线拍摄，通过对二者的比较来诊断韧带是否损伤。
- 后束由于在肘关节屈伸时长度变化大，因此与肘关节伸展挛缩有很大关系。
- 在肘关节周围受外伤后的伸展挛缩病例中，多数病因是包括后束在内的后内侧的粘连或瘢痕化。许多报告显示，通过切除该组织能够使肘关节获得良好的活动度。

相关疾病

- 尺侧副韧带损伤、肱骨内上髁断裂骨折、投掷肘、外伤后肘关节伸展挛缩等。

触诊方法

见图Ⅲ-2-3 ～ Ⅲ-2-9。

图Ⅲ-2-1 尺侧副韧带的相关解剖

尺侧副韧带分为前束、后束和横束。与限制肘关节外翻关系最密切的是前束，后束与肘关节伸展挛缩的关系最密切

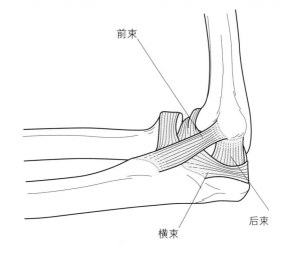

图Ⅲ-2-2 尺侧副韧带的长度

前束（L_1）的长度与屈曲角度无关，起止点总是保持一定的距离。而后束（L_5）的长度随着屈曲运动的变化很大。如果屈曲时尺侧副韧带后束得不到充分的延长，则说明肘关节已发生明显的挛缩

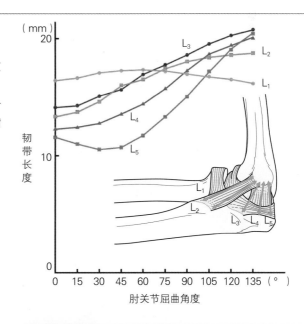

图Ⅲ-2-3 尺侧副韧带前束的触诊①

尺侧副韧带前束的触诊要在受检者坐位下进行。检查者轻微弯曲受检者的肘关节，一只手固定住其前臂，另一只手的拇指放在内上髁的腹侧远端

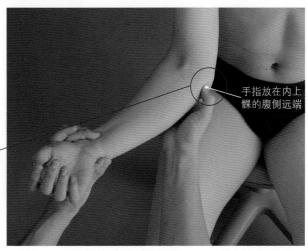

手指放在内上髁的腹侧远端

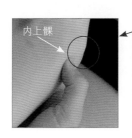

内上髁

图Ⅲ-2-4 尺侧副韧带前束的触诊②

　　检查者的手指继续放在内上髁的腹侧远端，然后向受检者的肘关节施加外翻和伸展的力量。在此操作过程中触诊收紧的前束

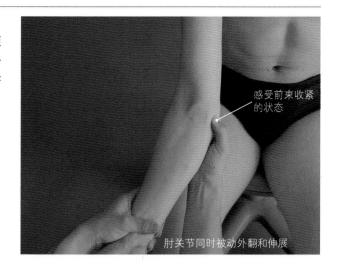

感受前束收紧的状态

肘关节同时被动外翻和伸展

图Ⅲ-2-5 尺侧副韧带前束的触诊③

　　触诊完随着肘关节外翻和伸展而收紧的尺侧副韧带前束后，屈曲受检者的肘关节。屈曲时前束的紧张状态会消失

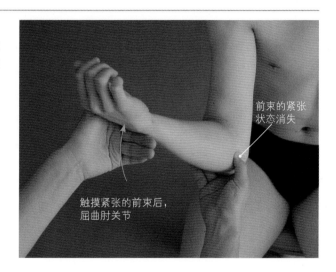

前束的紧张状态消失

触摸紧张的前束后，屈曲肘关节

图Ⅲ-2-6 尺侧副韧带前束的触诊④

　　确认随着肘关节屈曲而消失的前束的紧张状态之后，再对肘关节施加外翻的应力。这时就能触摸到因外翻而重新变紧张的尺侧副韧带前束

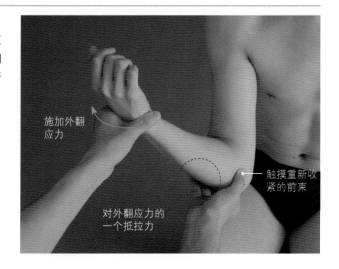

施加外翻应力

触摸重新收紧的前束

对外翻应力的一个抵拉力

图Ⅲ-2-7 尺侧副韧带后束的触诊①

　　尺侧副韧带后束要在受检者坐位下进行触诊。将受检者的肘关节屈曲90°，手指放在经过内上髁的肱骨长轴和通过鹰嘴内侧的尺骨长轴交错的位置

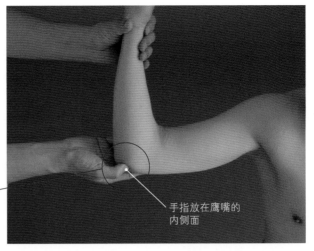

手指放在鹰嘴的内侧面

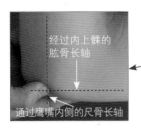

经过内上髁的肱骨长轴

通过鹰嘴内侧的尺骨长轴

图Ⅲ-2-8 尺侧副韧带后束的触诊②

　　接下来慢慢屈曲受检者的肘关节，鹰嘴会随着肘关节的屈曲而移动，在这个过程中要注意手指不能离开最初触摸的鹰嘴内侧面

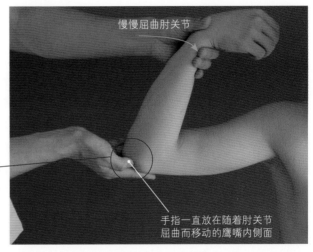

慢慢屈曲肘关节

手指一直放在随着肘关节屈曲而移动的鹰嘴内侧面

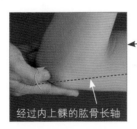

经过内上髁的肱骨长轴

图Ⅲ-2-9 尺侧副韧带后束的触诊③

　　肘关节的屈曲角度一旦超过120°，后束就会收紧，检查者要确认这一过程。如果不好确认韧带的紧张程度，就在肘关节深屈曲位的基础上使其外翻，后束的紧张感会增强，更容易触摸到

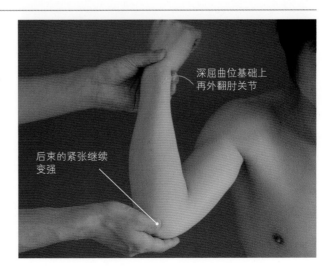

深屈曲位基础上再外翻肘关节

后束的紧张继续变强

运动导致的肘关节障碍大致可以分为内侧型、外侧型和后侧型。在投掷肘的病例中，内侧型肘关节障碍的比例较大。在外侧型和后侧型肘关节障碍中，大部分是骨性原因造成的。

内侧型	外侧型
骨软骨病 内上髁骺线损伤 骨骺核障碍 骨刺形成 游离骨片	外伤性剥脱性骨软骨炎 关节游离体 肱骨外上髁炎
软组织损伤 内上髁炎 旋前屈肌障碍 尺侧副韧带损伤 尺神经炎、尺神经滑脱 肘管综合征	**后侧型** 游离体形成 鹰嘴骺线分离、疲劳性骨折 骺线闭合延迟 骨刺形成（鹰嘴） 肘关节炎 撞击综合征

肘关节复合体相关韧带

外侧尺骨副韧带

解剖学特征（图Ⅲ-2-10）

- ［**起点**］肱骨外上髁

  ［**止点**］尺骨旋后肌嵴

- Morrey 于 1985 年报道，外侧尺骨副韧带是位于肘关节外侧的韧带，是唯一与肱尺关节的稳定性有关的韧带。

- 外侧尺骨副韧带限制肘关节的内翻，同时对肱尺关节的后外侧旋转不稳定进行制动。

与临床的关联（图Ⅲ-2-11）

- 该韧带与 1991 年由 O'Driscoll 等人提出的肘关节后外侧旋转不稳定（posterolateral rotatory instability, PLRI）的关系很密切。

- 在肱尺关节外侧的韧带中，外侧尺骨副韧带位于最后方，其紧张度随着肘关节屈曲而变大，因此其是限制肘关节屈曲的主要原因之一。

相关疾病

- 肘关节后外侧旋转不稳定、桡侧副韧带损伤（见 144 页）、肘关节挛缩等。

触诊方法

见图Ⅲ-2-12，Ⅲ-2-13。

[图Ⅲ-2-10] **外侧尺骨副韧带的解剖**

外侧尺骨副韧带是起于肱骨外上髁、止于尺骨旋后肌嵴的韧带。它是外侧韧带中与肱尺关节的稳定性息息相关的特殊韧带

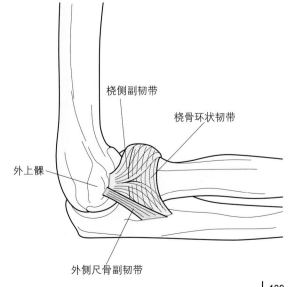

桡侧副韧带

桡骨环状韧带

外上髁

外侧尺骨副韧带

图Ⅲ-2-11 后外侧旋转不稳定（PLRI）

后外侧旋转不稳定是指桡骨、尺骨一起进行前臂旋后时出现的不稳定症状，由 O'Driscoll 等人于 1991 年首先提出，其原因在于外侧尺骨副韧带的断裂或松弛

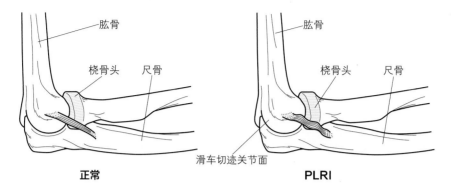

正常　　　　　　　　　　　　PLRI

图Ⅲ-2-12 外侧尺骨副韧带的触诊①

外侧尺骨副韧带的触诊在受检者坐位下进行。受检者屈曲肘关节，并将前臂旋后。检查者将手指放在肱骨外上髁和桡骨头后缘的连接线上，并且要在桡骨头的稍微远端一点的位置

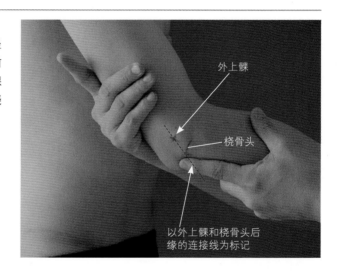

图Ⅲ-2-13 外侧尺骨副韧带的触诊②

接下来，将受检者的前臂被动旋后（a），使肘关节内翻（b），感受外侧尺骨副韧带紧张度变大的过程

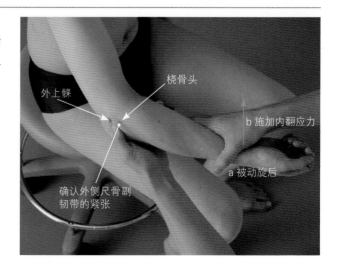

桡侧副韧带

解剖学特征（图Ⅲ-2-14）

- ［**起点**］肱骨外上髁

  ［**止点**］桡骨环状韧带

- 加强肘关节外侧的韧带，限制肘关节内翻。

- 桡侧副韧带的前束由于肘关节的伸展而紧张，后束由于肘关节的屈曲而紧张。

与临床的关联（图Ⅲ-2-15）

- 桡侧副韧带断裂会引起内翻不稳定性，内翻应力试验（见 144 页）应该在肘关节的轻度屈曲位下进行。肘关节伸展位时在骨性结构上肱尺关节会很稳定，所以有时得不到准确的结果。

- 在肱骨外上髁炎的病例中，有时也能出现桡侧副韧带本身有强烈痛感的情况。

- 在前臂旋前受限的病例中，很多情况是由桡侧副韧带挛缩导致。这是因为桡侧副韧带限制了前臂旋前引起的桡骨头的外侧倾斜。

相关疾病

- 桡侧副韧带损伤（见 144 页）、肱骨外上髁撕脱性骨折、肱骨外上髁炎（网球肘）、肘关节挛缩、前臂旋前受限等。

触诊方法

见图Ⅲ-2-16 ～ Ⅲ-2-20。

图Ⅲ-2-14 **桡侧副韧带的解剖**

　　桡侧副韧带是起于肱骨外上髁、止于桡骨环状韧带的韧带。桡侧副韧带的缩短会间接导致桡骨环状韧带的紧张，影响桡尺近侧关节的运动

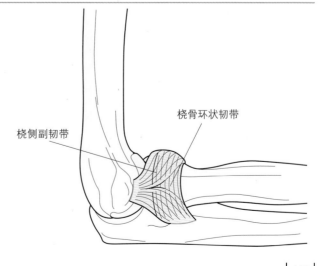

桡骨环状韧带

桡侧副韧带

图Ⅲ-2-15 桡侧副韧带的长度

中束（L_2'）长度与屈曲角度无关，总是保持一定的距离。而后束（L_3'）的长度随着屈曲角度的增大而不断变大，但是比随着屈曲角度而变化的尺侧副韧带后束的变化小，只有 5 mm 左右

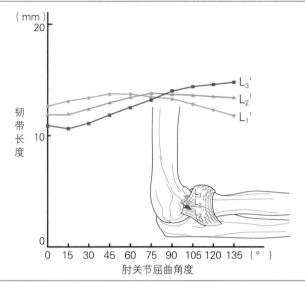

图Ⅲ-2-16 桡侧副韧带的触诊①

桡侧副韧带的触诊在受检者坐位下进行。检查者一只手抓住受检者的前臂，使受检者肘关节呈90°屈曲、旋转中立位，另一只手的拇指放在其外上髁处

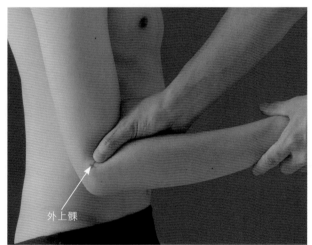

外上髁

图Ⅲ-2-17 桡侧副韧带的触诊②

将放在外上髁的手指向腹侧移动，触摸肱桡关节的间隙，从而触摸到较为坚硬的桡侧副韧带的前缘

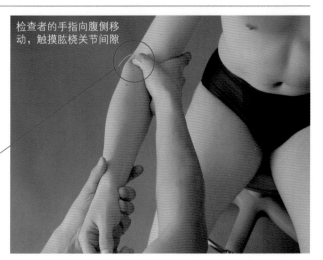

检查者的手指向腹侧移动，触摸肱桡关节间隙

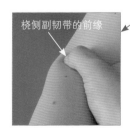

桡侧副韧带的前缘

图Ⅲ-2-18 桡侧副韧带的触诊③

　　检查者一边触摸桡侧副韧带的前缘，一边伸展并内翻受检者的肘关节，就能够感受到桡侧副韧带的前缘收紧的过程

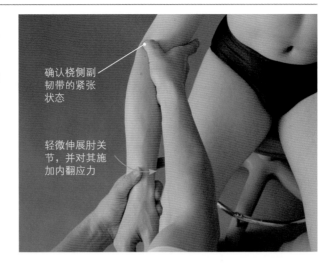

确认桡侧副韧带的紧张状态

轻微伸展肘关节，并对其施加内翻应力

图Ⅲ-2-19 桡侧副韧带的触诊④

　　接着触诊桡侧副韧带的后缘。将放在外上髁的手指向背侧移动，并触摸肱桡关节的间隙，从而触诊到桡侧副韧带的后缘

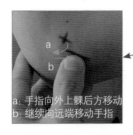

a: 手指向外上髁后方移动
b: 继续向远端移动手指

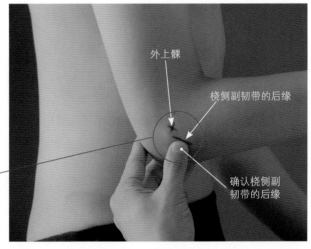

外上髁

桡侧副韧带的后缘

确认桡侧副韧带的后缘

图Ⅲ-2-20 桡侧副韧带的触诊⑤

　　检查者一边触摸桡侧副韧带，一边屈曲并内翻受检者的肘关节，就能够感受到桡侧副韧带后缘收紧的过程

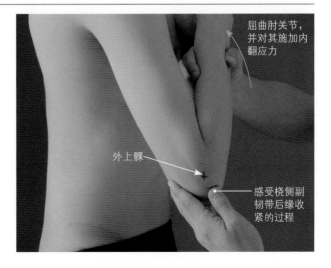

屈曲肘关节，并对其施加内翻应力

外上髁

感受桡侧副韧带后缘收紧的过程

桡侧副韧带损伤

　　肘关节受到剧烈的内翻应力时，限制内翻的组织——桡侧副韧带就会断裂。这一力量集中在桡侧副韧带起点部位（肱骨外上髁），该部位发生的骨折就是肱骨外上髁撕脱性骨折。确认有无韧带断裂的徒手检查方法为内翻应力试验。

内翻应力试验

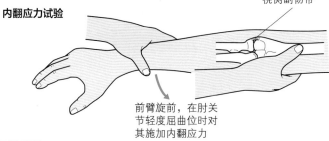

桡侧副韧带

前臂旋前，在肘关节轻度屈曲位时对其施加内翻应力

尺侧副韧带损伤

　　肘关节受到剧烈的外翻应力时，限制外翻的组织——尺侧副韧带就会断裂。这一力量集中在尺侧副韧带起点部位（肱骨内上髁），该部位发生的骨折就是肱骨内上髁撕脱性骨折。确认有无韧带断裂的徒手检查方法有外翻应力试验。

外翻应力试验

前臂旋后，在肘关节轻度屈曲位时对其施加外翻应力

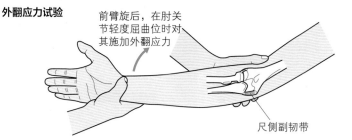

尺侧副韧带

桡骨环状韧带

解剖学特征（图Ⅲ-2-21，Ⅲ-2-22）

● [**起点**] 尺骨的桡切迹前缘
　[**止点**] 尺骨的桡切迹后缘
● 桡骨环状韧带上有桡侧副韧带附着。
● 桡骨环状韧带围绕着桡骨头的环状关节面，有助于维持桡尺近侧关节的稳定。
● 前臂旋前时桡骨头向外侧移动，此时桡骨环状韧带收紧，桡尺近侧关节趋于稳定。
● 桡骨环状韧带周围从后侧开始分布着肘肌、尺侧腕伸肌、指伸肌、桡侧腕长伸肌、桡侧腕短伸肌、肱肌。
● 在桡骨环状韧带上桡侧腕长伸肌、桡侧腕短伸肌所附着的区域内有旋后肌的肌纤维走行。
● 前臂做旋前运动时，在指伸肌所在的区域和桡侧腕长伸肌、桡侧腕短伸肌所在的区域内，桡骨环状韧带的长度随着前臂旋前运动也在变化着。

与临床的关联（图Ⅲ-2-23，Ⅲ-2-24）

● 拖拽儿童的胳膊时容易发生的肘关节牵拉综合征是由桡骨环状韧带被夹导致的。
● 桡骨环状韧带或桡侧副韧带的缩短会限制前臂的旋前运动。
● 在保守治疗难以治愈的肱骨外上髁炎的病例中，一部分报告表明切除部分桡骨环状韧带（Bosworth 法）可以使疼痛得到一定缓解。

相关疾病

● 桡尺近侧关节脱位、肘关节牵拉综合征、前臂旋前受限、肱骨外上髁炎（网球肘）、孟氏骨折等。

触诊方法

见图Ⅲ-2-25 ~ Ⅲ-2-28。

图Ⅲ-2-21 纤维 – 骨环的解剖

　　纤维 – 骨环是指尺骨的桡切迹和桡骨环状韧带组成的环状结构，它围绕着桡骨头的环状关节面。这种结构维持着桡尺近侧关节的稳定。方形韧带也起着维护关节稳定的辅助作用

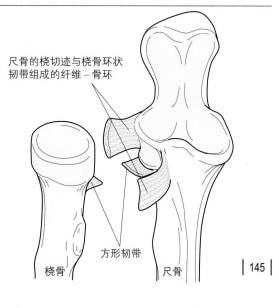

尺骨的桡切迹与桡骨环状韧带组成的纤维 – 骨环

方形韧带

桡骨　　　　　尺骨

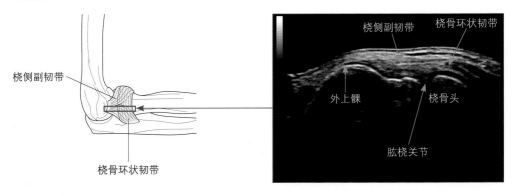

图Ⅲ-2-22 桡骨环状韧带上附着的桡侧副韧带的超声图像

在下图中能够观察到起于肱骨外上髁的桡侧副韧带附着在桡骨环状韧带上。这两种组织之间没有明显区别，可以认为这两个韧带是作为一个整体发挥作用的。正是因为这一特征，它们被合称为桡侧副韧带复合体

图Ⅲ-2-23 前臂旋转带来的桡骨头运动

桡骨头随着前臂旋前，在纤维-骨环中一边向外侧倾斜、一边向外侧移动大约2 mm。也就是说，桡骨环状韧带需要具备允许前臂旋转带来的桡骨头运动的柔韧性

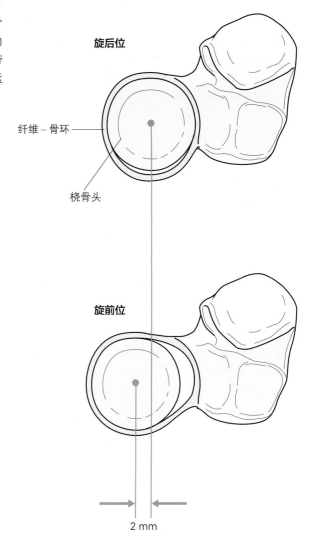

桡骨环状韧带周围从后侧开始分布着肘肌、尺侧腕伸肌、指伸肌、桡侧腕长伸肌、桡侧腕短伸肌、肱肌。前臂旋前带来的桡骨环状韧带伸展主要发生在指伸肌和桡侧腕长伸肌、桡侧腕短伸肌的区域内。此外，旋后肌进入桡侧腕长伸肌、桡侧腕短伸肌区域

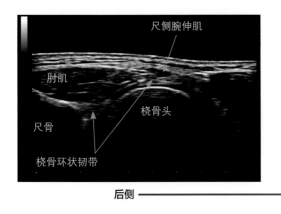
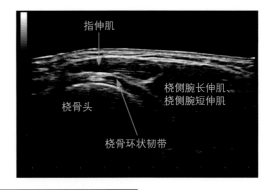

后侧

前侧

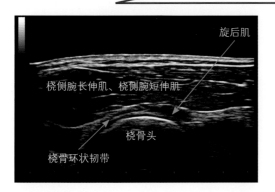
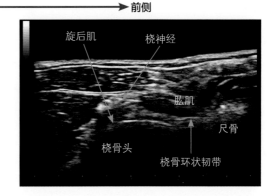

图Ⅲ-2-25 桡骨环状韧带的触诊①

桡骨环状韧带的触诊要求受检者将肘关节屈曲90°，前臂处于旋后位。检查者用手指确认桡骨头后，沿着桡骨头的圆形边缘向背侧移动，将手指放在桡尺关节处

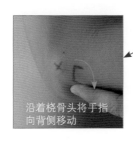

沿着桡骨头将手指向背侧移动

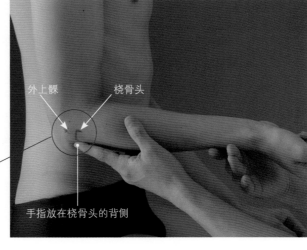

外上髁　桡骨头

手指放在桡骨头的背侧

2

肘关节复合体相关韧带

图Ⅲ-2-26 桡骨环状韧带的触诊②

　　然后强制受检者的前臂做旋前运动，就能在手指下面感觉到桡骨头的旋转过程，以及随着桡骨头的运动桡骨环状韧带收紧的过程

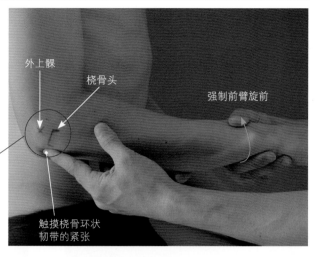

外上髁

桡骨头

强制前臂旋前

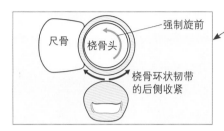

尺骨

桡骨头

强制旋前

桡骨环状韧带的后侧收紧

触摸桡骨环状韧带的紧张

图Ⅲ-2-27 桡骨环状韧带的触诊③

　　接下来介绍直接使桡骨环状韧带活动、并触摸其收紧过程的方法。受检者采取仰卧位，肘关节45°屈曲。检查者的一只手握住受检者的手，另一只手的拇指放在其前臂近端1/3处的桡骨和尺骨中间，中指放在桡骨头上

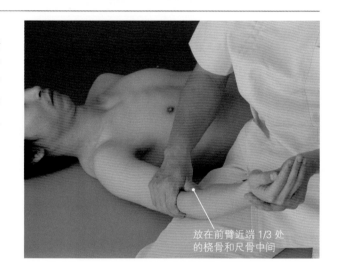

放在前臂近端1/3处的桡骨和尺骨中间

图Ⅲ-2-28 桡骨环状韧带的触诊④

　　检查者一边用一只手屈曲受检者的肘关节，一边用另一只手对其施加屈曲、旋前和内翻的应力，使受检者桡骨压住放在桡骨和尺骨之间的检查者的拇指，这样受检者的桡骨头可向外突出。然后触摸此时产生的桡骨环状韧带的紧张

拇指背侧接触到桡骨的部分成为支点，导致桡骨头向上移动

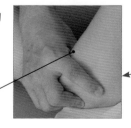

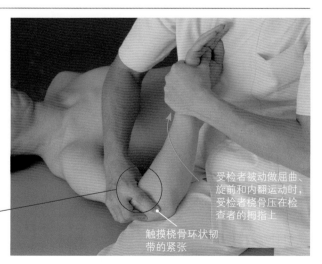

受检者被动做屈曲旋前和内翻运动时，受检者桡骨压在检查者的拇指上

触摸桡骨环状韧带的紧张

　　肱骨外上髁炎的别名为网球肘（tennis elbow），但是其不一定全部发生在网球运动员身上。在关于肱骨外上髁炎的病例中，Cyriax 于 1936 年所做的报告总结了 25 个引起肱骨外上髁炎的病理情况。近年来有人对其进行了整理，大致分成了 6 类：①外上髁起点的断裂、纤维化和变形；②环状韧带的病变；③滑膜炎；④神经炎；⑤关节症；⑥颈神经病变。此处直接引用 Cyriax 的英文报告。

1. Traumatic periostitis
2. Arthritis,synovitis,sprain,adhesion,or torn capsule of the radio-humeral joint
3. Arthritis,synovitis,sprain,adhesion,or torn capsule of radio-ulnar joint
4. Displaced,frayed,torn,inflamede,orbicularligament
5. Sprained,torn,radial collateral ligament
6. Inflamed or calcified radio-humeral bursa
7. Inflamed or calcified subcutaneous epicondylar bursa
8. Nippled synovial fringe in radio-humeral or radio-ulnar joint
9. Tear or fibrosis of extensor origin
10. Tear or fibrosis of supinator brevis
11. Torn pronator radii teres
12. Torn extensor carpi radialis longus
13. Torn extensor carpi radialis brevis
14. Tear or fibrosis of brachioradialis
15. Tear,sprain,fibrosis of extensor digitrum communis
16. Myositis or tear of extensor digitrum communis
17. Torn anconeus
18. Radial incongruence
19. Twist of whole radius
20. Rheumatism,gout,infuenzal sequelae,focal sepsis,arthritic diasthesis
21. Neuritis of radial posterior interssseous,or cutaneus antebrachii lateralis
22. Saturnism
23. Osteomalacia
24. Deposits about olecranon
25. Osteochondritis

2

肘关节复合体相关韧带

掌指关节相关韧带

掌指关节侧副韧带

解剖学特征（图Ⅲ-3-1，Ⅲ-3-2）

● 掌指关节侧副韧带是位于掌骨头侧方的后结节与近节指骨底之间的强韧韧带，分布于掌指关节的两侧。

● 以示指桡侧的侧副韧带为例，它随着掌指关节（MP 关节）的内收而紧张，随 MP 关节的外展而松弛。

● MP 关节侧副韧带位于屈伸轴的背侧，在屈伸位时与椭圆形的掌骨头的长轴的走行方向一致，因此在屈曲位时其紧张度变大。也就是说 MP 关节在伸展位时存在侧方活动性，而在屈曲位时由于 MP 关节侧副韧带的紧张使侧方活动性消失。

与临床的关联

● 科雷斯骨折后用石膏固定时，如果跨过 MP 关节在伸展位固定，由于 MP 关节侧副韧带的挛缩，会出现明显的 MP 关节屈曲受限的现象。

● MP 关节伸展位强制做内翻或外翻时会发生侧副韧带损伤或起点部位（掌骨头侧）的撕脱性骨折。

● 手外科领域著名的固定肢位是指包括 MP 关节在内的各个指关节的侧副韧带都呈现某种程度紧张的姿势，这种肢位能够最大限度地降低拆除固定后发生挛缩的概率。

● MP 关节伸展位下的长期固定会导致侧副韧带挛缩，出现明显的屈曲受限，要特别注意。

相关疾病

● MP 关节侧副韧带损伤、掌骨头撕脱性骨折、MP 关节伸展挛缩等。

触诊方法

见图Ⅲ-3-3 ～ Ⅲ-3-6。

图Ⅲ-3-1　超声图像中显示的侧副韧带（内收、外展的区别）

以左手示指桡侧的侧副韧带为例，MP 关节伸展位时能够观察到：如果外展示指，侧副韧带就会松弛，如果内收示指，侧副韧带就会紧张

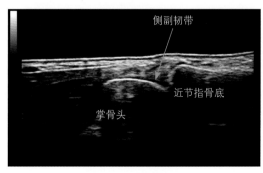

第二 MP 关节外展位

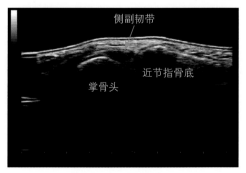

第二 MP 关节内收位

MP 关节的韧带有侧副韧带和副韧带两种。侧副韧带位于关节屈伸轴的上方，侧副韧带在 MP 关节伸展位时松弛、屈曲位时紧张。手指只能在 MP 关节的伸展位时做外展、内收运动是因为侧副韧带在屈曲位时会变紧张

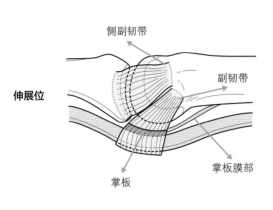

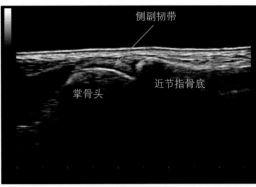

MP 关节伸展位

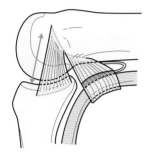

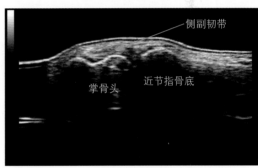

MP 关节屈曲位

图III-3-3 MP 关节侧副韧带的触诊①

以第二 MP 关节桡侧的侧副韧带触诊为例进行讲解。一边轻轻屈伸受检者的 MP 关节，一边确认关节间隙。检查者的手指放在伸肌肌腱的桡侧，触诊掌骨头和近节指骨底的骨缘

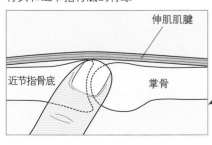

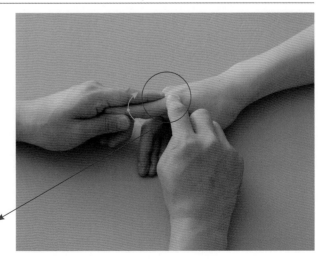

图Ⅲ-3-4 MP 关节侧副韧带的触诊②

检查者的手指沿着关节间隙向掌侧缓慢移动，就会发现原本清晰感觉到的关节间隙经过某一部位之后几乎感觉不到了。这一部位就是侧副韧带

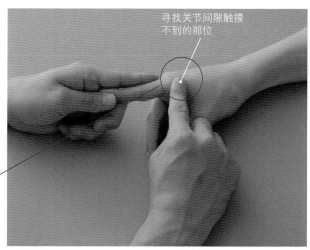

寻找关节间隙触摸不到的部位

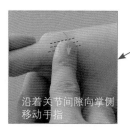

沿着关节间隙向掌侧移动手指

图Ⅲ-3-5 MP 关节侧副韧带的触诊③

检查者将手指放在侧副韧带上，内收受检者的第二 MP 关节，就能够触诊到伴随 MP 关节内收而变紧的侧副韧带。反过来也能感觉到伴随着 MP 关节外展侧副韧带逐渐松弛的过程

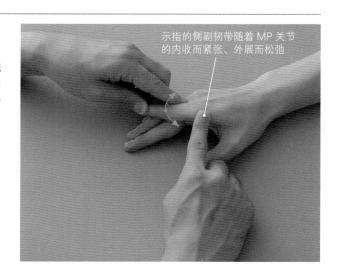

示指的侧副韧带随着 MP 关节的内收而紧张、外展而松弛

图Ⅲ-3-6 MP 关节侧副韧带的触诊④

接下来触诊随着 MP 关节的屈曲而紧张的侧副韧带。检查者将手指放在侧副韧带的背侧边缘并屈曲受检者的 MP 关节。此操作的关键点在于，检查者的手指在触摸侧副韧带时要随着近节指骨的移动而移动。这样就能够感受到侧副韧带随着 MP 关节的屈曲而强烈变紧的过程

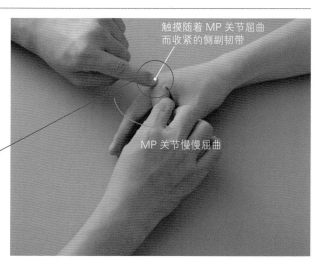

触摸随着 MP 关节屈曲而收紧的侧副韧带

MP 关节慢慢屈曲

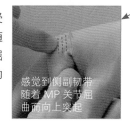

感觉到侧副韧带随着 MP 关节屈曲而向上突起

IV 上肢肌肉

1 盂肱关节相关肌肉

三角肌

解剖学特征（图Ⅳ-1-1，Ⅳ-1-2）

- **三角肌前束：**

  [**起点**] 锁骨外侧 1/3 前缘　　[**止点**] 肱骨中央外侧的三角肌粗隆
- **三角肌中束：**

  [**起点**] 肩峰外侧缘　　　　　[**止点**] 肱骨中央外侧的三角肌粗隆
- **三角肌后束：**

  [**起点**] 肩胛冈下缘　　　　　[**止点**] 肱骨中央外侧的三角肌粗隆
- [**神经支配**] 腋神经（C5、C6）
- 三角肌中束的肌纤维排列成羽状，前束和后束的纤维彼此平行。

肌肉功能特征

- **三角肌的作用：** 肩关节姿势不同，前束、中束和后束的作用也不同。明确空间中三角肌各束起点和止点的位置，然后再思考各个肌群的作用是很重要的。
- **三角肌前束**

  肩关节下垂位→屈曲和内旋

  90° 屈曲位→屈曲和内旋

  90° 外展位→水平屈曲
- **三角肌中束**

  肩关节下垂位→外展

  90° 屈曲位→前方肌束水平屈曲、后方肌束水平伸展

  90° 外展位→外展
- **三角肌后束**

  肩关节下垂位→伸展和外旋

  90° 屈曲位→水平伸展

  90° 外展位→水平伸展

与临床的关联

- 三角肌各束是一组重要的肌肉，在肩关节的各种运动中起强大的旋转力量的作用。
- 要想充分发挥三角肌的力量，肩袖肌群的支撑力是必不可少的。

- 腋神经麻痹中会出现三角肌萎缩、外展肌肉力量低下、上臂外侧知觉障碍等体征。
- 当怀疑腋神经病变时，四边孔（quadrilateral space）处存在压痛或压迫该部位时再次出现放射性疼痛是确诊的重要的体征。

相关疾病

- 四边孔综合征（quadrilateral space syndrome）、腋神经麻痹、三角肌挛缩症（见 161 页）等。

触诊方法

- 见图Ⅳ-1-3～Ⅳ-1-14。

图Ⅳ-1-1 **三角肌的构造**

三角肌分为始于锁骨的前束、始于肩峰的中束及始于肩胛冈的后束。此外，中束为羽状肌，该细微构造与其他两部分肌肉的构造不同

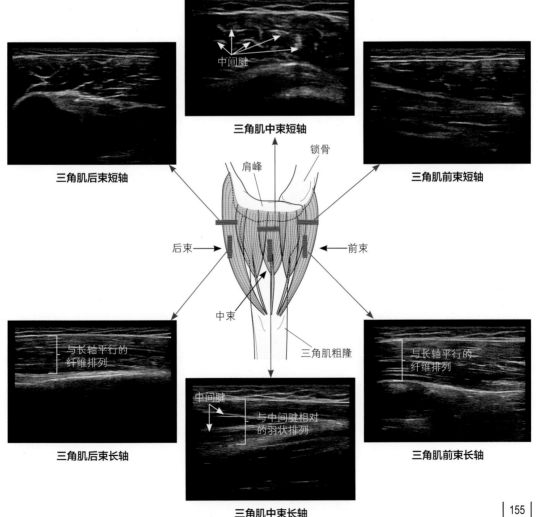

三角肌中束短轴

三角肌后束短轴

三角肌前束短轴

锁骨
肩峰
后束
前束
中束
三角肌粗隆

与长轴平行的纤维排列

与长轴平行的纤维排列

中间腱

与中间腱相对的羽状排列

三角肌后束长轴

三角肌前束长轴

三角肌中束长轴

肩关节姿势不同，三角肌各束发挥的作用也不同。肩关节处于下垂位时，前束对屈曲和内旋、中束对外展、后束对伸展和外旋起作用。而肩关节处于 90° 外展位时，前束和中束的前侧对水平屈曲、后束和中束的后侧对水平伸展起作用。所以要经常思考随着关节姿势的变化，三角肌各束起点和止点之间的关系是如何变化的、各个肌肉群分别发挥着什么样的作用

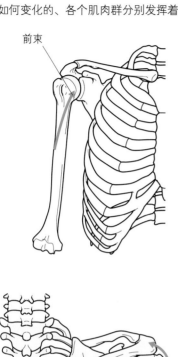

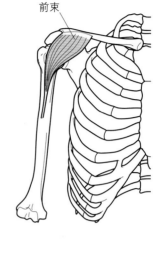

前束

前束

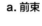

a. 前束

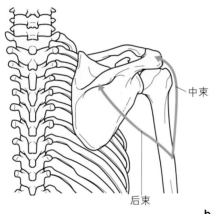

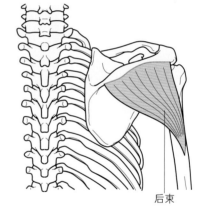

中束

后束

后束

中束的前侧具有水平屈曲作用

中束的后侧具有水平伸展作用

b. 后束

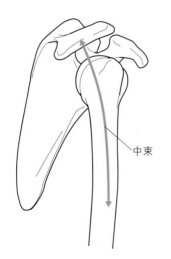

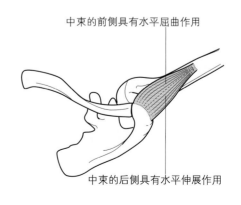

中束

c. 中束

图Ⅳ-1-3 三角肌前束的触诊①

三角肌前束的触诊要在受检者坐位下进行。检查者确认其起点——锁骨外侧 1/3 处（锁骨后侧突出部位的分界线）和肩锁关节处，然后用两个手指夹住这两个标志部位之间的区域

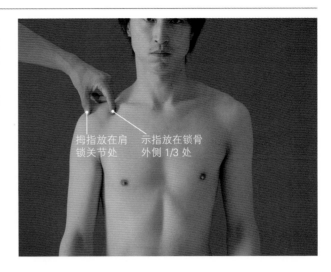

拇指放在肩锁关节处

示指放在锁骨外侧 1/3 处

图Ⅳ-1-4 三角肌前束的触诊②

让受检者的肩关节反复做屈曲运动，触摸收缩的三角肌前束。此时不需要与屈曲运动进行抗阻。感受随着屈曲角度的增加而逐渐增强的收缩力即可，同时顺着三角肌粗隆进行触摸

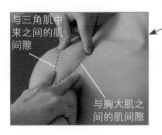

与三角肌中束之间的肌间隙

与胸大肌之间的肌间隙

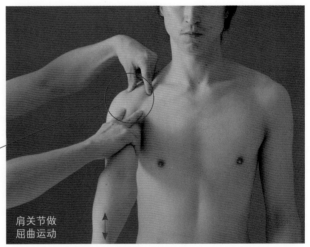

肩关节做屈曲运动

图Ⅳ-1-5 三角肌前束的触诊③

从肩关节 90° 外展位开始的触诊要在受检者仰卧位下进行。受检者肩关节 90° 外展位为起始姿势。检查者的手指夹住起点——锁骨外侧 1/3 处与肩锁关节处之间的区域

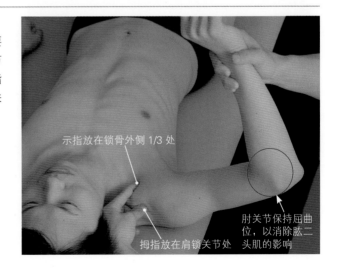

示指放在锁骨外侧 1/3 处

肘关节保持屈曲位，以消除肱二头肌的影响

拇指放在肩锁关节处

1

盂肱关节相关肌肉

图Ⅳ-1-6 三角肌前束的触诊④

受检者从起始姿势向内 45° 水平屈曲，反复小幅度的水平屈曲运动和水平伸展运动。在这个过程中，能够触摸到三角肌前束带动水平屈曲运动而产生的向心收缩，以及伴随水平伸展运动而产生的离心收缩

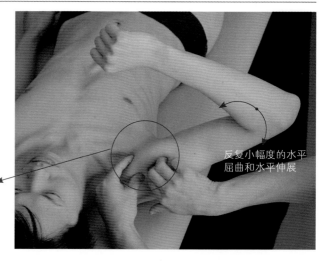

反复小幅度的水平屈曲和水平伸展

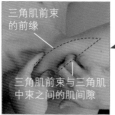

三角肌前束的前缘

三角肌前束与三角肌中束之间的肌间隙

图Ⅳ-1-7 三角肌中束的触诊①

肩关节下垂位时中束的触诊在受检者坐位下进行。检查者确认起点——肩锁关节处和肩峰角，用手指夹住这两个起点之间的区域

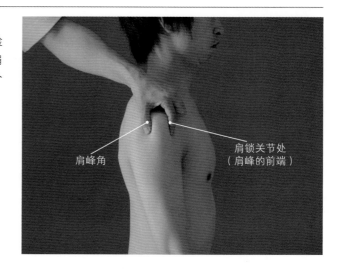

肩峰角

肩锁关节处（肩峰的前端）

图Ⅳ-1-8 三角肌中束的触诊②

让受检者肩关节反复进行肩胛骨平面上大幅度的外展运动，触诊随着肩关节外展运动而收缩的三角肌中束。一边区分，一边触摸前束和后束及其间隙很重要。感受随着外展角度增加而逐渐增强的收缩力，同时顺着三角肌粗隆触摸

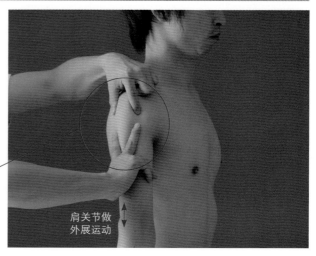

肩关节做外展运动

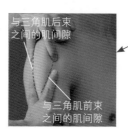

与三角肌后束之间的肌间隙

与三角肌前束之间的肌间隙

图Ⅳ-1-9 三角肌中束的触诊③

通过触诊三角肌中束确认三角肌中束前侧和后侧的功能差异。触诊在受检者坐位下进行。受检者的肩关节在肩胛骨平面上做 90° 外展。检查者的手指从前后两个方向夹住三角肌中束，确认其形状

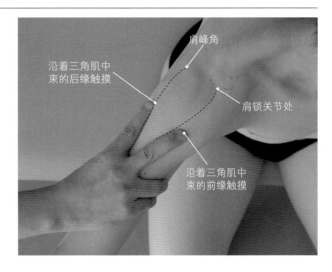

肩峰角

沿着三角肌中束的后缘触摸

肩锁关节处

沿着三角肌中束的前缘触摸

图Ⅳ-1-10 三角肌中束的触诊④

让受检者从肩关节 90° 外展位开始反复做水平屈曲和伸展运动。此时能够触摸到，随着肩关节水平屈曲运动，中束的前侧收缩强度增大，而随着肩关节水平伸展运动，中束后侧部分的收缩强度增大

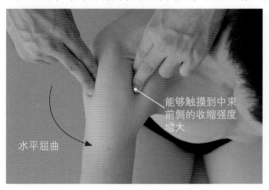

能够触摸到中束前侧的收缩强度增大

水平屈曲

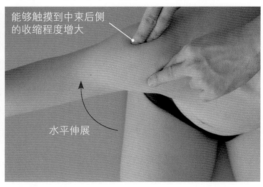

能够触摸到中束后侧的收缩程度增大

水平伸展

图Ⅳ-1-11 三角肌后束的触诊①

肩关节下垂位时，后束的触诊要在受检者坐位下进行。检查者确认起点——肩峰角及肩胛冈的内侧边缘，用手指夹住两个起点之间的区域

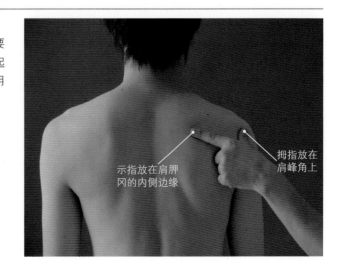

示指放在肩胛冈的内侧边缘

拇指放在肩峰角上

1

盂肱关节相关肌肉

图Ⅳ-1-12 三角肌后束的触诊②

让受检者反复进行肩关节的伸展运动，触摸伴随肩关节伸展而收缩的三角肌后束。此时不需要对伸展运动施加阻力。感受随着伸展角度增大而逐渐增强的收缩力，同时顺着三角肌粗隆触摸

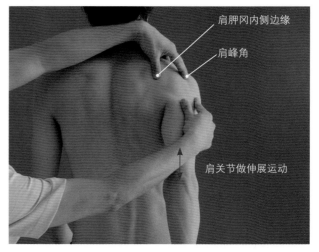

肩胛冈内侧边缘

肩峰角

肩关节做伸展运动

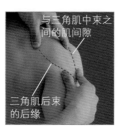

与三角肌中束之间的肌间隙

三角肌后束的后缘

图Ⅳ-1-13 三角肌后束的触诊③

从肩关节 90° 外展位开始的触诊要在受检者俯卧位下进行。让受检者的肩关节处于 90° 外展位，检查者的手指夹住起点——肩峰角与肩胛冈的内侧边缘之间的区域

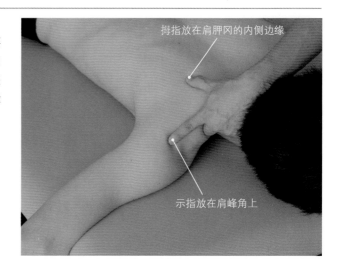

拇指放在肩胛冈的内侧边缘

示指放在肩峰角上

图Ⅳ-1-14 三角肌后束的触诊④

让受检者反复肩关节的水平伸展运动，触摸此时收缩的三角肌后束。与肩关节下垂位时做伸展运动的触诊方法相比，这种方法由于排除了背阔肌、大圆肌的收缩，因此更容易把握三角肌后束的形状

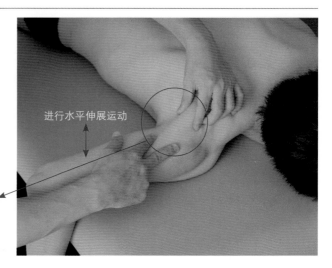

进行水平伸展运动

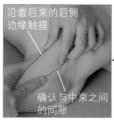

沿着后束的后侧边缘触摸

确认与中束之间的间隙

肩挛缩者肩上举时三角肌附近的疼痛

对肩挛缩者肩关节进行被动的屈曲运动时，多数受检者反映三角肌部位有痛感。疼痛的特征为在屈曲回到中立位时立即消失，增加屈曲角度后又会出现。此外，受检者感觉到疼痛的三角肌部位并没有压痛感也是一个很大的特征。一般认为出现此现象是来源于支配肩关节囊的后方至下方的神经——腋神经。也就是说，这种现象中被动屈曲引起的肩关节囊下方的伤害性刺激，可以认为是肱骨外侧腋神经固有领域的疼痛。

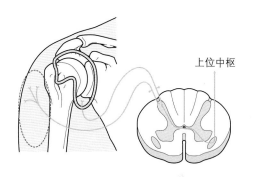

上位中枢

三角肌挛缩症（deltoid contracture）

大部分都是幼儿时期多次向三角肌部位注射引起的，尤其是中束最常受到损伤。由于肩关节外展挛缩，上肢无法贴近躯干。如图所示，上肢下垂时，被三角肌向下拉扯的肩胛骨表现为翼状肩胛骨（winging scapula）。

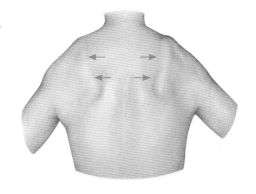

1 盂肱关节相关肌肉

胸大肌

解剖学特征（图Ⅳ-1-15，Ⅳ-1-16）

- **胸大肌锁骨部：**
  [**起点**] 锁骨内侧 1/2 前面　　　[**止点**] 肱骨大结节嵴
- **胸大肌胸肋部：**
  [**起点**] 胸骨膜、第 2～6 肋软骨　　[**止点**] 肱骨大结节嵴
- **胸大肌腹部：**
  [**起点**] 腹直肌鞘最上方的前叶　　[**止点**] 肱骨大结节嵴
- [**神经支配**] 胸外侧、胸内侧神经（C5～T1）
- 胸大肌胸肋部纤维分为胸骨部和肋骨部的情况也很多。

肌肉功能特征

- **胸大肌锁骨部**
  肩关节下垂位→屈曲、内旋
  90° 屈曲位→水平屈曲
  90° 外展位→水平屈曲
- **胸大肌胸肋部**
  肩关节下垂位→内旋
  90° 屈曲位→伸展、内收、内旋
  90° 外展位→内收、内旋
- **胸大肌腹部**
  肩关节下垂位→几乎不发挥作用
  90° 屈曲位→伸展
  90° 外展位→内收、内旋

与临床的关联

- 在自主性肩关节脱位的病例中，胸大肌的过度收缩是骨头前向脱位的重要因素。
- 在肩关节挛缩的病例中，如果胸大肌为限制因素，则胸大肌各束限制肩关节运动的方向不同，需要多加注意。
- 在肩袖训练中，强化肩胛下肌时很容易出现胸大肌的代偿收缩，需要多加注意。

相关疾病

- 自主性肩关节脱位、肩关节挛缩等。

触诊方法

- 见图Ⅳ-1-17～Ⅳ-1-24。

图IV-1-15 胸大肌的走行

a. 锁骨部

胸大肌锁骨部始于锁骨内侧 1/2 处，止于肱骨大结节嵴。如果将右侧大结节嵴看成时钟中点来表示走行方向的话，锁骨部纤维从 2 点钟方向起始，止于大结节嵴

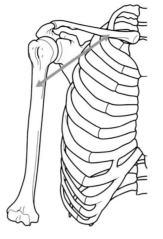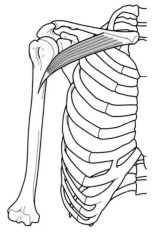

b. 胸肋部

胸大肌胸肋部始于胸骨膜、第 2～6 肋软骨，止于肱骨大结节嵴。如果将右侧大结节嵴看成时钟中点来表示走行方向的话，始于胸骨柄的纤维从 2 点半方向止于大结节嵴，始于胸骨体的纤维从 3 点钟方向止于大结节嵴，始于第 5、6 肋软骨的纤维从 4 点钟方向止于大结节嵴

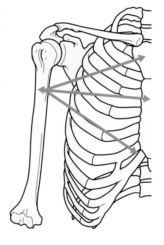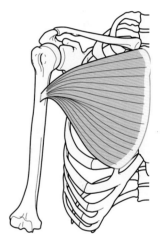

c. 腹部

胸大肌腹部始于腹直肌鞘最上方的前叶，止于肱骨大结节嵴。如果将右侧大结节嵴看成时钟中点来表示走行方向的话，腹部纤维从 5 点钟方向止于大结节嵴

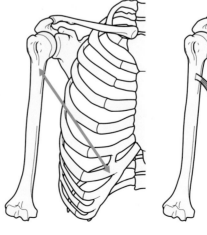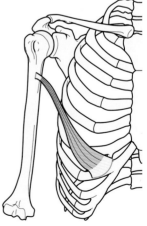

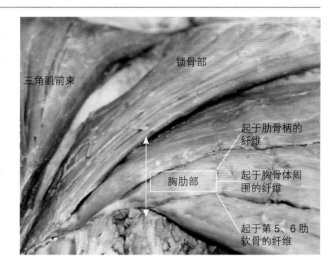

图Ⅳ-1-16 胸大肌止点的重叠构造

胸大肌分为锁骨部、胸肋部和腹部，都止于肱骨大结节嵴。各个部位纤维走行的方向都不一样，但都很有顺序地停止于大结节嵴

锁骨部

三角肌前束

起于肋骨柄的纤维

胸肋部

起于胸骨体周围的纤维

起于第5、6肋软骨的纤维

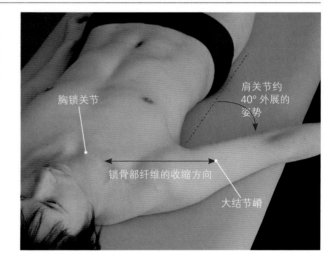

图Ⅳ-1-17 胸大肌锁骨部的触诊①

胸大肌锁骨部的触诊在受检者仰卧位下进行。受检者的肩关节外展约40°，这是锁骨部纤维的走行和肱骨方向一致时的姿势，也是触诊的起始姿势

胸锁关节

肩关节约40°外展的姿势

锁骨部纤维的收缩方向

大结节嵴

图Ⅳ-1-18 胸大肌锁骨部的触诊②

从起始姿势开始，肱骨笔直朝向起点部位反复进行屈曲、内收运动。随着肱骨屈曲、内收，能够用肉眼观察并触诊到明显的胸大肌锁骨部

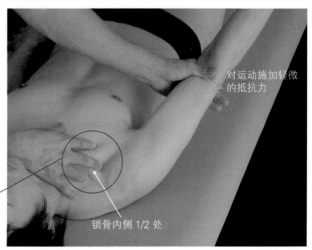

对运动施加轻微的抵抗力

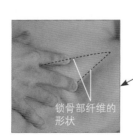

锁骨部纤维的形状

锁骨内侧1/2处

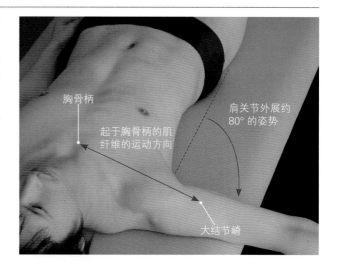

图Ⅳ-1-19 胸大肌胸肋部（以始于胸骨柄的肌纤维为例）的触诊①

胸大肌胸肋部的触诊在受检者仰卧位下进行。图中显示的是朝向胸骨柄方向的胸肋部纤维的触诊。将受检者的肩关节外展约80°，即向胸骨柄延伸的肌纤维的走行和肱骨方向一致，此姿势为触诊的起始姿势

胸骨柄

起于胸骨柄的肌纤维的运动方向

肩关节外展约80°的姿势

大结节嵴

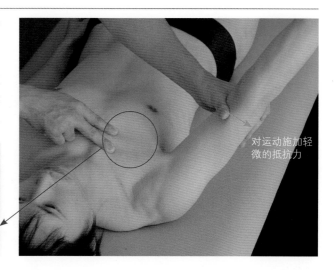

图Ⅳ-1-20 胸大肌胸肋部（以始于胸骨柄的肌纤维为例）的触诊②

从起始姿势开始，肱骨笔直朝向胸肋部起始方向反复进行水平屈曲运动。随着肱骨的屈曲运动，胸大肌胸肋部纤维收缩，触摸起于胸骨柄的胸肋部纤维能够感受到收缩明显的目标肌纤维

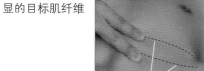

起于胸骨柄的肌纤维的形状

对运动施加轻微的抵抗力

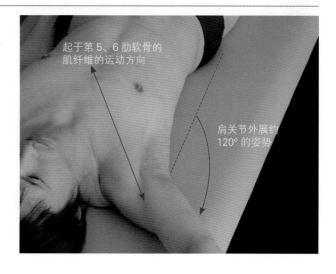

图Ⅳ-1-21 胸大肌胸肋部（以始于第5、6肋软骨的肌纤维为例）的触诊①

胸大肌胸肋部的触诊在受检者仰卧位下进行。图中显示的为起于第5、6肋软骨的胸肋部纤维的触诊。将受检者的肩关节外展约120°，即向肋软骨部延伸的肌纤维的走行和肱骨方向一致，此姿势为触诊的起始姿势

起于第5、6肋软骨的肌纤维的运动方向

肩关节外展约120°的姿势

图Ⅳ-1-22 胸大肌胸肋部（以始于第5、6肋软骨的肌纤维为例）的触诊②

从起始姿势开始，肱骨笔直朝向起点的方向，略微伸展下做反复水平屈曲运动。触诊随着肱骨水平屈曲运动而收缩的起于第5、6肋软骨的胸大肌胸肋部纤维，可以感受到收缩明显

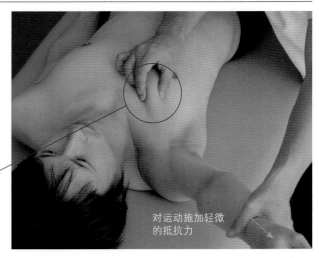

对运动施加轻微的抵抗力

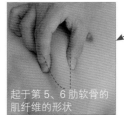

起于第5、6肋软骨的肌纤维的形状

图Ⅳ-1-23 胸大肌腹部的触诊①

胸大肌腹部的触诊在受检者仰卧位下进行。将受检者的肩关节外展约150°，即向腹直肌鞘最上方前叶延伸的肌纤维走行和肱骨方向一致，即姿势为触诊的起始姿势

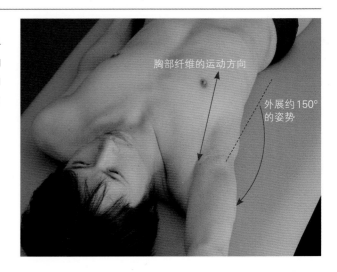

胸部纤维的运动方向

外展约150°的姿势

图Ⅳ-1-24 胸大肌腹部的触诊②

从起始姿势开始，肱骨笔直朝向起点的方向，略微内收下做反复伸展运动。触诊随着运动而收缩的胸大肌腹部纤维。这是一个非常小的肌纤维，位于肋软骨部的下方，并沿着肋软骨部走行。腹部纤维比其他肌纤维更难分辨，因此要仔细触摸

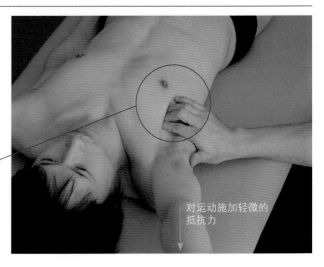

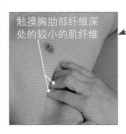

触摸胸肋部纤维深处的较小的肌纤维

对运动施加轻微的抵抗力

冈上肌

解剖学特征（图Ⅳ-1-25）

- ［**起点**］肩胛骨冈上窝
- ［**止点**］肱骨大结节上面
- ［**神经支配**］肩胛上神经（C5、C6）
- 冈上肌是组成肩袖的 4 个肌群之一，也是肩袖发挥最关键作用的肌肉。
- 冈上肌和肩胛下肌之间有一条缝隙，该缝隙被称为肩袖疏松结缔组织。
- 冈上肌的上方有肩峰下滑囊，能够使冈上肌的滑动更加顺畅。
- 冈上肌肌腱被平分为前、中、后 3 部分，根据皆川所做的关于肌腱上各部分肌纤维数量的研究可知，前后两部分附着的肌纤维数量要多得多。这意味着冈上肌的收缩给前后两部分施加了很大的力量。

肌肉功能特征（图Ⅳ-1-26 ～ Ⅳ-1-28）

- 冈上肌有使肩关节外展的作用，但由于冈上肌起止点的距离非常短，因此使肩关节外展的力并不是很强。
- 冈上肌在肩关节中立位下的外展中发挥着将肱骨头拉向关节盂的支点力的作用。这一作用十分重要。
- 肩关节上提位下的冈上肌由于起点和止点靠近，无法发挥有效的支点力作用，其功能是与其他肩袖肌群配合完成的。
- 冈上肌横跨旋转轴的前后两端，内旋时冈上肌的前侧起作用，外旋时冈上肌的后侧起作用。

与临床的关联

- 大部分肩袖断裂都包含着冈上肌断裂，要想完全恢复断裂部分的功能就需要做手术。
- 在重度肩周炎和肩峰下滑囊炎的病例中，冈上肌收缩会导致疼痛加剧，肩关节会出现与肩袖断裂同样的上提姿势，需要多加注意。
- 冈上肌与喙肩韧带或肩峰互相碰撞或挤压产生的损伤，被称为肩峰下撞击综合征，是各种运动时肩关节功能障碍的重要原因（见 171 页）。
- 冈上肌肌腱如果与包括肩峰下滑囊在内的上方组织粘连，其远端滑动就会受到限制。

相关疾病

- 肩袖损伤、肩周炎、肩峰下撞击综合征、肩关节不稳定、肩胛上神经麻痹等。

触诊方法

- 见图Ⅳ-1-29 ～ Ⅳ-1-34。

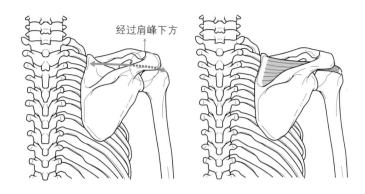

图IV-1-25 冈上肌的走行

冈上肌起于肩胛骨冈上窝，经过肩峰下方，止于肱骨大结节上方。起着外展肩关节和将肱骨头拉向关节盂的作用

经过肩峰下方

图IV-1-26 用超声波观察冈上肌肌腱

用超声波沿着冈上肌肌腱长轴观察，就能够观察到肩袖显示出的较高声波，且呈白色。它的特征是冈上肌肌腱附着的上面呈现出隆起的形态（↑）。冈上肌肌腱的上面分布有肩峰下滑囊，它能够提高第二肩关节中冈上肌肌腱的滑动功能

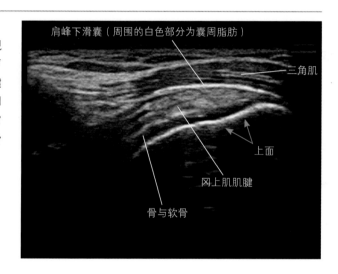

肩峰下滑囊（周围的白色部分为囊周脂肪）

三角肌

上面

冈上肌肌腱

骨与软骨

图IV-1-27 从上方观察冈上肌的走行

冈上肌经过肩峰、喙肩韧带的下方，在大结节上方走行。冈上肌和肩胛下肌之间的部分被称为肩袖疏松结缔组织，肱二头肌长头肌腱经过该部位，并对其产生支撑作用。此外，冈上肌为横跨旋转轴前后的肌肉，前侧对肩内旋、后侧对肩外旋发挥作用

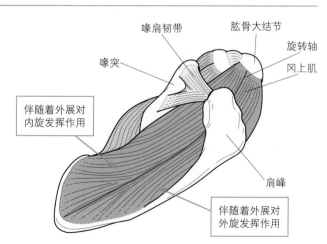

喙肩韧带

肱骨大结节

喙突

旋转轴

冈上肌

伴随着外展对内旋发挥作用

肩峰

伴随着外展对外旋发挥作用

图Ⅳ-1-28 冈上肌与三角肌的力偶作用

肩关节以下垂位进行外展运动时，要借助冈上肌产生支点力矩，再加上三角肌所产生的强力旋转力矩来完成。像这种，借助2块以上的肌肉共同完成一个动作的现象叫作力偶（force couple）作用

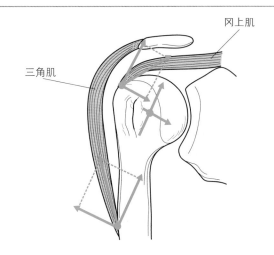

冈上肌

三角肌

图Ⅳ-1-29 冈上肌的触诊（肌腹）①

冈上肌的触诊要在受检者坐位下进行。检查者用手掌轻轻按压受检者的上背部，确认肩胛冈的位置，触摸位于肩胛冈上方的冈上肌

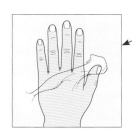

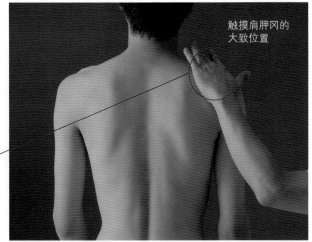

触摸肩胛冈的大致位置

图Ⅳ-1-30 冈上肌的触诊（肌腹）②

要求受检者将上肢下垂，同时反复肩关节的外旋、内旋运动。观察冈上肌后侧纤维随着肩关节外旋而强烈收缩的过程，以及前侧纤维随着肩关节内旋而强烈收缩的过程。旋转力度不同，收缩的强度也不同。触诊的要点是一边触摸冈上肌位置，一边感受冈上肌收缩

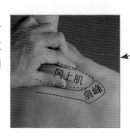

冈上肌

肩峰

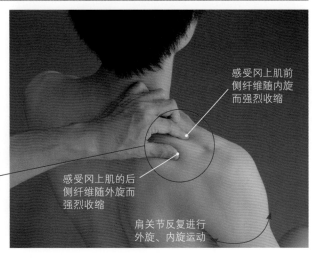

感受冈上肌前侧纤维随内旋而强烈收缩

感受冈上肌的后侧纤维随外旋而强烈收缩

肩关节反复进行外旋、内旋运动

图Ⅳ-1-31 冈上肌的触诊（肌腹）③

在触诊中通过旋转运动掌握冈上肌的整体形态后，检查者将手指分别放在肌腹的前后两侧，确认冈上肌的功能分化。受检者一边外旋上肢，一边将肩关节外展45°，此时检查者能够感觉到冈上肌后侧纤维收缩强度增大。而一边内旋上肢，一边外展肩关节，则能感受到冈上肌前侧纤维收缩强度增大的过程。图中显示的是受检者一边外旋上肢、一边外展肩关节，冈上肌后侧纤维收缩强度增大的样子

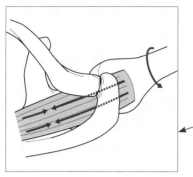

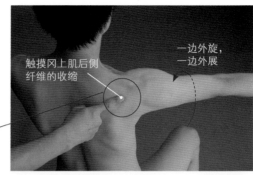

触摸冈上肌后侧纤维的收缩

一边外旋，一边外展

图Ⅳ-1-32 冈上肌的触诊（腱止点）①

受检者采取坐位。检查者确认受检者的结节间沟后，触摸大结节的上方

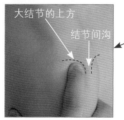

大结节的上方

结节间沟

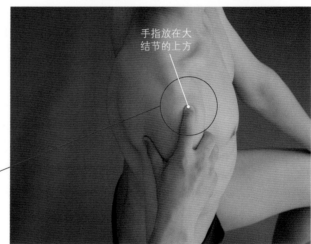

手指放在大结节的上方

图Ⅳ-1-33 冈上肌的触诊（腱止点）②

检查者将手指一直放在大结节上方，然后一边外旋受检者的上肢，一边伸展、内收其肩关节，就能够感受到止于肱骨大结节前上方（结节间沟侧）的冈上肌肌腱从肩峰向上提起（pull out）的过程

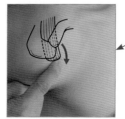

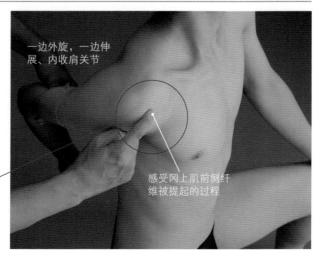

一边外旋，一边伸展、内收肩关节

感受冈上肌前侧纤维被提起的过程

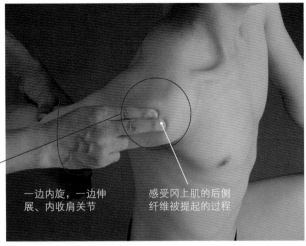

图Ⅳ-1-34　冈上肌的触诊（腱止点）③
　　检查者将手指继续放在大结节上方，让受检者一边内旋，一边伸展、内收肩关节，这样就能感受到止于肱骨大结节后上方（冈下肌一侧）的冈上肌肌腱从肩峰向上提起的过程

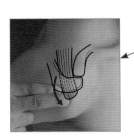

一边内旋，一边伸展、内收肩关节

感受冈上肌的后侧纤维被提起的过程

能力提升

肩峰下撞击综合征

　　冈上肌在肩峰、喙肩韧带的下方走行，因此容易在肩关节外展时被撞击或挤压，这种现象引起的肩部损伤被称为肩峰下撞击综合征。棒球、游泳、排球等运动容易引发该损伤。

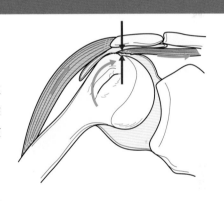

确认肩峰下撞击综合征的代表性检查

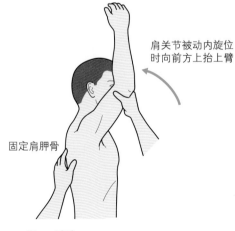

肩关节被动内旋位时向前方上抬上臂

固定肩胛骨

Neer 试验
　　固定受检者的肩胛骨，一边防止肩胛骨的上回旋，一边在肩关节的被动内旋位上向前上方抬起上臂。此时如果发出声响或产生疼痛，试验结束即为阳性。

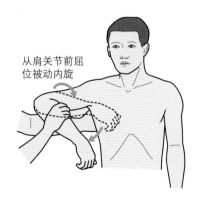

从肩关节前屈位被动内旋

霍金斯试验（Hawkins-Kennedy sign）
　　固定受检者的肩胛骨，一边抑制肩胛骨的上回旋，一边在肩关节 90° 前屈位上被动内旋肩关节。此时如果发出声响或产生疼痛，试验结果即为阳性。

1

盂肱关节相关肌肉

冈下肌

解剖学特征（图Ⅳ-1-35 ~ Ⅳ-1-37）

- ［**起点**］肩胛骨冈下窝　　　　［**止点**］肱骨大结节的中间
- ［**神经支配**］肩胛上神经（C5、C6）
- 冈下肌是组成肩袖的 4 个肌群之一。
- 冈下肌的上方纤维在止点处与冈上肌互相交错走行，在肩关节上方互相支撑。
- 望月等人在研究中指出，一直以来人们认为冈上肌止于肱骨大结节，但这里也是一部分冈下肌肌腱的止点。

肌肉功能特征（图Ⅳ-1-38）

- 由于冈下肌横跨肩关节运动轴的上下两端，因此在功能上要分为上方纤维和下方纤维。
- 冈下肌在肩关节下垂位时作为一个整体发挥作用，但是上方纤维的肌肉募集量稍微大一些。
- 在肩关节 90° 外展位下的外旋运动中，下方纤维的肌肉活动量更大一些。
- 肩关节 90° 屈曲位时，小圆肌比冈下肌的肌肉活动量大。
- 肩关节 90° 屈曲位时，相比于冈下肌原本的肩关节外旋作用，此时冈下肌作为肩关节水平伸展肌肉的作用更明显一些。

与临床的关联（图Ⅳ-1-39）

- 肩袖断裂时，冈上肌到冈下肌的断裂被称为大程度断裂，一般需要手术治疗。
- 在排球运动员进攻球手中有时能见到冈下肌单独萎缩的病例。通常认为萎缩是由肩胛上神经卡压和过度强制内旋所致。
- 对于肩关节不稳定，特别是在后方不稳定性明显的病例中，以冈下肌为中心的后方肩袖的强化非常重要。
- 肩关节挛缩中常见的水平内收受限的原因在于冈下肌、小圆肌的柔韧性降低。
- 关于肩关节周围炎病例中常见的内方足动作受限，可以从后侧改善与冈上肌连接的冈下肌和肩峰下滑囊的粘连。

相关疾病

- 肩袖损伤、冈下肌单独萎缩、肩关节不稳定、肩胛上神经麻痹、肩关节周围炎等。

触诊方法

- 见图Ⅳ-1-40 ~ Ⅳ-1-46。

图Ⅳ-1-35 冈下肌的走行

冈下肌起于肩胛骨冈下窝，止于肱骨大结节的中间。由于其腱止点的范围很大，因此需要分开考虑肩关节运动轴的上方纤维和下方纤维。冈下肌主要是对肩关节外旋起作用，但其肌肉活动受肩关节姿势的影响很大

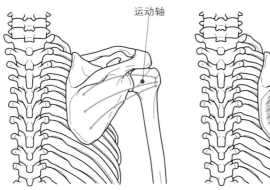

运动轴

图Ⅳ-1-36 冈下肌与冈上肌的止点解剖

冈上肌和冈下肌的上方纤维在止点处相互交错，互相强化对方的上方支持功能。最近的解剖学研究表明，大结节也是部分冈下肌肌腱的止点

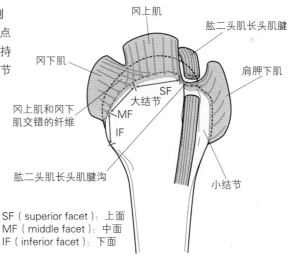

冈上肌
肱二头肌长头肌腱
冈下肌
肩胛下肌
SF
大结节
冈上肌和冈下肌交错的纤维
MF
IF
肱二头肌长头肌腱沟
小结节

SF（superior facet）：上面
MF（middle facet）：中面
IF（inferior facet）：下面

图Ⅳ-1-37 用超声波观察冈下肌肌腱

用超声波观察附着在大结节上的冈上肌和冈下肌时，以大结节隆起部分的隆起程度作为标准来判断两块肌肉的位置比较容易。超声波探头从上面移动到下面时，由于高高隆起的大结节的倾斜度逐渐降低（↑），因此可以在图像上以这一变化作为识别冈下肌肌腱的标准

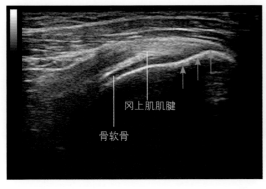

冈上肌肌腱

骨软骨

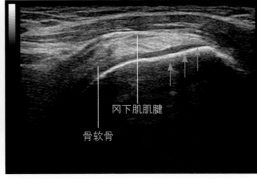

冈下肌肌腱

骨软骨

1

盂肱关节相关肌肉

图IV-1-38 外展位上的外旋运动

肩关节外展位上的外旋运动主要是由冈下肌的下方纤维收缩引起。这是由于肩关节外展使得冈下肌的上方纤维变松弛，并且上方纤维的作用力由外旋方向转变为水平伸展方向的缘故

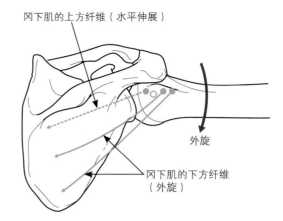

冈下肌的上方纤维（水平伸展）

外旋

冈下肌的下方纤维（外旋）

图IV-1-39 冈下肌的单独萎缩

有些排球运动员中的进攻球手会发生图中箭头（→）所示的冈下肌单独萎缩的问题，其原因在于进攻时特有的肩关节运动所导致的冈下肌部分断裂或肩胛上神经压迫

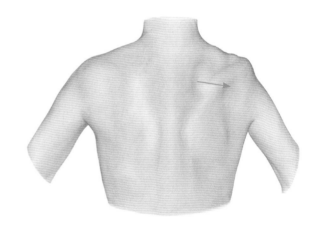

图IV-1-40 冈下肌的触诊

冈下肌的触诊要在受检者俯卧位下进行。为了更好地理解冈下肌的功能，可将冈下肌分成上方纤维和下方纤维，首先要确认肩胛骨下角和肩胛冈的位置

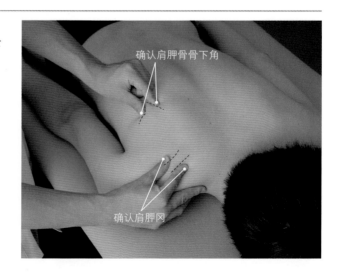

确认肩胛骨骨下角

确认肩胛冈

图Ⅳ-1-41 冈下肌的触诊（肩关节下垂位①）

受检者的肩关节超出床边一点，肩关节下垂位、旋转中间位为起始姿势。检查者将手指放在肩胛冈下缘的远端和肩胛骨下角附近，触摸二者的肌肉收缩

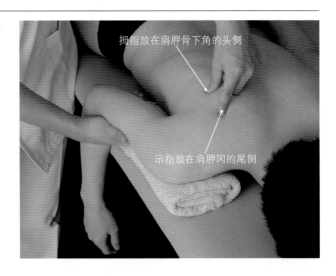

拇指放在肩胛骨下角的头侧

示指放在肩胛冈的尾侧

图Ⅳ-1-42 冈下肌的触诊（肩关节下垂位②）

受检者反复做肩关节下垂位的外旋运动，此时，检查者能够用示指、拇指确认冈下肌的收缩，但冈下肌上方纤维（肩胛冈远端）的收缩强度比较大

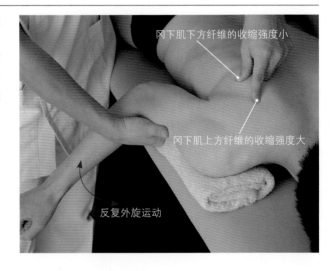

冈下肌下方纤维的收缩强度小

冈下肌上方纤维的收缩强度大

反复外旋运动

图Ⅳ-1-43 冈下肌的触诊（肩关节90°外展位①）

在受检者肩关节90°外展的姿势下观察冈下肌的功能。检查者要固定住受检者的上肢，避免肩关节处于过度水平外展位。检查者将手指放在肩胛冈的远端和肩胛骨下角附近

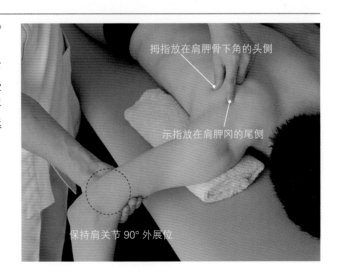

拇指放在肩胛骨下角的头侧

示指放在肩胛冈的尾侧

保持肩关节90°外展位

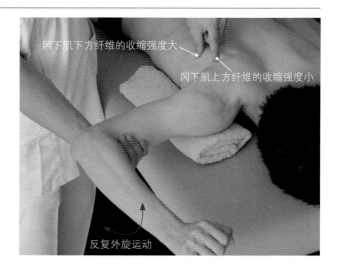

图IV-1-44 冈下肌的触诊（肩关节 90°
外展位②）

　　受检者反复做肩关节 90° 外展位下
的外旋运动，此时在冈下肌下方（肩胛
骨下角附近）能够明显感觉到冈下肌下
方纤维的收缩

冈下肌下方纤维的收缩强度大

冈下肌上方纤维的收缩强度小

反复外旋运动

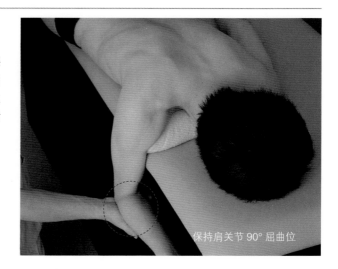

图IV-1-45 冈下肌的触诊（肩关节 90°
屈曲位①）

　　让受检者采取肩关节 90° 屈曲的姿
势，观察冈下肌的功能，注意不要让肩
胛骨外展。可以在受检者肩膀下面垫上
枕头或检查者的手，一定要让肱骨相对
于肩胛骨呈 90° 屈曲位

保持肩关节 90° 屈曲位

图IV-1-46 冈下肌的触诊（肩关节 90°
屈曲位②）

　　受检者反复做肩关节 90° 屈曲位下
的外旋运动。此时能够触摸到冈下肌的
上方纤维几乎不活动，下方纤维的收缩强
度也比在肩关节 90° 外展位外旋运动中的
小。在此过程中
冈下肌的作用变
弱，小圆肌的作
用变强

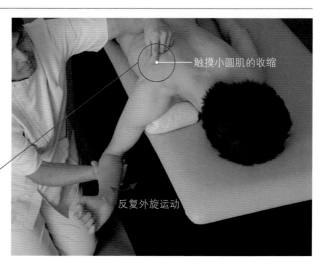

触摸小圆肌的收缩

反复外旋运动

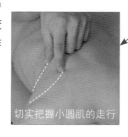

切实把握小圆肌的走行

小圆肌

解剖学特征（图Ⅳ-1-47）

- [**起点**] 肩胛骨后面的外侧缘近端 2/3 处　　[**止点**] 肱骨大结节下面
  [**神经支配**] 腋神经（C5、C6）
- 小圆肌是组成肩袖的 4 个肌群之一。
- 小圆肌在关节囊一侧的纤维直接附着在关节囊的后下方。
- 最近的解剖学研究表明，小圆肌分为呈片状分布终止于肱骨大结节后缘下部的上束和呈线状分布终止于外科颈上方的下束。
- 小圆肌从起点到止点呈斜向走行，因此上束起点位于肱骨远端，而下束起点位于肱骨近端（冈下肌一侧）。

肌肉功能特征（图Ⅳ-1-48 ～ Ⅳ-1-51）

- 小圆肌的作用是肩关节上抬时维持肱骨头的稳定以及在肩关节 90° 屈曲位下产生外旋作用。
- 小圆肌能够防止肩关节外旋时后方关节囊受挤压，同时还能提高上肢上抬时下方关节囊的紧张度、稳定骨头。

与临床的关联

- 在投掷肩的病例中，常见的小圆肌压痛和挛缩是导致后侧疼痛的原因之一。
- 有关冈上肌单独断裂病例中的肩袖肌群萎缩的研究表明，冈下肌、肩胛下肌会出现继发性萎缩，但是小圆肌很少发生萎缩。
- 在肩胛上神经麻痹的病例中，肩关节下垂位及 90° 外展位时的外旋肌力明显减弱，然而 90° 屈曲位时的外旋肌力由于小圆肌的作用而得以稳定。这是小圆肌的一大作用。

相关疾病

- 肩关节周围炎、投掷肩、肩袖损伤、腋神经麻痹等。

触诊方法

- 见图Ⅳ-1-52 ～ Ⅳ-1-54。

图IV-1-47 小圆肌的走行

小圆肌始于肩胛骨后面的外侧缘近端 2/3 处，止于肱骨大结节下面。小圆肌在肩关节 90° 屈曲位的外旋运动中起着很重要的作用

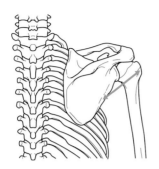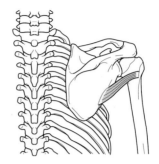

图IV-1-48 小圆肌深层纤维的功能

小圆肌的深层纤维能够防止肩关节外旋时后方关节囊受挤压（a），并且能够提高上肢上抬时下方关节囊的紧张度，维持肱骨头的稳定性（b）

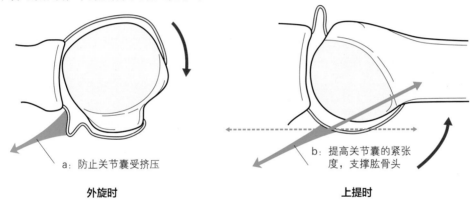

a：防止关节囊受挤压

b：提高关节囊的紧张度，支撑肱骨头

外旋时   **上提时**

图IV-1-49 通过触诊了解肩袖后方肌肉的功能①

通过触诊确认包括小圆肌在内的肩袖后方肌肉的作用。受检者采取坐位，以肩关节 90° 屈曲位为起始姿势，反复进行外旋运动。检查者从外侧将示指放在冈下肌的上方纤维上，中指放在冈下肌的下方纤维上，环指放在小圆肌上，这样就能够感受到环指下面的小圆肌的收缩强度是最大的

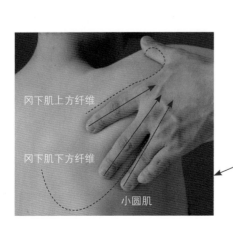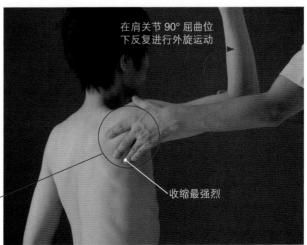

冈下肌上方纤维

冈下肌下方纤维

小圆肌

在肩关节 90° 屈曲位下反复进行外旋运动

收缩最强烈

通过触诊了解肩袖后方肌肉的功能②

　　从肩关节 90° 屈曲位开始反复做外旋运动，同时将肩关节慢慢转为 90° 外展位，环指能感觉到小圆肌的收缩强度逐渐减弱，中指能感觉到冈下肌下方纤维的收缩强度逐渐增强

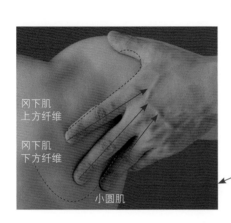

冈下肌
上方纤维

冈下肌
下方纤维

小圆肌

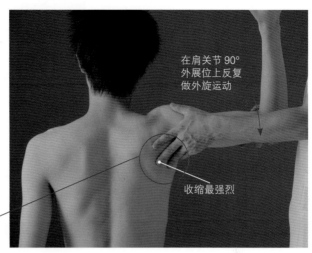

在肩关节 90°
外展位上反复
做外旋运动

收缩最强烈

通过触诊了解肩袖后方肌肉的功能③

　　将在肩关节 90° 外展位下反复做的外旋运动逐渐转变为肩关节下垂位时，中指能感觉到冈下肌下方纤维的收缩强度逐渐减弱，而示指触摸到的冈下肌上方纤维的收缩强度则逐渐增强

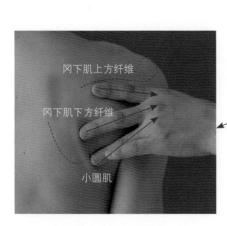

冈下肌上方纤维

冈下肌下方纤维

小圆肌

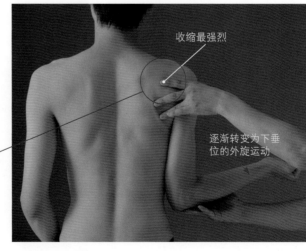

收缩最强烈

逐渐转变为下垂
位的外旋运动

1

盂肱关节相关肌肉

图IV-1-52 小圆肌的触诊①

小圆肌的触诊要在受检者坐位下进行，从肩关节 90° 屈曲的内旋姿势开始。受检者保持肩关节 90° 屈曲的状态，并反复进行外旋运动

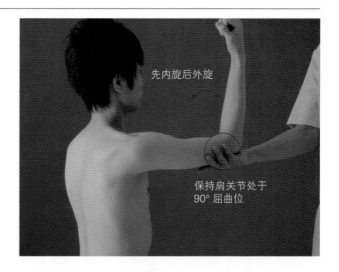

先内旋后外旋

保持肩关节处于
90° 屈曲位

图IV-1-53 小圆肌的触诊②

检查者将手指放在肩胛骨外侧缘近端，触诊外旋运动带来的小圆肌的收缩。肩关节的外旋范围一定要做到最大，这样就能够感受到最大限度外旋时小圆肌收紧的过程

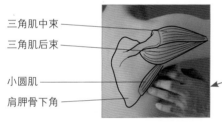

三角肌中束
三角肌后束
小圆肌
肩胛骨下角

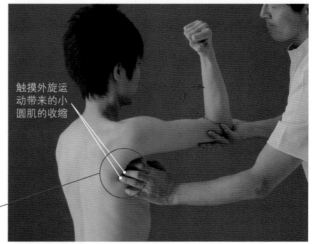

触摸外旋运动带来的小圆肌的收缩

图IV-1-54 小圆肌的触诊③

接下来让受检者在内旋 20°~30° 的范围内快速反复进行肩关节 90° 屈曲位的外旋运动，就能够清晰地触摸到小圆肌。这是因为小圆肌在向内旋方向运动时产生离心收缩，而向外旋方向运动时产生向心收缩，最终引起小圆肌的持续性收缩

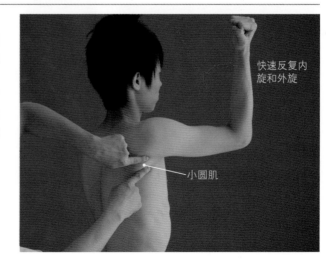

快速反复内旋和外旋

小圆肌

在投掷肩的病例中，小圆肌可能出现明显的压痛、挛缩。在一些明显压痛的病例中，可以发现小圆肌自身的损伤，为了了解这一情况，需要利用超声波观察。

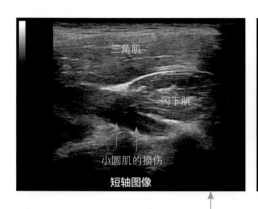

短轴图像

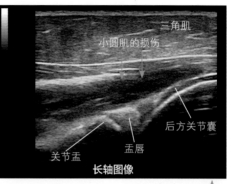

长轴图像

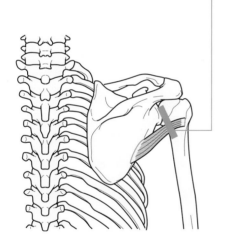

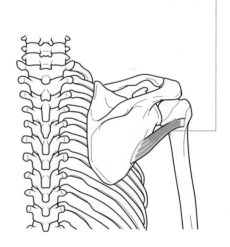

盂肱关节相关肌肉

大圆肌

解剖学特征（图Ⅳ-1-55～Ⅳ-1-57）

- **［起点］**小圆肌下方、肩胛骨下角的后面

  ［止点］肱骨小结节嵴

  ［神经支配］肩胛下神经（C5、C6）
- 大圆肌和背阔肌从肩胛骨下角到远端的走行基本一致，因此要仔细区分。
- 肩后侧有 2 条分别称为内侧腋窝孔和外侧腋窝孔的通路。
- 内侧腋窝孔是由大圆肌、小圆肌和肱三头肌长头形成的三角形，旋肩胛动脉、静脉从此处经过，也叫三边孔。
- 外侧腋窝孔是由大圆肌、小圆肌、肱三头肌长头及肱骨缘形成的四边形，腋神经及旋肱后动脉、静脉从此处经过，也叫作四边孔（quadrilateral space）。

肌肉功能特征

- 大圆肌在肩关节 90° 屈曲位时起内旋和伸展作用。
- 大圆肌在肩关节 90° 外展位时起内旋和内收作用。

与临床的关联

- 在肩关节周围炎的病例中，大圆肌压痛、挛缩强烈的情况很常见，成为可动范围受限的原因。

相关疾病

- 肩关节周围炎、投掷肩、肩胛下神经麻痹等。

触诊方法

- 见图Ⅳ-1-58～Ⅳ-1-60。

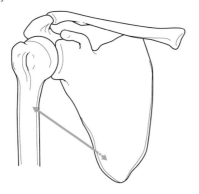 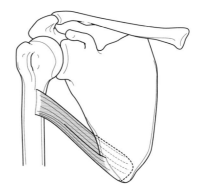

图Ⅳ-1-55 大圆肌的走行

大圆肌始于肩胛骨下角的后面，止于肱骨小结节嵴。大圆肌在肩关节 90° 屈曲位时对其内旋运动起着很大的作用

图Ⅳ-1-56 肩关节后侧的 2 条通路

肩关节的后侧有 2 条连接神经和血管的通路。旋肩胛动脉、静脉经过内侧腋窝孔，腋神经、旋肱后动脉和旋肱后静脉经过外侧腋窝孔

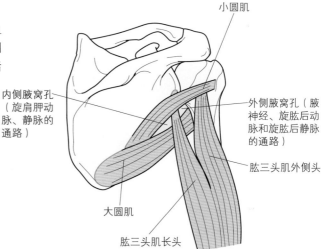

小圆肌

内侧腋窝孔（旋肩胛动脉、静脉的通路）

外侧腋窝孔（腋神经、旋肱后动脉和旋肱后静脉的通路）

肱三头肌外侧头

大圆肌

肱三头肌长头

图Ⅳ-1-57 肩胛骨下角附近的大圆肌和背阔肌（右侧）

背阔肌聚集在肩胛骨下角附近及大圆肌的前侧周围，与大圆肌一起止于小结节嵴上。区别这两种肌肉的要点在于肩胛骨下角，触诊时要注意区分

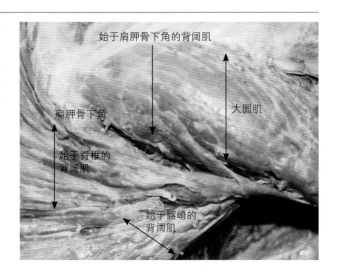

始于肩胛骨下角的背阔肌

大圆肌

肩胛骨下角

始于脊椎的背阔肌

始于髂嵴的背阔肌

图IV-1-58　大圆肌的触诊①

大圆肌的触诊在受检者仰卧位下进行。受检者肩关节屈曲90°，为触诊起始姿势。检查者将手指放在受检者肩胛骨下角，触诊随着肩关节内旋运动而收缩的大圆肌

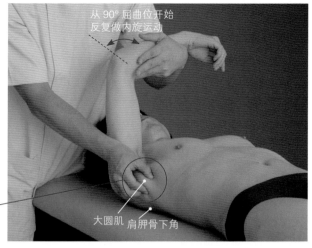

从90°屈曲位开始反复做内旋运动

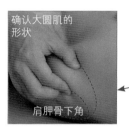

确认大圆肌的形状

肩胛骨下角

大圆肌　肩胛骨下角

图IV-1-59　大圆肌的触诊②

触诊大圆肌和小圆肌之间的间隙时，要让受检者在最大活动范围内反复做内旋和外旋运动。检查者的手指从肩胛骨外侧缘到肱骨进行大范围触诊，观察肩关节不同旋转运动造成的不同部位的收缩

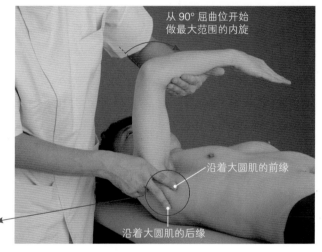

从90°屈曲位开始做最大范围的内旋

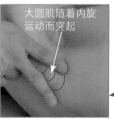

大圆肌随着内旋运动而突起

沿着大圆肌的前缘

沿着大圆肌的后缘

图IV-1-60　大圆肌的触诊③

大圆肌随着内旋运动而强烈收缩，同时小圆肌变得松弛。此外，进行外旋运动时大圆肌松弛、小圆肌收紧。用手指感受这些变化，就能够很快找到这两块肌肉的间隙

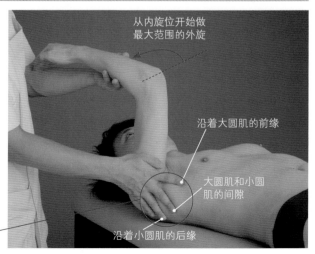

从内旋位开始做最大范围的外旋

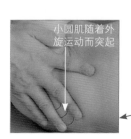

小圆肌随着外旋运动而突起

沿着大圆肌的前缘

大圆肌和小圆肌的间隙

沿着小圆肌的后缘

盂肱关节相关肌肉

肩胛下肌

解剖学特征（图Ⅳ-1-61，Ⅳ-1-62）

- [**起点**] 肩胛骨肋骨面的肩胛下窝

  [**止点**] 肱骨小结节

  [**神经支配**] 肩胛下神经（C5、C6）
- 肩胛下肌是组成肩袖的 4 个肌群之一，也是支撑肱骨头前端的唯一肌肉。
- 肩胛下肌以一些中间腱为中心呈羽状分布。
- 肩胛下肌的深层纤维直接附着于肩关节囊。

肌肉功能特征（图Ⅳ-1-63，Ⅳ-1-64）

- 肩胛下肌跨越肩关节运动轴的上下两端，因此分为上方纤维和下方纤维来理解其功能。
- 肩关节下垂位时，上方纤维和下方纤维共同发挥内旋作用，但是上方纤维的肌肉活动量比较大。
- 肩关节 90° 外展位做内旋运动时，下方纤维的肌肉活动量较大。
- 肩关节 90° 屈曲位时肌肉处于松弛状态，活动量变小。

与临床的关联（图Ⅳ-1-65）

- 对于肩关节前方不稳定的病例，肩胛下肌的强化和肩后方组织的柔韧性改善是保守治疗的第一选择。
- 在肩胛下肌的肌力评估中，抬离试验（lift off test）是一种便捷有效的方法。
- 复发性肩关节脱位（见 191 页）的重建术可以用 Putti-Platt 氏法，缝合肩胛下肌肌腱。
- 在肩关节外旋受限的病例中，肩胛下肌柔韧性不足是一个重要的限制因素。

相关疾病

- 肩袖损伤、复发性肩关节脱位、投掷肩、肩关节挛缩等。

触诊方法

- 见图Ⅳ-1-66 ~ Ⅳ-1-74。

肩胛下肌的走行

肩胛下肌始于肩胛骨肋骨面的肩胛下窝，止于肱骨小结节，是肩关节强有力的内旋肌，同时作为肩袖肌群维持着肩关节前方的稳定性

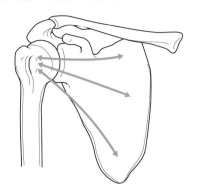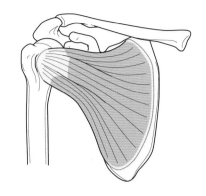

图Ⅳ-1-62 肩胛下肌的解剖

肩胛下肌中有几个中间腱（→），肌纤维以这些中间腱为中心呈羽状分布。肩胛下肌的收缩根据肩关节的各种姿势变化而变化，起着维持肩关节前方稳定的作用

图Ⅳ-1-63 肩关节不同姿势时肩胛下肌的功能

肩关节下垂位时，经过运动轴下方的肌纤维松弛，因此内旋作用减弱。但是经过运动轴上方的肌纤维紧张，能够有效发挥作用。肩关节外展位时，肩胛下肌上方纤维和下方纤维的功能与之相反

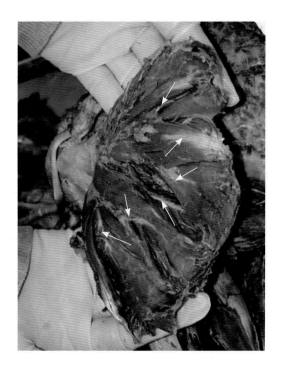

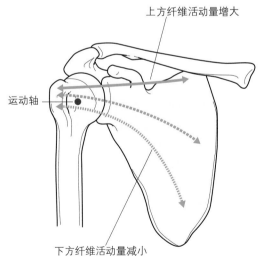

上方纤维活动量增大

运动轴

下方纤维活动量减小

图Ⅳ-1-64 肩关节外旋引起肩胛下肌肌腱提起（pull out）

　　肩胛下肌肌腱止于肱骨小结节。随着肩关节外旋，小结节向外侧移动，肩胛下肌肌腱从内侧向外侧移动，而肩关节不发生旋转时，肩胛下肌肌腱是作为肩袖的稳定肌腱。用超声波就能够清楚地观察到这一变化

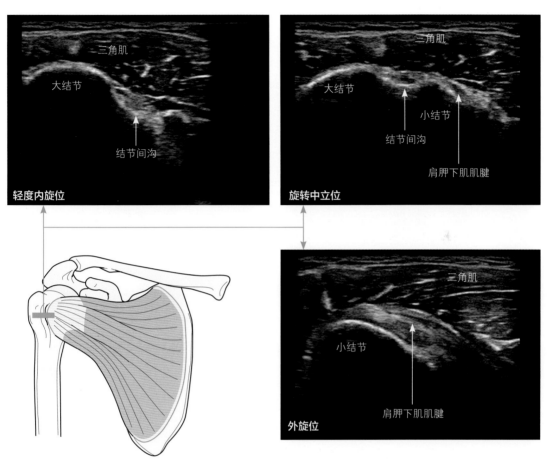

图Ⅳ-1-65 肩胛下肌的肌力评估
　　　　　　（抬离试验）

　　关于肩关节内旋肌力的评估，由于有胸大肌这一强壮的内旋肌肉的参与，因此很难得知肩胛下肌固有肌力。有一种评估肩胛下肌肌力的特殊检查，即抬离试验

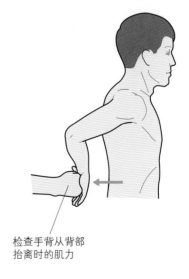

检查手背从背部
抬离时的肌力

肩胛下肌肌腱止点处的触诊要在受检者仰卧位下进行。受检者的肩关节处于旋转中立位，检查者将手指放在结节间沟处

触摸到结节间沟后，缓慢外旋受检者的肩关节，感受肱骨小结节朝向外侧并通过检查者手指下方的过程

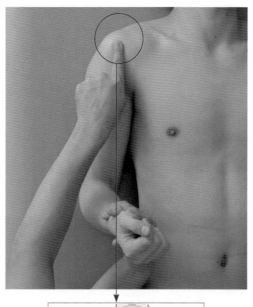

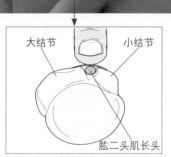

大结节　　小结节

肱二头肌长头

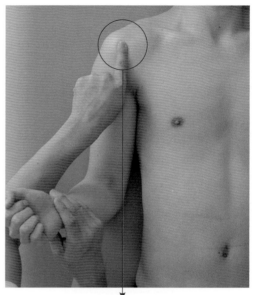

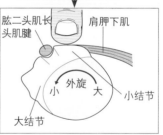

肱二头肌长头肌腱　　肩胛下肌

小　外旋　大　　小结节

大结节

图IV-1-68　肩胛下肌的触诊（腱止点）③

小结节完全通过检查者手指下方的瞬间，实际上就已经触摸到了肩胛下肌肌腱。此时，如果将手指向肱骨头内部轻轻按压，手指就能够感觉到被肩胛下肌肌腱本身的弹力反弹回来的力量

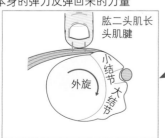

肱二头肌长头肌腱

小结节　大结节

外旋

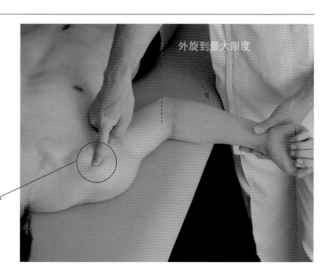

外旋到最大限度

图Ⅳ-1-69 肩胛下肌的触诊（腱止点）④

　　此处讲解的是在肩关节过伸位下进行肩胛下肌肌腱触诊的方法。受检者采取仰卧位，将触诊一侧的上肢从床边垂下来，处于过伸位。检查者在此姿势下触摸结节间沟，确认位于前侧的肱骨小结节

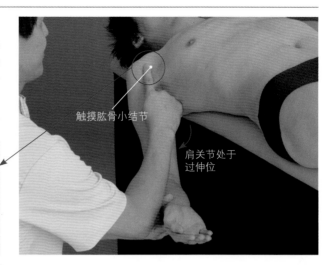

触摸肱骨小结节

肩关节处于过伸位

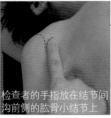

检查者的手指放在结节间沟前侧的肱骨小结节上

图Ⅳ-1-70 肩胛下肌的触诊（腱止点）⑤

　　检查者继续将手指放在肱骨小结节上方，缓慢外旋受检者的肩关节就能够感受肩胛下肌肌腱收缩的过程，同时能够触摸到朝着肱骨小结节移动的肌腱上缘

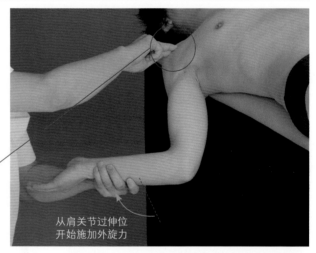

从肩关节过伸位开始施加外旋力

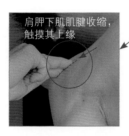

肩胛下肌肌腱收缩，触摸其上缘

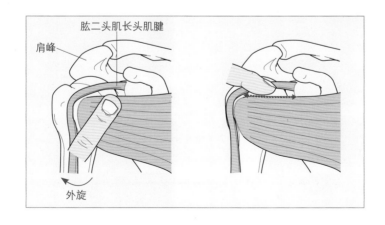

肱二头肌长头肌腱

肩峰

外旋

盂肱关节相关肌肉

图Ⅳ-1-71 肩胛下肌的触诊（肌腹）①

触诊肩胛下肌肌腹要在受检者仰卧位及肩关节 90° 外展、外旋的姿势下进行

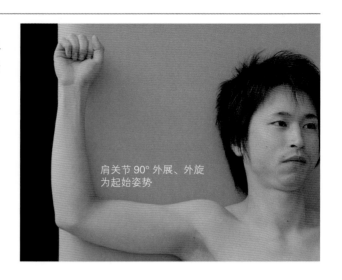

肩关节 90° 外展、外旋为起始姿势

图Ⅳ-1-72 肩胛下肌的触诊（肌腹）②

检查者将手指滑向胸大肌，并将手指放在肱骨前面。此时，检查者用指背向上抬胸大肌，并将手指插向深处。这一点很关键

图Ⅳ-1-73 肩胛下肌的触诊（肌腹）③

接着，让受检者肩关节做内旋运动，就能够感觉到位于肱骨前面的肩胛下肌的收缩

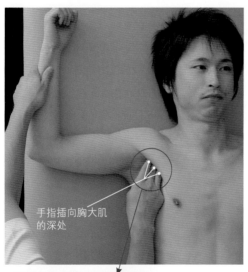

手指插向胸大肌的深处

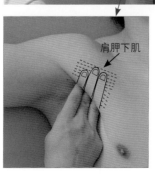

肩胛下肌

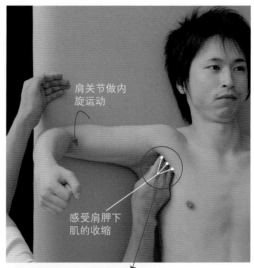

肩关节做内旋运动

感受肩胛下肌的收缩

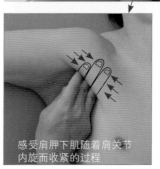

感受肩胛下肌随着肩关节内旋而收紧的过程

接下来，检查者的手指继续放在肱骨前面，逐渐减小受检者肩关节的外展角度，同时反复做内旋运动。检查者能够感觉到随着肩关节内收，肩胛下肌收缩强度减弱的过程。最好再确认一下随着肩关节外展角度再次增加，肩胛下肌收缩强度增大的过程

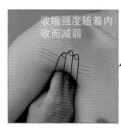

收缩强度随着内收而减弱

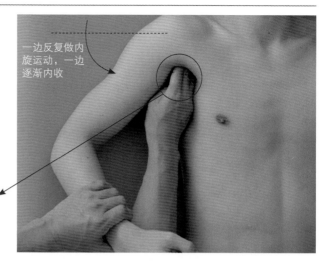

一边反复做内旋运动，一边逐渐内收

能力提升 复发性肩关节脱位

肩关节不稳定分为外伤导致的不稳定和非外伤导致的不稳定。肩关节的强制外展和外旋导致肩关节前下方脱位后，没有得到彻底治疗而引发的肩关节不稳定被称为复发性肩关节脱位。复发性肩关节脱位通常与前下方盂唇损伤（Bankart 损伤）及 MGHL、AIGHL 松弛同时存在。强制进行肩关节的外展、内收时有强烈的脱位感，肩恐惧试验（should apprehension test）呈阳性。非外伤性肩关节不稳定被称为习惯性肩关节脱位，后者又分为非随意性和随意性肩关节脱位。

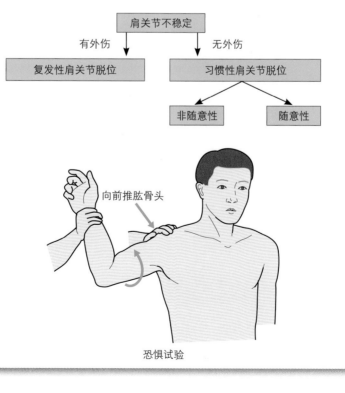

向前推肱骨头

恐惧试验

盂肱关节相关肌肉

背阔肌

解剖学特征（图Ⅳ-1-75 ~ Ⅳ-1-77）

- [**起点**] ①下位 6 个胸椎棘突、全部腰椎棘突
  - ②髂嵴
  - ③下位肋骨
  - ④肩胛骨下角
- [**止点**] 肱骨小结节嵴
- [**神经支配**] 胸背神经（C6 ~ C8）
- 背阔肌属于躯干背部肌肉（浅背肌），但参与上肢运动。
- 从肩胛骨下角到肱骨侧的背阔肌包围着大圆肌，并向前上方螺旋前进，止于肱骨侧。
- 背阔肌中从上方起始的纤维的走行绕开肩胛骨下角，向肱骨延伸。
- 背阔肌中始于肩胛骨下角的纤维非常少，由此推测其与肩部运动功能的关系不大。
- 背阔肌和大圆肌分别向止点处走行，并最终在止点处合二为一。在合二为一之前，两块肌肉之间存在着腱下囊。

肌肉功能特征（图Ⅳ-1-78）

- 背阔肌有使肩关节伸展、内旋的作用，但在肩关节下垂位时肌肉整体比较松弛，伸展、内旋的作用不大。
- 在肩关节前屈的姿势下，背阔肌伸展和内旋肩关节的作用很强。
- 背阔肌在肩关节 90° 外展位时有内收和内旋的作用。
- 背阔肌在肩关节 90° 屈曲位时有伸展和内旋的作用。
- 上肢固定时，背阔肌主要起提起骨盆的作用[推起（push up）动作]。
- 上肢固定时，始于肋骨的纤维群向上提起胸廓，参与吸气的过程。

与临床的关联

- 在脊髓损伤的病例中，背阔肌作为主动肌参与上抬身体动作，其收缩能力直接决定了患者转移能力。现在的徒手肌力测试（manual muscle testing, MMT）增加了对背阔肌握起动作的评估内容。
- 在投掷肩病例中，一部分肩关节后方疼痛的病例伴有肩胛骨下角附近背阔肌损伤。

相关疾病

- 脊髓损伤、投掷肩、肩关节挛缩等。

触诊方法

- 见图Ⅳ-1-79 ~ Ⅳ-1-83。

图Ⅳ-1-75 背阔肌的走行

背阔肌的起点可以大概分为 4 部分：下位 6 个胸椎棘突、全部腰椎棘突、髂嵴、下位肋骨和肩胛骨下角。它们向下角外侧延伸，最终在肱骨小结节嵴处汇集

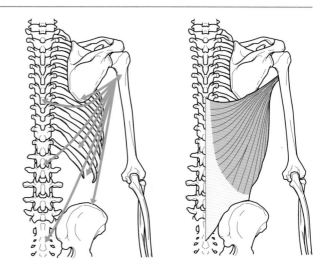

图Ⅳ-1-76 腋窝处背阔肌的走行

腋窝处的背阔肌包围着大圆肌并向前绕行，止于大圆肌前侧的肱骨小结节嵴。上提上肢后，从前面能够观察到背阔肌比大圆肌更贴近表层，要多加注意

大圆肌

背阔肌

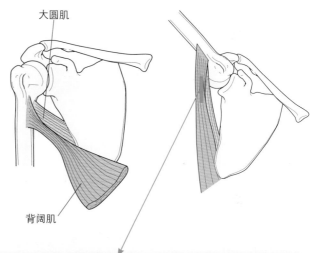

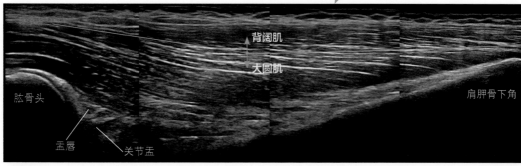

肱骨头

盂唇

关节盂

背阔肌

大圆肌

肩胛骨下角

肱骨侧←

→**肩胛骨侧**

1

盂肱关节相关肌肉

| 193

以肩胛骨下角为中心观察背阔肌的走行

背阔肌的起点范围大，各自向着肩胛骨下角延伸和汇集。背阔肌中始于最上方的纤维先是向着下角走行，中途突然改变方向，向着大圆肌走行。其他纤维群基本都是向着肩胛骨下角直线走行

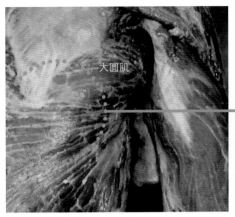

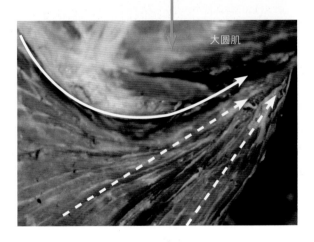

从背侧观察到的右肩胛骨下角部

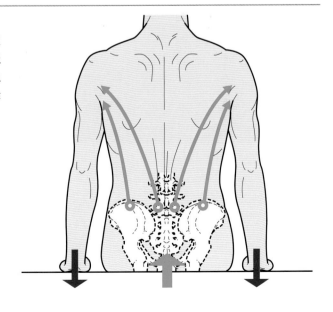

图IV-1-78 背阔肌的上提作用

在推起动作中，背阔肌在上肢固定的状态下收缩，将起点处的骨盆和腰骶椎向上提起。推起动作也是脊髓损伤患者实现独立最重要且最应该做到的动作之一

图Ⅳ-1-79 背阔肌的触诊①

受检者采取仰卧位，肩关节完全屈曲的姿势为起始姿势。检查者确认肩胛骨下角的尖端，此处为识别背阔肌和大圆肌肌间隙的重要标志

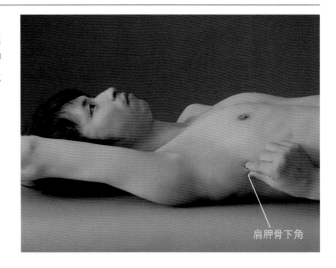

肩胛骨下角

图Ⅳ-1-80 背阔肌的触诊②

检查者的指腹贴着大圆肌的弧形边缘移动，从外侧滑动手指就能够确认大圆肌和背阔肌的肌间隙。二者的位置关系为指腹一侧是大圆肌，指背一侧是背阔肌

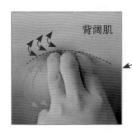

背阔肌

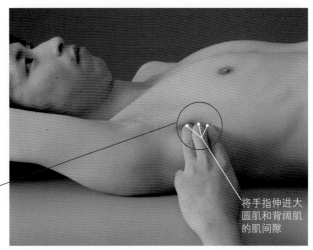

将手指伸进大圆肌和背阔肌的肌间隙

图Ⅳ-1-81 背阔肌的触诊③

确认大圆肌和背阔肌的肌间隙后，让受检者在肩关节最大屈曲位下反复进行屈伸运动。检查者一边感受受检者背阔肌的收缩，一边将手指向前下方移动大约两横指的距离，就能够触摸到受检者背阔肌的下缘

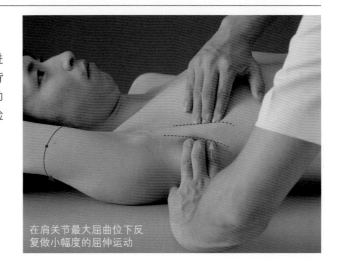

在肩关节最大屈曲位下反复做小幅度的屈伸运动

盂肱关节相关肌肉

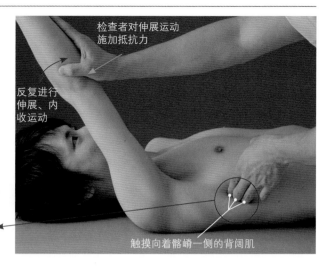

检查者对伸展运动
施加抵抗力

反复进行
伸展、内
收运动

图Ⅳ-1-82 背阔肌的触诊④

确认背阔肌的下缘后，继续让受检者保持在肩关节前屈的末端，同时反复做伴随内旋的肩关节伸展运动，向髂嵴一侧确认背阔肌的收缩。在上肢的前屈角度增大、背阔肌张力增大的情况下比较容易触摸背阔肌

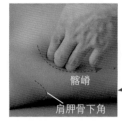

髂嵴

肩胛骨下角

触摸向着髂嵴一侧的背阔肌

图Ⅳ-1-83 背阔肌的触诊⑤

接下来，向着背阔肌的止点进行触诊。在肩胛骨下角处确认背阔肌和大圆肌的肌间隙后，检查者将手指伸入肌间隙，同时向着肱骨方向触摸，就能够触摸到肌间隙消失的地方，此处即为这两块肌肉的汇合点

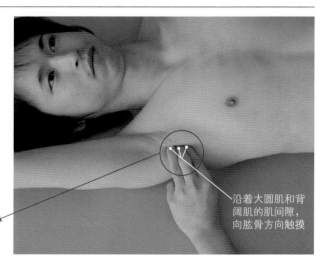

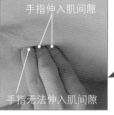

手指伸入肌间隙

手指无法伸入肌间隙

沿着大圆肌和背阔肌的肌间隙，向肱骨方向触摸

与背阔肌有关的投掷肩大致可分为两类。一类是由于背阔肌挛缩导致的姿势异常（肘下垂等），进而造成肩袖疏松结缔组织损伤或肩峰下撞击综合征，信原称之为"背阔肌综合征"。另一类是肩关节后下方的组织过紧导致肩关节过度上回旋和外展，最终由于肩胛骨下角处的摩擦造成了背阔肌损伤。这两类情况下，前者肩关节处有痛感，后者背部有痛感。

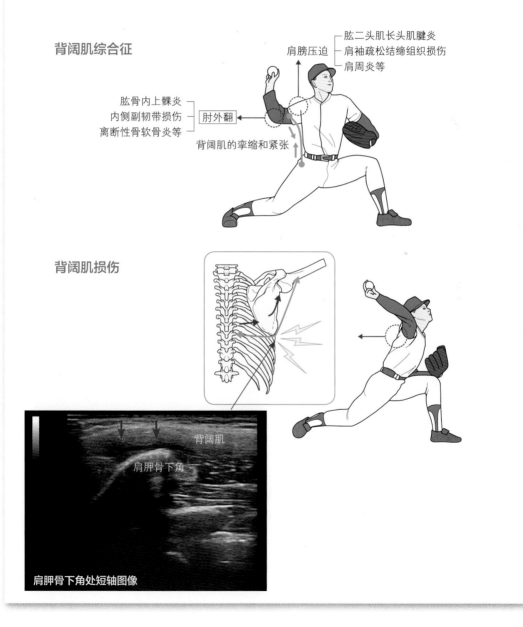

背阔肌综合征

肱二头肌长头肌腱炎
肩袖疏松结缔组织损伤
肩周炎等

肩膀压迫

肱骨内上髁炎
内侧副韧带损伤
离断性骨软骨炎等

肘外翻

背阔肌的挛缩和紧张

背阔肌损伤

背阔肌

肩胛骨下角

肩胛骨下角处短轴图像

1 盂肱关节相关肌肉

喙肱肌

解剖学特征（图Ⅳ-1-84，Ⅳ-1-85）

- [**起点**] 喙突

  [**止点**] 小结节延长线上的肱骨体中部内侧面

  [**神经支配**] 肌皮神经（C6、C7）

- 喙肱肌的近端与肱二头肌短头肌腱相粘连，作为联合腱（conjoint tendon）附着在喙突上。

- 肌皮神经贯穿喙肱肌的肌腹。

- 贯穿喙肱肌的肌皮神经分布在肱二头肌、肱肌上，作为前臂外侧皮神经负责肘窝到上臂外侧的感觉。

肌肉功能特征

- 肩关节呈下垂位时，喙肱肌参与肩关节的屈曲。

- 肩关节呈 90° 外展位时，喙肱肌参与肩关节内收。

- 肩关节呈最大屈曲位时，喙肱肌参与肩关节伸展。

- 肩关节呈外展、外旋位时，喙肱肌从前侧支撑肱骨头。

与临床的关联

- 喙突附近疼痛，但无骨性损伤时就要考虑附着喙突的组织有炎症。需要辨别引发疼痛的组织是上方附着的韧带还是下方附着的肌肉。

- 在上肢运动时，从肘部到前臂外侧疼痛的病例中，病因常是喙肱肌的神经压迫。

- 治疗复发性肩关节脱位的常见手术方法为移动喙肱肌和肱二头肌短头，并使肩关节稳定的喙突移位术（Bristow 法）和肱二头肌短头移位术（Boychev 法）（见 201 页）。

相关疾病

- 喙突炎、肩关节周围炎、复发性肩关节脱位重建术后、肌皮神经麻痹等。

触诊方法

- 见图Ⅳ-1-86 ~ Ⅳ-1-89。

图IV-1-84 喙肱肌的走行

　　喙肱肌始于喙突，止于肱骨体中部内侧面。对肩关节下垂位的屈曲、90°外展位的内收和最大屈曲位的伸展发挥作用

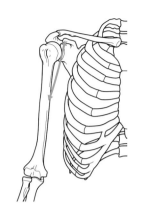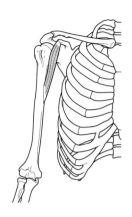

图IV-1-85 喙肱肌和肌皮神经的关系

　　肌皮神经贯穿于喙肱肌的肌腹，之后分布于肱二头肌和肱肌上，成为前臂外侧皮神经，负责前臂外侧的感觉。复发性肩关节脱位的肱二头肌短头移位术（将肱二头肌短头和喙肱肌从肩胛下肌下面穿过，然后重新固定到喙突上的手术）后遗症之一就是肌皮神经麻痹，这是由喙肱肌和肌皮神经的解剖学关系导致

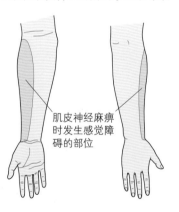

肌皮神经麻痹时发生感觉障碍的部位

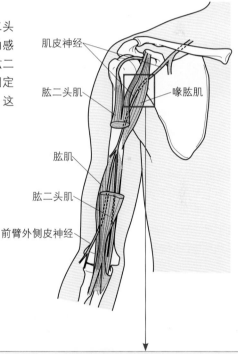

肌皮神经

肱二头肌

喙肱肌

肱肌

肱二头肌

前臂外侧皮神经

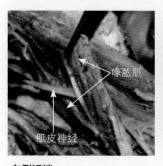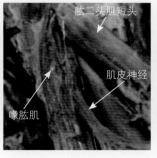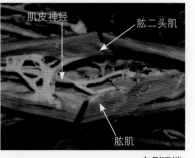

喙肱肌

肌皮神经

肱二头肌短头

肌皮神经

喙肱肌

肌皮神经

肱二头肌

肱肌

左侧近端←　　　　　　　　　　　　　　　　→左侧远端

图IV-1-86　喙肱肌的触诊①

喙肱肌的触诊需要受检者采取仰卧位，起始姿势为肩关节肩胛骨平面上外展90°及轻度外旋。此外，为了排除肱二头肌短头的作用，应将肘关节完全屈曲

图IV-1-87　喙肱肌的触诊②

将手指放在上臂中间内侧肱二头肌短头和肱三头肌长头中间，触诊肱动脉

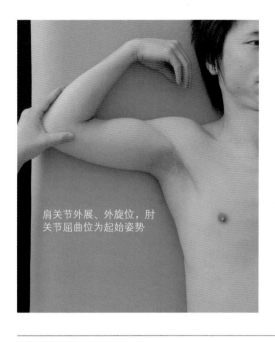

肩关节外展、外旋位，肘关节屈曲位为起始姿势

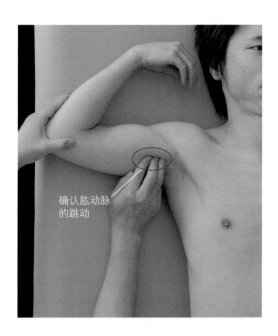

确认肱动脉的跳动

图IV-1-88　喙肱肌的触诊③

沿着肱动脉的跳动向腋窝方向移动手指，当手指移动到肱动脉上方时，能够触摸到一个圆柱状组织的滑动，这个组织就是喙肱肌。检查者前后移动手指，沿着圆柱状组织边缘触摸

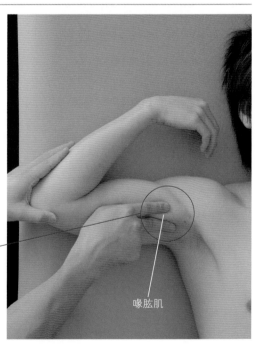

喙肱肌

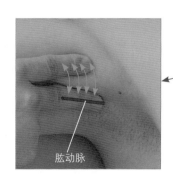

肱动脉

　　检查者继续将手指放在喙肱肌上，让受检者在等长收缩的状态下做水平内收运动，这样就能触诊喙肱肌随着运动而收缩的过程。手指随着喙肱肌收缩向近端移动，即移向喙突

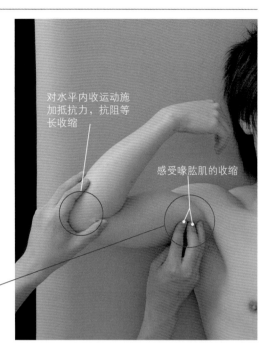

对水平内收运动施加抵抗力，抗阻等长收缩

感受喙肱肌的收缩

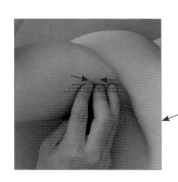

能力提升　　　　复发性肩关节脱位手术

　　复发性肩关节脱位的手术方法有很多，对比各种相关报告，再次脱位的概率没有太大差别。其中有两种利用喙肱肌的重建手术——喙突移位术和肱二头肌短头移位术。这两种方法都是先将喙肱肌和肱二头肌作为一个整体，并与整个喙突分离。喙突移位术是将分离后的骨片移植到肩关节前下方，肱二头肌短头移位术是将骨片从肩胛下肌的下方穿过，然后再接合到喙突上。

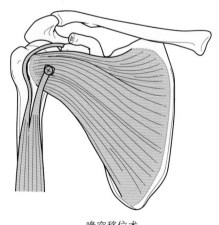

喙突移位术

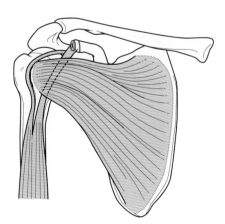

肱二头肌短头移位术

1

盂肱关节相关肌肉

斜方肌

解剖学特征（图Ⅳ-2-1，Ⅳ-2-2）

- **斜方肌上束：**

  ［**起点**］枕骨上项线枕外隆凸、项韧带　　　　［**止点**］锁骨外 1/3 后缘

- **斜方肌中束：**

  ［**起点**］第 1～6 胸椎（T1～T6）棘突　　　　［**止点**］肩峰内侧、肩胛冈上缘

- **斜方肌下束：**

  ［**起点**］第 7～12 胸椎（T7～T12）棘突　　　［**止点**］冈三角

- ［**神经支配**］副神经、颈神经（C2～C4）

- 斜方肌上束在锁骨外 1/3 处，与三角肌前束形成相互拮抗的关系。

- 肩关节 90° 外展位时，斜方肌中束在肩峰、肩胛冈处与三角肌中束及三角肌后束形成相互拮抗的关系。

- 肩关节休息位时，斜方肌下束在肩胛骨处与三角肌前束、三角肌中束和三角肌后束形成相互拮抗的关系。

肌肉功能特征

- 斜方肌上束使锁骨肩峰端上提、肩胛骨上提，同时使肩胛骨上回旋。

- 斜方肌中束使肩胛骨内收，同时使肩胛骨上回旋。

- 斜方肌下束使肩胛骨下降，同时使肩胛骨上回旋。

- 上肢上抬时伴随的肩胛骨上回旋运动是斜方肌 3 部分肌束和前锯肌协同作用的结果。

与临床的关联

- 发生副神经麻痹之后，斜方肌维持肩胛骨稳定的作用就会消失，进而呈现出翼状肩。胸长神经麻痹引起的前锯肌损伤也会导致翼状肩，因此需要对二者进行区分。

- 副神经麻痹引起的翼状肩在肩关节外展运动时尤其明显，而胸长神经麻痹引起的翼状肩在肩关节屈曲时尤其明显。

- 在胸廓出口综合征的一般病例中，斜方肌中束和斜方肌下束的肌肉力量一般都较弱。

- 在投掷肩中，有一部分病例会并发以斜方肌无力为主的肩胛胸廓关节功能低下引发的撞击综合征，以及腋神经障碍，这些需要注意。

相关疾病

- 副神经麻痹、胸廓出口综合征、投掷肩、肩关节不稳定等。

触诊方法

- 见图Ⅳ-2-3～Ⅳ-2-9。

斜方肌的走行

a. 上束

斜方肌上束始于枕骨上项线枕外隆凸、项韧带，止于锁骨外 1/3 后缘。对肩胛骨的上提和上回旋起作用

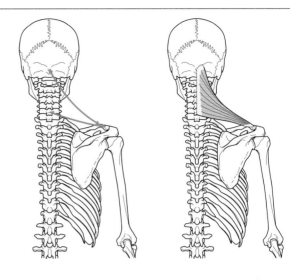

b. 中束

斜方肌中束始于第 1~6 胸椎棘突，止于肩峰内侧、肩胛冈上缘。对肩胛骨内收和上回旋起作用

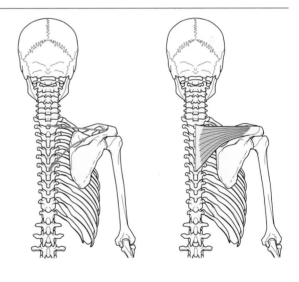

c. 下束

斜方肌下束始于第 7~12 胸椎棘突，止于冈三角。对肩胛骨的下降和上回旋起作用

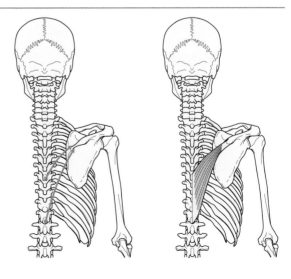

2

肩胛胸壁关节相关肌肉

a. 斜方肌上束和三角肌前束

斜方肌上束和三角肌前束以锁骨为中心呈相互拮抗的关系。可以理解为斜方肌上束是提高三角肌前束收缩效率的固定肌

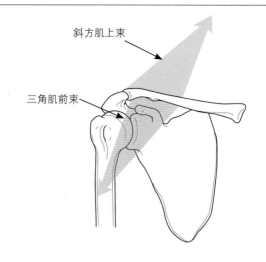

斜方肌上束

三角肌前束

b. 斜方肌中束和三角肌中束、三角肌后束

斜方肌中束和三角肌中束、后束在肩关节90°外展位时，以肩峰、肩胛冈为中心呈相互拮抗的关系。可以理解为斜方肌中束是提高三角肌中束、三角肌后束收缩效率的固定肌

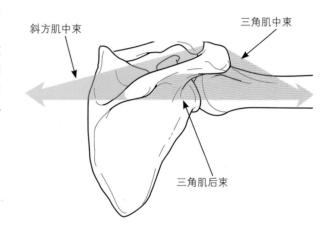

斜方肌中束

三角肌中束

三角肌后束

c. 斜方肌下束和三角肌

斜方肌下束和三角肌在肩关节起始位以肩胛骨为中心呈相互拮抗的关系。可以理解为在上肢上抬位时，斜方肌下束是提高三角肌收缩效率的固定肌

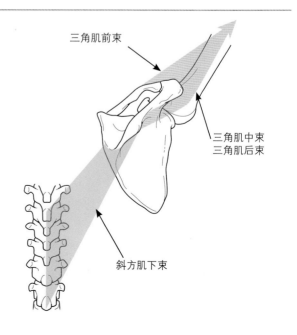

三角肌前束

三角肌中束
三角肌后束

斜方肌下束

图Ⅳ-2-3 斜方肌上束的触诊①

斜方肌上束的触诊要求受检者采取坐位，肩关节轻度屈曲，以此姿势进行肩关节屈曲运动，同时检查者对受检者的屈曲运动施加阻力

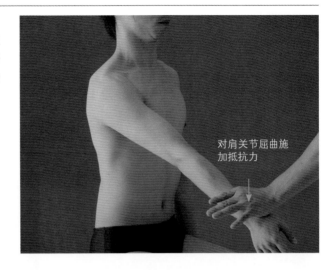

对肩关节屈曲施加抵抗力

图Ⅳ-2-4 斜方肌上束的触诊②

增加肩关节屈曲的阻力，提高三角肌前束的活动量，作为固定肌发挥作用的斜方肌上束的收缩也相应增强。检查者从锁骨外 1/3 处开始对沿着颈部向内上方走行的斜方肌上束上缘进行触摸

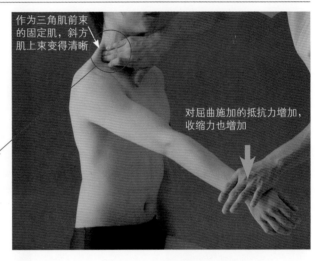

作为三角肌前束的固定肌，斜方肌上束变得清晰

对屈曲施加的抵抗力增加，收缩力也增加

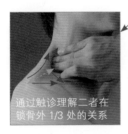

通过触诊理解二者在锁骨外 1/3 处的关系

图Ⅳ-2-5 斜方肌中束的触诊①

斜方肌中束的触诊在受检者俯卧位下进行。从受检者肩关节 90° 外展、外旋的姿势开始，反复做肩关节水平伸展运动

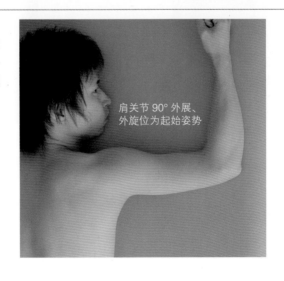

肩关节 90° 外展、外旋位为起始姿势

2

肩胛胸壁关节相关肌肉

肩关节在抗重力下进行水平伸展运动，增加三角肌后束、三角肌中束的收缩强度后，作为其固定肌的斜方肌中束的收缩也相应增强。检查者将手指放在肩锁关节上，接着触摸朝向内侧的斜方肌中束的上缘。仔细触摸就能够确认斜方肌上束、斜方肌中束的肌间隙，可以以这个间隙为标志进行触诊

让受检者做同样的肩关节水平伸展运动，检查者将手指放在肩胛冈上，触摸从肩胛冈向内侧延伸的斜方肌中束的下缘。仔细触摸的话就能摸到斜方肌中束、斜方肌下束的肌间隙，可以以这个间隙为标志进行触诊

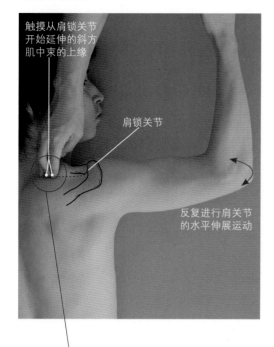

触摸从肩锁关节开始延伸的斜方肌中束的上缘

肩锁关节

反复进行肩关节的水平伸展运动

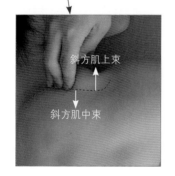

斜方肌上束

斜方肌中束

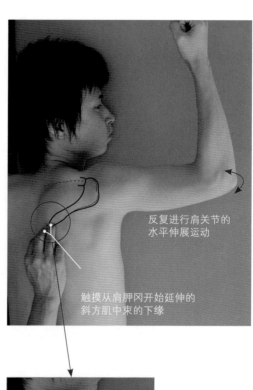

反复进行肩关节的水平伸展运动

触摸从肩胛冈开始延伸的斜方肌中束的下缘

理解斜方肌与三角肌以肩峰、肩胛冈为分界的关系

斜方肌下束的触诊要在受检者俯卧位下进行。以受检者的肩关节零度位为起始姿势，把上肢从床上上抬，再反复进行上肢的屈伸运动。此时，如果肩胛骨上举，有点像耸肩动作的话，则说明斜方肌下束没有有效地发挥作用，这时候就需要检查者的帮助

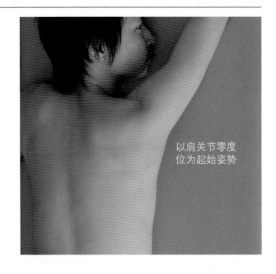

以肩关节零度位为起始姿势

受检者的肩关节从零度位开始进一步屈伸，此运动需要三角肌整体强有力的收缩。此时，对作为三角肌的固定肌，即正在活动的斜方肌下束的收缩进行触诊。这块肌肉通过肉眼也可以明确地辨别出。检查者对从冈三角向内下方走行的斜方肌下束进行触诊

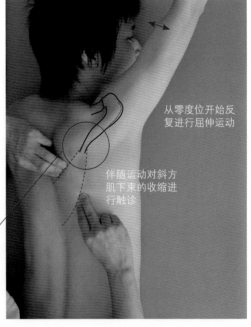

从零度位开始反复进行屈伸运动

伴随运动对斜方肌下束的收缩进行触诊

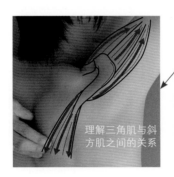

理解三角肌与斜方肌之间的关系

2

肩胛胸壁关节相关肌肉

肩胛胸壁关节相关肌肉

菱形肌

解剖学特征（图Ⅳ-2-10，Ⅳ-2-11）

- **大菱形肌：**
  - ［**起点**］第 2～5 胸椎棘突
  - ［**止点**］肩胛骨冈三角到下角及其之间的内侧缘
- **小菱形肌：**
  - ［**起点**］第 7 颈椎棘突，第 1 胸椎棘突
  - ［**止点**］肩胛骨冈三角内侧缘
- ［**神经支配**］肩胛背神经（C5）
- 大菱形肌与小菱形肌之间有一层非常薄的蜂窝组织层。两块肌肉融合成一块菱形肌的概率约为 11%。
- 菱形肌的表层是斜方肌，副神经在两块肌肉之间走行。

肌肉功能特征（Ⅳ-2-12，Ⅳ-2-13）

- 菱形肌的主要作用是将肩胛骨移向内上方。此外，也会使肩胛骨内侧缘上提，与胸小肌一起收缩使肩胛骨下回旋。
- 菱形肌协同前锯肌让肩胛骨内侧缘贴近胸廓部。

与临床的关联

- 在胸廓出口综合征的牵引型病例中，固定肩胛骨的菱形肌、斜方肌中束经常会受到影响，而使得肩胛骨稳定性下降，这和疼痛的发生有很大的关系。

相关疾病

- 胸廓出口综合征、肩关节不稳定、肩关节周围炎等。

触诊方法

- 见图Ⅳ-2-14～Ⅳ-2-17。

图IV-2-10 大菱形肌的走行

　　大菱形肌起于第2~5胸椎棘突，止于肩胛骨冈三角到下角及其之间的内侧缘，使肩胛骨内收与下回旋

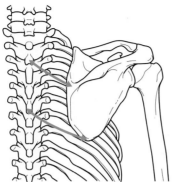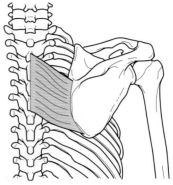

图IV-2-11 小菱形肌的走行

　　起于第7颈椎棘突与第1胸椎棘突，止于肩胛骨冈三角内侧缘，有使肩胛骨内收、下回旋及轻微上提的作用

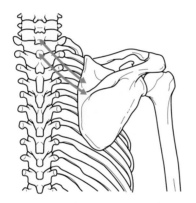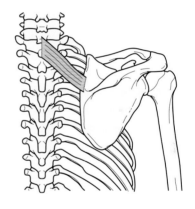

图IV-2-12 菱形肌与前锯肌的协同作用

　　菱形肌与前锯肌协同让肩胛骨内侧缘贴近胸廓部。四足动物的肩胛骨仅由前锯肌上提固定

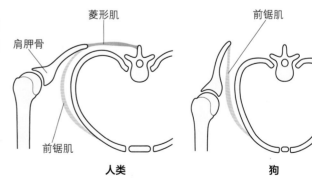

人类　　　　狗

副神经的走行

副神经通过斜方肌的背侧下行。副神经走行于深部的肩胛提肌、菱形肌与斜方肌三者之间。菱形肌的背侧有肩胛背神经走行

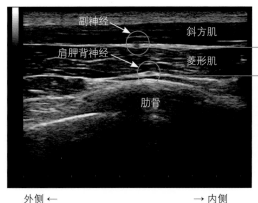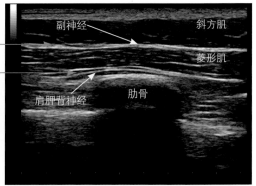

外侧 ←   → 内侧   头侧 ←   → 尾侧

神经走行的短轴图像   **神经走行的长轴图像**

图IV-2-14 大菱形肌的触诊①

菱形肌位于斜方肌中束的深层，所以斜方肌中束一旦参与了肩胛骨内收运动，菱形肌的触诊就变得比较困难。因此，对菱形肌触诊时，通过受检者肩关节的抬离运动，诱发肩胛骨下回旋，然后进行肩胛骨的内收运动，这样对菱形肌的触诊会相对容易。因为诱发肩胛骨下回旋，在下回旋运动中具有与菱形肌作用相反的斜方肌可受到抑制，从而排除斜方肌中束的干扰

图IV-2-15 大菱形肌的触诊②

进行大菱形肌的触诊时，让受检者呈俯卧位。检查者将手指放在肩胛骨下角，通过肩关节抬离运动使肩胛骨下回旋，并诱发肩胛骨做内收运动。在运动过程中，检查者手指要向内上方移动，如此便可以对大菱形肌进行触诊

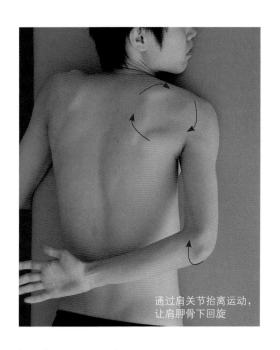

通过肩关节抬离运动，让肩胛骨下回旋

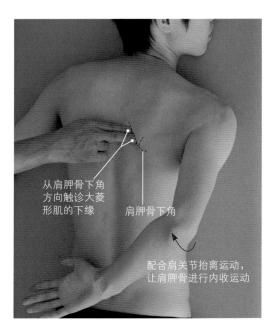

从肩胛骨下角方向触诊大菱形肌的下缘

肩胛骨下角

配合肩关节抬离运动，让肩胛骨进行内收运动

检查者将手指放在受检者的肩胛骨冈三角，通过肩关节抬离运动诱发肩胛骨下回旋，接着再让肩胛骨做内收运动。在运动过程中，对大菱形肌与小菱形肌的肌间隙进行仔细触诊

小菱形肌的触诊也让受检者呈俯卧位。检查者将手指从冈三角位置往肩胛骨上角方向移动1根手指宽的距离。通过肩关节抬离运动诱发肩胛骨下回旋，同时进行肩胛骨内收运动。随着内收运动，手指往内上方移动，如此就能触诊到小菱形肌的上缘

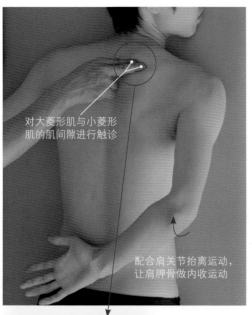

对大菱形肌与小菱形肌的肌间隙进行触诊

配合肩关节抬离运动，让肩胛骨做内收运动

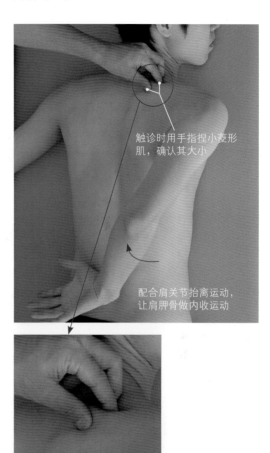

触诊时用手指捏小菱形肌，确认其大小

配合肩关节抬离运动，让肩胛骨做内收运动

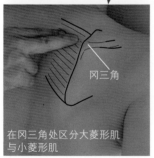

冈三角

在冈三角处区分大菱形肌与小菱形肌

2

肩胛胸壁关节相关肌肉

2 肩胛胸壁关节相关肌肉

肩胛提肌

解剖学特征（图Ⅳ-2-18）

- [**起点**] 第 1~4 颈椎的横突
  [**止点**] 肩胛骨上角内侧缘
  [**神经支配**] 肩胛背神经（C5）
- 肩胛提肌由 4 条肌束构成。

肌肉功能特征（图Ⅳ-2-19）

- 主要作用于肩胛骨上提，并和菱形肌、胸小肌共同作用使肩胛骨下回旋。
- 在肩胛骨固定的状态下，两侧肩胛提肌发挥作用会使颈部伸展，仅有一侧发挥作用则使颈部侧曲与同侧旋转。

与临床的关联（图Ⅳ-2-20）

- 肩周炎中，肩胛提肌是存在肌肉硬结的部位之一。这与肩胛背神经的卡压具有密切关联。
- 肩胛提肌发生过度痉挛时会使肩胛骨下回旋、上举受限，继发引起盂肱关节不稳定，这些是与腕部神经有关的症状。
- 在几乎所有斜方肌功能低下的病例中都有肩胛骨的固定功能仅依靠肩胛提肌的问题。

相关疾病

- 胸廓出口综合征、肩关节不稳定、肩颈肌筋膜炎、肩关节周围炎、投掷肩等。

触诊方法

- 见图Ⅳ-2-21 ~ Ⅳ-2-24。

图Ⅳ-2-18 肩胛提肌的走行

　　肩胛提肌起于第 1~4 颈椎的横突，止于肩胛骨上角内侧缘，使肩胛骨上提与下回旋

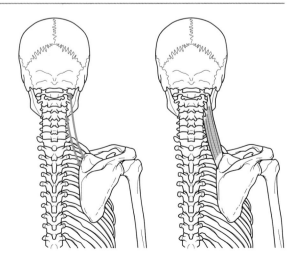

肩胛骨下回旋肌群

肩胛骨下回旋运动一般是在肩胛提肌（a）、小菱形肌（b）、大菱形肌（c）、胸小肌（d）的共同作用下进行的

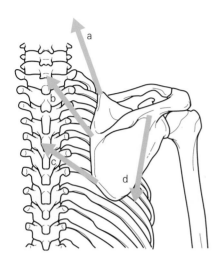

图IV-2-20 肩胛背神经走行与交叉点的关系

肩胛背神经从 C5 神经根分离后，穿过肩胛提肌、小菱形肌、大菱形肌的深部，并分别支配这几个肌群。明显的肌肉痉挛会压迫肩胛背神经，并诱发肩胛骨内侧产生钝痛感

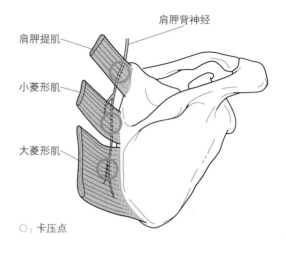

○：卡压点

图IV-2-21 肩胛提肌的触诊①

在肩胛提肌的触诊中，让受检者呈俯卧位，让其颈部向对侧旋转，并以此作为起始姿势。因为肩胛提肌位于斜方肌上束的深层，所以，肩胛骨上提会斜方肌上束收缩，进而使肩胛提肌的触诊变得困难。因此，在触诊肩胛提肌时，先伸展、内收、内旋肩关节，诱发肩胛骨下回旋，在此基础上再进行肩胛骨的上提运动，触诊就会容易得多

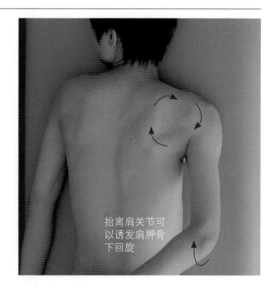

抬离肩关节可以诱发肩胛骨下回旋

2

肩胛胸壁关节相关肌肉

检查者将手指放于肩胛骨上角。受检者通过肩关节的抬离运动诱发肩胛骨下回旋，再做肩胛骨上提运动。伴随肩胛骨上提运动，可以对向内上方移行的肩胛提肌进行触诊

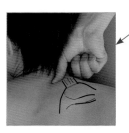

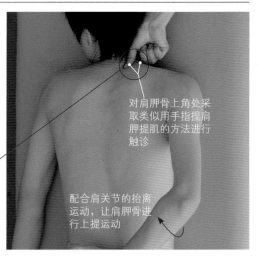

对肩胛骨上角处采取类似用手指捏肩胛提肌的方法进行触诊

配合肩关节的抬离运动，让肩胛骨进行上提运动

扩张性肩胛提肌的触诊要让受检者呈侧卧位，再让其颈部轻度屈曲，并向对侧侧屈，从肩关节处于90°屈曲位的姿势开始

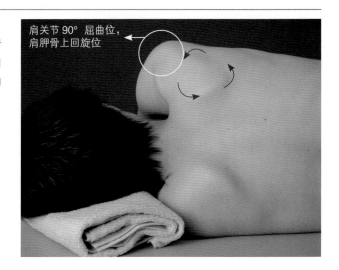

肩关节90°屈曲位，肩胛骨上回旋位

检查者一只手的手指轻放于寰椎横突起的略远端，另一只手向下牵引肩胛骨上角径直向远端下沉，伴随着肩胛提肌的收缩对其紧张加剧的状态进行触诊

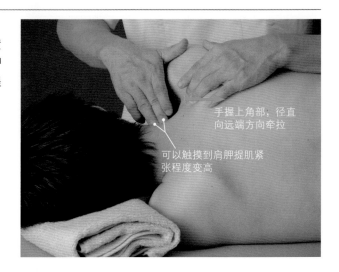

手握上角部，径直向远端方向牵拉

可以触摸到肩胛提肌紧张程度变高

2 肩胛胸壁关节相关肌肉

胸小肌

解剖学特征（图Ⅳ-2-25）

- ［**起点**］第 2~5 肋的前面

  ［**止点**］肩胛骨的喙突

  ［**神经支配**］胸神经（C5~T1）

- 胸小肌连接喙突与胸廓，看起来就像屋顶。锁骨下动脉、锁骨下静脉、肱神经会通过胸小肌的深部。

肌肉功能特征

- 将喙突向前方牵拉，肩胛骨下角会产生远离胸廓（肩胛骨前倾）的运动。
- 胸小肌会和肩胛提肌、菱形肌共同作用使肩胛骨下回旋。
- 在肩胛骨被固定的情况下，胸小肌收缩提起胸廓来辅助呼吸。

与临床的关联（图Ⅳ-2-26）

- 胸小肌直接引起的从肩部到上肢部位的疼痛称为胸小肌综合征。
- 胸小肌综合征大多属于胸廓出口综合征中的一种分型。当上肢外展时，胸小肌综合征的症状会表现得很明显，因此又称过度外展综合征。
- 胸小肌综合征在胸小肌部位会有明显的压痛和放射痛，当胸小肌综合征和斜方肌综合征、肋锁综合征相区分时这是重要特征之一。
- 对乳腺癌进行乳房扩大根治术时，胸小肌也会被切除，所以有时候会因为手术后肩胛骨不稳定而造成二次肩关节障碍。
- 在肩关节不稳定病例中，胸小肌、肩胛提肌等肌肉痉挛会使肩胛骨形成不良的姿势，有时还会因此造成二次盂肱不稳定，所以需要特别注意。

相关疾病

- 胸小肌综合征、胸廓出口综合征、肩关节不稳定、乳房扩大根治术后的相关疾病等。

触诊方法

- 见图Ⅳ-2-27 ~ Ⅳ-2-30。

图Ⅳ-2-25 胸小肌的走行

胸小肌起于第2~5肋的前面，止于肩胛骨的喙突。胸小肌可以将喙突向前牵拉，使喙突前倾。在肩胛骨被固定时，胸小肌可上提胸廓来辅助呼吸

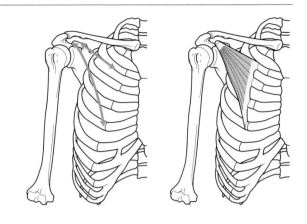

图Ⅳ-2-26 胸小肌综合征

锁骨下动脉、锁骨下静脉、肱神经会通过胸小肌的深部。胸小肌综合征又称过度外展综合征，其特征是上肢上举时，从肩部到上肢会有疼痛感。医学上认为，当胸小肌呈痉挛状态时，随着上肢的上举，神经和血管会受到压迫而产生疼痛感

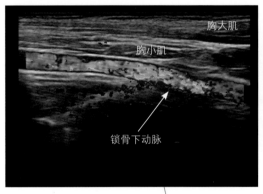

下垂位动脉状态

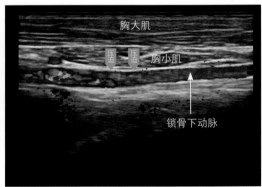

上举位动脉状态

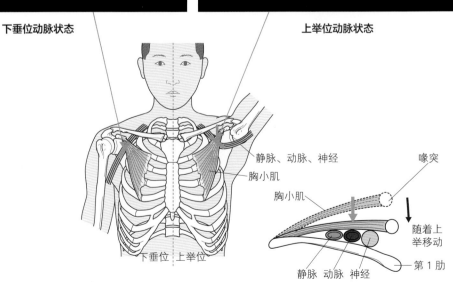

图Ⅳ-2-27 胸小肌的触诊①

进行胸小肌的触诊时，受检者呈坐位，且肩关节进行伸展、内收、内旋运动，手背能接触到背部，以此为触诊的起始姿势

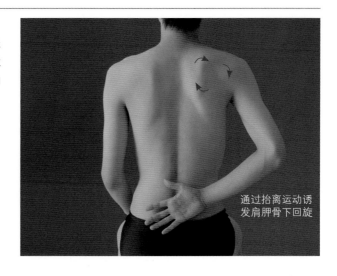

通过抬离运动诱发肩胛骨下回旋

图Ⅳ-2-28 胸小肌的触诊②

确认喙突的位置后，检查者将手指放在受检者喙突基底的下缘。喙突外侧有肱二头肌短头和喙肱肌附着，因此触诊重点是手指一定要摸到喙突基底

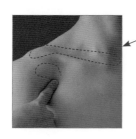

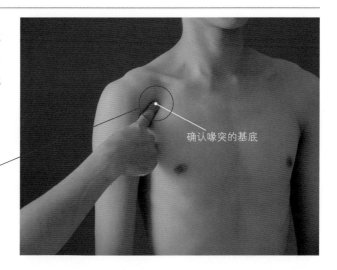

确认喙突的基底

图Ⅳ-2-29 胸小肌的触诊③

受检者反复做手背离开背部的运动（抬离运动）而诱发肩胛骨前倾。胸小肌会随着抬离运动而收缩，此时可向第5肋的方向触诊胸小肌外侧缘

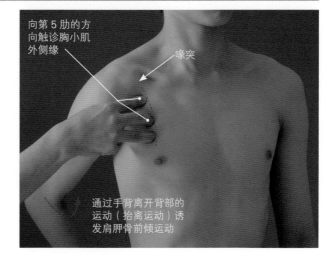

向第5肋的方向触诊胸小肌外侧缘

喙突

通过手背离开背部的运动（抬离运动）诱发肩胛骨前倾运动

2

肩胛胸壁关节相关肌肉

图Ⅳ-2-30 胸小肌的触诊④

以同样的手法向第 2 肋的方向触诊
胸小肌的外侧缘。触诊的技巧在于不要让
肌肉一直持续收缩，每运动完一次后，要
让肌肉完全地放松，然后再进行下一次
的抬离运动，如此便容易找到胸小肌的
位置

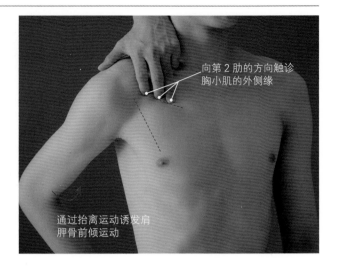

向第 2 肋的方向触诊
胸小肌的外侧缘

通过抬离运动诱发肩
胛骨前倾运动

2 肩胛胸壁关节相关肌肉

前锯肌

解剖学特征（见图Ⅳ-2-31）

- ［**起点**］第 1~9 肋外侧面

  ［**止点**］肩胛骨内侧缘的肋面

  ［**神经支配**］胸长神经（C5~C7）

- 前锯肌有一部分纤维起于第 1 肋与第 2 肋，止于肩胛骨上角。

- 前锯肌有一部分纤维起于第 2 肋，和起于第 3 肋的纤维共同止于肩胛骨下角的内侧缘。

- 前锯肌起于第 4 肋和第 9 肋的纤维，最后集中止于肩胛骨下角。

肌肉功能特征（图Ⅳ-2-32，Ⅳ-2-33）

- 前锯肌是唯一和肩胛骨外展有关的肌肉。

- 附着在肩胛骨上角的纤维参与肩胛骨外展及下回旋运动。

- 附着在肩胛骨上角以外的纤维参与肩胛骨外展及上回旋运动。

- 从水平面上可以观察到前锯肌和斜方肌一起将肩胛骨内侧缘拉向胸廓，使肩胛骨内侧保持稳定。

- 前锯肌和斜方肌一起使肩胛骨上回旋，都是很重要的肌肉。

与临床的关联（见图Ⅳ-2-34）

- 在临床方面，由前锯肌异常导致的疾病中，随着胸长神经麻痹而产生的翼状肩是很常见的。作为所有肩关节运动基础的肩胛骨，其稳定性受到破坏时会造成严重的功能障碍。

- 胸长神经麻痹时，若要确认前锯肌的功能，推荐通过肩关节屈曲运动来确认。在进行外展运动时，有时会因为斜方肌的代偿作用，使上举动作并无异常。

- 肩关节下垂位时，若从后方能观察到肩胛骨内侧缘翘起，便有前锯肌功能发生障碍的可能。

相关疾病

- 胸长神经麻痹、胸廓出口综合征、肩关节不稳定等。

触诊方法

- 见图Ⅳ-2-35 ~ Ⅳ-2-38。

图IV-2-31 前锯肌的走行

前锯肌起于第1~9肋外侧面，止于肩胛骨内侧缘的肋面，是唯一能让肩胛骨外展的肌肉。附着在上角的纤维会产生肩胛骨下回旋运动，而其他纤维则产生肩胛骨上回旋运动

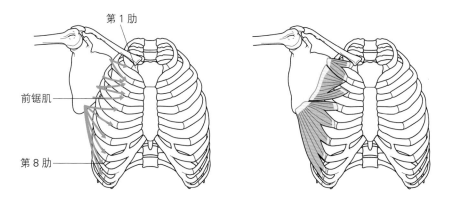

第1肋
前锯肌
第8肋

图IV-2-32 前锯肌的胸廓固定化作用

从水平面观察前锯肌时，其作用方向为将肩胛骨内侧缘拉向前外侧，此时的力量可分解为将内侧缘固定于胸廓上的力量及外展的力量

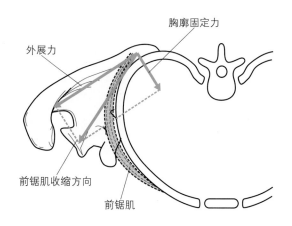

胸廓固定力
外展力
前锯肌收缩方向
前锯肌

图IV-2-33 肩胛骨上回旋相关肌群

随着上肢上举而产生的肩胛骨上回旋运动是在斜方肌上束（a）、斜方肌中束（b）、斜方肌下束（c）和前锯肌（d）的协同作用下完成的

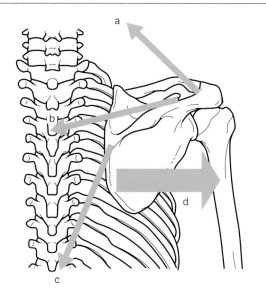

a
b
c
d

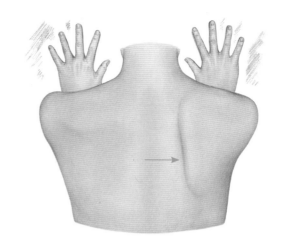

图Ⅳ-2-34 胸长神经麻痹导致的翼状肩

　　右图展示的是由胸长神经麻痹导致的翼状肩。从图中可以看出肩胛骨内侧缘在胸廓上翘起的形态。需要注意的是，在肩关节外展时，有时会因为斜方肌的代偿作用能够完成上举运动

图Ⅳ-2-35 前锯肌的触诊①

　　前锯肌的触诊要在受检者坐位下进行，同时让其肩关节屈曲90°，让肘关节呈伸展位，并通过肩胛骨的外展做出上肢向前推的动作

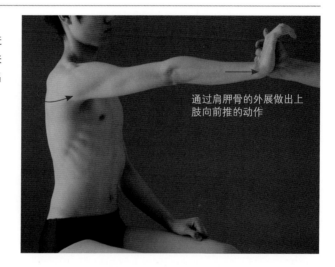

通过肩胛骨的外展做出上肢向前推的动作

图Ⅳ-2-36 前锯肌的触诊②

　　由于肩胛骨下角位于第5、6肋的区域，因此以肩胛骨下角为目标，检查者将手指放在第5、6肋的侧面。让受检者做出上肢向前推的动作，此时对前锯肌进行触诊

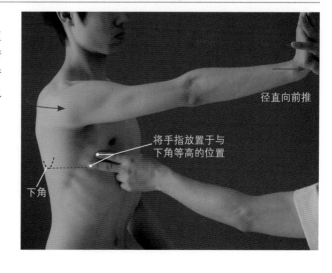

径直向前推

将手指置于与下角等高的位置

下角

2

肩胛胸壁关节相关肌肉

触诊附着于上位肋骨的前锯肌时，检查者的手指可从背阔肌和胸廓之间进入，并将手指放于肋骨侧面，很容易就能触摸到前锯肌。让受检者做上肢向前（稍向下）推的动作，对前锯肌进行触诊

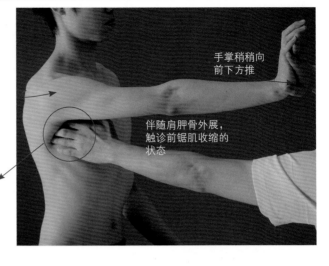

手掌稍稍向前下方推

伴随肩胛骨外展，触诊前锯肌收缩的状态

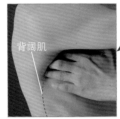

背阔肌

手指从背阔肌下进入，并放置于上位肋骨的侧面

触诊附着于下位肋骨的前锯肌时，受检者在做上肢向前推的动作时稍向上方推，则触诊会变得比较容易。在下位肋骨侧面稍微靠前对前锯肌进行触诊。从体表也可以观察其收缩形态，可以看到前锯肌与腹外斜肌相互交错的形态

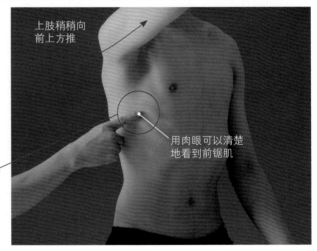

上肢稍稍向前上方推

用肉眼可以清楚地看到前锯肌

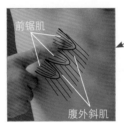

前锯肌

腹外斜肌

肱二头肌

解剖学特征（见图Ⅳ-3-1 ～ Ⅳ-3-7）

- **肱二头肌长头：**
  ［**起点**］肩胛骨盂上结节、上盂唇处　　　　［**止点**］桡骨粗隆、前臂筋膜
- **肱二头肌短头：**
  ［**起点**］肩胛骨喙突　　　　　　　　　　　［**止点**］桡骨粗隆、前臂筋膜
- ［**神经支配**］肌皮神经（C5、C6）
- 肱二头肌长头肌腱通过结节间沟之后进入关节内。
- 肱二头肌长头肌腱进入关节内之后，在喙肱韧带下方的冈上肌和肩胛下肌之间延伸，附着在盂上结节和上盂唇处。
- 肱二头肌短头会和喙肱肌汇集，形成联合腱附着在喙突上。
- 随着肱二头肌向近端靠近、向肌肉内扩展，其形成范围较广的中间腱。肌纤维在中间腱上深浅不一，形成一种像羽毛一样的构造。

肌肉功能特征（图Ⅳ-3-8，Ⅳ-3-9）

- 肱二头肌是跨过肩关节和肘关节的双关节肌，它参与两个关节的运动。
- 在肩关节方面，肱二头肌参与肩关节从休息位开始的屈曲运动，以及在 90° 外展位的水平屈伸。
- 肱二头肌在肘关节是强有力的屈肌，在前臂是强有力的旋后肌。
- 肱二头肌长头会以提起上盂唇的方式抑制肱骨头过度上移，如此便有助于维持盂肱关节的稳定性。
- 肱二头肌长头通过结节间沟内部，在肩关节外旋位时其紧张度会增加。肱二头肌长头肌腱的紧张状态有助于提高肱骨头的向心性回纳与盂肱关节的稳定性。
- 肱二头肌和旋后肌参与前臂的旋后运动，但是当肘关节呈完全屈曲位时，肱二头肌是松弛的，因此，这时候的旋后运动主要是由旋后肌来完成。

与临床的关联

- 肱二头肌长头肌腱炎是肩关节周围炎的分型之一。
- 在肱二头肌长头肌腱炎的徒手检查中，比较有名的是肱二头肌抗阻力试验，又称耶尔加森试验（见 44 页）。
- 肱二头肌长头肌腱所形成的强大牵引力，或是肱骨头撞击对盂唇产生的剪切力会造成肩关节上盂唇前后撕脱（superior labrum anterior to posterior lesion, SLAP 损伤）（见 230 页）
- 若是肱二头肌长头肌腱断裂，最具代表性的症状就是在肘关节屈曲时可以在远端看到肱二头肌的异常隆起。

相关疾病

- 肱二头肌长头肌腱炎、SLAP 损伤、肱二头肌长头肌腱断裂、肱二头肌长头肌腱滑脱等。

触诊方法

- 见图Ⅳ-3-10 ～ Ⅳ-3-19。

图Ⅳ-3-1 肱二头肌的走行

肱二头肌分为长头和短头。长头起于肩胛骨盂上结节、上盂唇处，短头起于肩胛骨喙突，而止点都是在桡骨粗隆，但是构成内侧纤维的一部分止于前臂筋膜

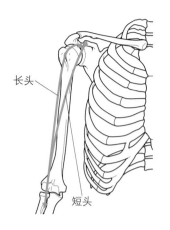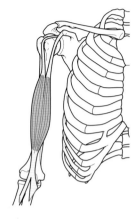

长头

短头

图Ⅳ-3-2 肱二头肌长头肌腱与肌纤维的特征

肱二头肌内存在广泛的中间腱。如果沿着纤维走行观察肌腱移行部，就会发现中间腱会径直向肱二头肌肌腱方向移动。构成肱二头肌的肌纤维以中间腱为中心，呈羽毛状排列

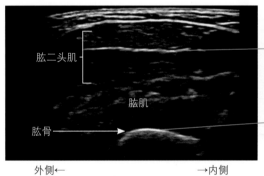

肱二头肌

肱肌

肱骨

外侧←　　　　　　　　　　→内侧

肱二头肌的肌腹中央短轴图像

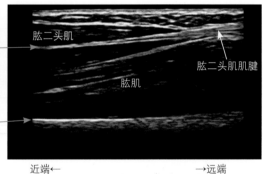

肱二头肌

肱二头肌肌腱

肱肌

近端←　　　　　　　　　　→远端

肱二头肌的肌腱移行部长轴图像

图Ⅳ-3-3 肱二头肌长头起点部的相关解剖

肱二头肌长头肌腱附着在盂上结节与上盂唇（左图）。上盂唇与上关节囊结合的情况很少见，肱二头肌长头肌腱的紧张状态具有上提上盂唇，并限制肱骨头向上方移动的功能（右图）

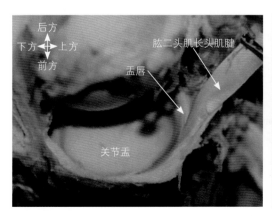

后方

下方↕上方

前方

肱二头肌长头肌腱

盂唇

关节盂

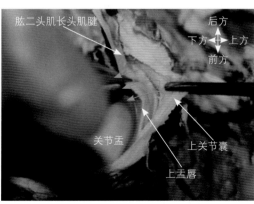

肱二头肌长头肌腱

后方

下方↔上方

前方

关节盂

上关节囊

上盂唇

图IV-3-4 肱二头肌长头肌腱的走行

肱二头肌长头肌腱通过结节间沟之后进入关节内，以加强冈上肌肌腱和肩胛下肌肌腱之间（肩袖间隙）的走行。对于肌腱支持不足的地方，长头肌腱具有补充其稳定性的作用

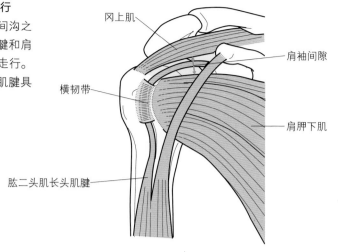

冈上肌
肩袖间隙
横韧带
肩胛下肌
肱二头肌长头肌腱

图IV-3-5 肩袖间隙中的肱二头肌长头肌腱与喙肱韧带的关系

通过肩袖间隙的肱二头肌长头肌腱的表层由喙肱韧带所覆盖。从关节内长头肌腱的短轴图像可以观察到后方有冈上肌肌腱，前方有肩胛下肌肌腱。长头肌腱上方的浅层白色部分为喙肱韧带。从关节内的长头肌腱的长轴图像中可以明显地观察到长头肌腱的上方覆盖有喙肱韧带

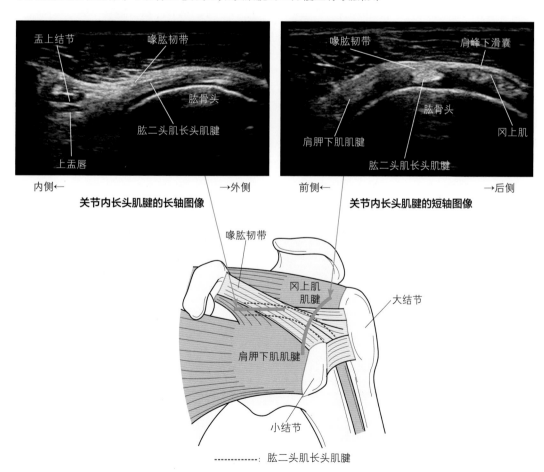

盂上结节　喙肱韧带
肱骨头
肱二头肌长头肌腱
上盂唇

内侧←　　　　　→外侧

关节内长头肌腱的长轴图像

喙肱韧带　　　　肩峰下滑囊
肱骨头
肩胛下肌肌腱
冈上肌
肱二头肌长头肌腱

前侧←　　　　　→后侧

关节内长头肌腱的短轴图像

喙肱韧带
冈上肌肌腱
大结节
肩胛下肌肌腱
小结节

- - - - - - ：肱二头肌长头肌腱

3

肘关节相关肌肉

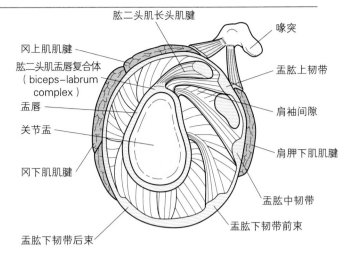

图Ⅳ-3-6 以肱二头肌长头肌腱为中心
的关节内支持组织

在剥离肱骨头的状态下，从外侧观察右关节盂，从附着在上盂唇的肱二头肌长头肌腱上看，顺时针方向上存在盂肱上韧带（SGHL）、盂肱中韧带（MGHL）、盂肱下韧带前束（AIGHL）、盂肱下韧带后束（PIGHL），这些韧带可以让关节更加稳定

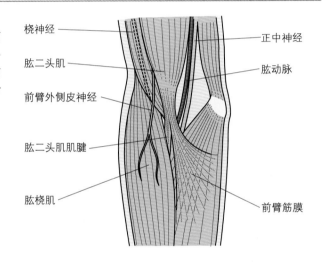

图Ⅳ-3-7 肱二头肌止点部的相关解剖

肱二头肌的止点分为桡骨粗隆和前臂筋膜两部分。桡骨粗隆方向的肌腱外侧有桡神经和前臂外侧皮神经通过，而前臂筋膜方向的肌腱与内上髁之间则有肱动脉和正中神经通过

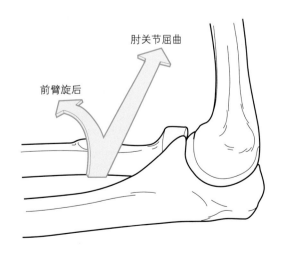

图Ⅳ-3-8 肱二头肌的功能

肱二头肌是肘关节重要的屈肌，同时也是强有力的旋后肌。由于肘关节屈曲时，肱肌也会同时作用，因此，如果想单独触诊肱二头肌，可进行旋后运动

图 IV-3-9 肩关节旋转与长头肌腱

肱二头肌长头肌腱在横韧带内滑动，有助于稳定肱骨头。当肩关节外旋位时，长头肌腱会更加紧张，当肩关节内旋位时，长头肌腱紧张会得到缓解。简言之，长头肌腱增加肱骨头的稳定性在肩关节外旋位中有最明显的效果

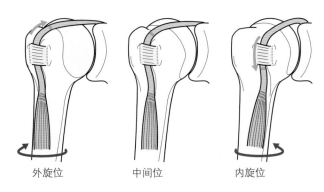

外旋位　　　　中间位　　　　内旋位

图 IV-3-10 肱二头肌长头的触诊①

受检者处于仰卧位，肩关节伸展0°，旋转中立位，肘关节屈曲45°，前臂呈旋前位，以此作为起始姿势。让受检者一边反复进行充分的前臂旋后运动一边进行触诊

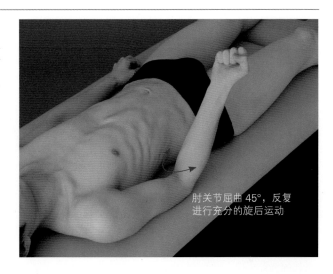

肘关节屈曲 45°，反复进行充分的旋后运动

图 IV-3-11 肱二头肌长头的触诊②

受检者在进行前臂旋后运动的同时，检查者确认其上臂腹侧隆起的肱二头肌肌腹。检查者用手指沿着肱二头肌肌腹的外侧进行触诊

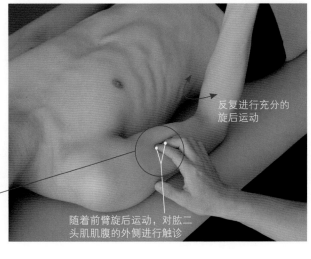

反复进行充分的旋后运动

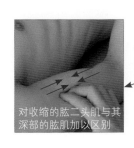

对收缩的肱二头肌与其深部的肱肌加以区别

随着前臂旋后运动，对肱二头肌肌腹的外侧进行触诊

3

肘关节相关肌肉

图Ⅳ-3-12 肱二头肌长头的触诊③

让受检者的前臂反复进行旋后运动，检查者的手指沿着肱二头肌肌腹的外侧缘向近端移动，对通过结节间沟的部分进行触诊。在肩关节旋转中立位时，结节间沟基本就在肱骨正前方，因此可以用来作为参考标志

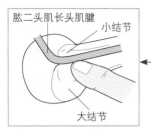

肱二头肌长头肌腱
小结节
大结节

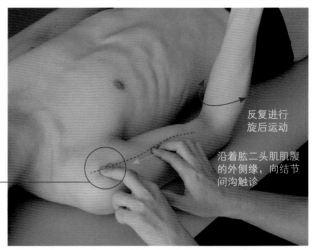

反复进行旋后运动

沿着肱二头肌肌腹的外侧缘，向结节间沟触诊

图Ⅳ-3-13 肱二头肌长头的触诊④

接下来，对肱二头肌长头远端进行触诊。让受检者的前臂反复进行旋后运动，检查者的手指沿着肱二头肌肌腹的后侧缘向远端进行触诊。顺着肱桡肌、桡侧腕长伸肌的尺侧向深部，对肱二头肌肌腱止点的桡骨粗隆进行触诊。在前臂旋后运动下，对肱二头肌肌腱止点处进行仔细触摸，可以触摸到稍微隆起的桡骨粗隆

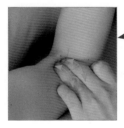

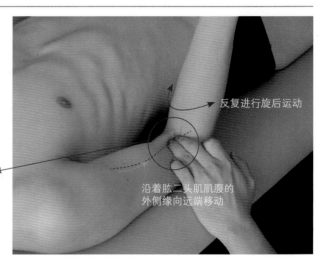

反复进行旋后运动

沿着肱二头肌肌腹的外侧缘向远端移动

图Ⅳ-3-14 肱二头肌短头的触诊①

让受检者处于仰卧位，肩关节外展90°，并稍稍外旋，肘关节屈曲45°，前臂旋前的姿势为起始姿势。同时，让受检者反复进行前臂旋后运动

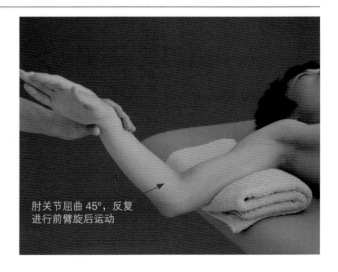

肘关节屈曲45°，反复进行前臂旋后运动

图IV-3-15 肱二头肌短头的触诊②

伴随着受检者前臂旋后运动，检查者的手指沿着隆起的肱二头肌肌腹内侧缘进行触诊

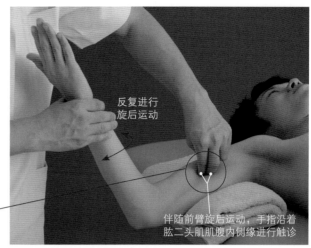

反复进行旋后运动

伴随前臂旋后运动，手指沿着肱二头肌肌腹内侧缘进行触诊

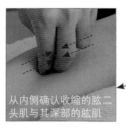

从内侧确认收缩的肱二头肌与其深部的肱肌

图IV-3-16 肱二头肌短头的触诊③

让受检者反复进行前臂旋后运动，检查者的手指沿着肱二头肌肌腹内侧缘向喙突（近端）进行触诊。中途在胸大肌的下方进入肱二头肌短头肌腱处，检查者尽可能在胸大肌的下方移动手指，对肱二头肌短头的收缩情况进行触诊

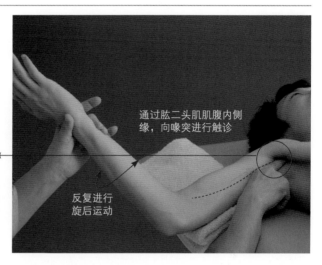

通过肱二头肌肌腹内侧缘，向喙突进行触诊

反复进行旋后运动

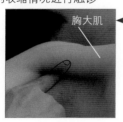

胸大肌

图IV-3-17 肱二头肌短头的触诊④

接下来，对肱二头肌短头远端进行触诊。让受检者反复做前臂旋后运动，同时检查者对其肱二头肌肌腹内侧缘的远端进行触诊。手指再慢慢地移至腱止点，对前臂屈肌群的表面进行触诊

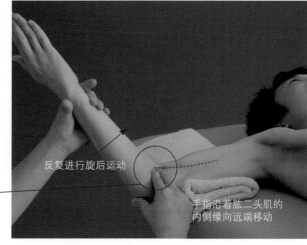

反复进行旋后运动

手指沿着肱二头肌的内侧缘向远端移动

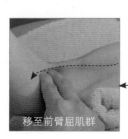

移至前臂屈肌群

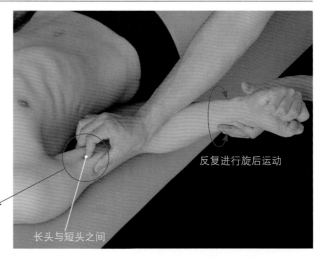

图IV-3-18 肱二头肌长头与短头之间的触诊①

想要确认朝着两个起点部（盂上结节与喙突）方向的各个肌腹的话，检查者用示指可以对肌肉间隙进行触诊。之后，拇指放在长头外侧，中指放置于短头内侧，以示指为中心，以像捏住两块肌肉的方式去触诊

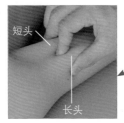

短头

长头

长头与短头之间

反复进行旋后运动

图IV-3-19 肱二头肌长头与短头之间的触诊②

轻轻地将前臂旋后，确认肌肉间隙并将示指向远端移动。一般可以触诊到肌腹的中央位置，也可以对长头与短头分别进行触诊

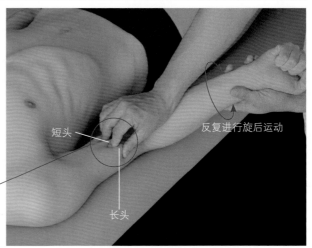

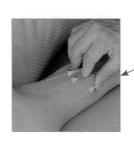

短头

长头

反复进行旋后运动

能力提升　　上盂唇自前向后损伤（SLAP 损伤）

上盂唇自前向后损伤被认为是运动员投掷肩的病症表现之一，起因于反复投球动作所造成的上盂唇过度使用，以及全力投球时对上盂唇所产生的过度牵引力。

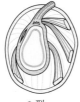
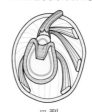
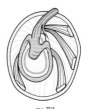

Ⅰ 型　　　　　　Ⅱ 型　　　　　　Ⅲ 型　　　　　　Ⅳ 型

SLAP 损伤 Snyder 分型
Ⅰ 型：上盂唇变性
Ⅱ 型：上盂唇撕脱
Ⅲ 型：上盂唇桶柄样撕脱
Ⅳ 型：肱二头肌长头肌腱呈部分垂直断裂状态

肱肌

解剖学特征（图Ⅳ-3-20～Ⅳ-3-23）

- ［**起点**］肱骨掌侧面远端 1/2 处

  ［**止点**］尺骨粗隆，肘关节前方关节囊

  ［**神经支配**］肌皮神经（C5、C6）
- 肱肌的肌腱成分很少，肌肉基本呈现出肌腹的形态。
- 肱肌分为浅头和深头，前者止于尺骨粗隆，后者止于冠突至尺骨粗隆面。
- 肱肌的深层纤维与肘关节前方关节囊通过结缔组织而相互连接。

肌肉功能特征

- 肱肌是连接肱骨和尺骨的肌肉，所以只作用于肘关节屈曲。
- 附着于关节囊的肌群可防止关节囊因肘关节屈曲及滑动到其自身的近端而受到挤压。

与临床的关联

- 肱肌的纤维化是肘关节屈曲挛缩的主要原因之一。
- 肘关节被动屈曲时，肘窝如果疼痛，就要思考肘关节内部可能有前方关节囊撞击的现象发生。
- 在以肘关节处于 30° 屈曲位开始的终末伸展中，肱肌在以肱骨为中心的矢状面上大幅屈曲，肌纤维在冠状面上的筋膜中向内移动。这种动力学特征是观察肘关节屈曲挛缩的重要知识。

相关疾病

- 肘关节屈曲挛缩、桡神经麻痹。

触诊方法

- 见图Ⅳ-3-24～Ⅳ-3-29。

图IV-3-20 肱肌的走行

　　肱肌起于肱骨掌侧面远端 1/2 处，止于尺骨粗隆和肘关节前方关节囊（尺骨冠突）。作为上臂深层肌群，肱肌是纯粹的肘关节屈肌

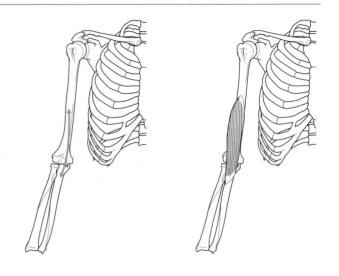

图IV-3-21 作为主动肌的肱肌

　　肱肌的深层纤维直接止于肘关节前方关节囊。肘关节屈曲时，松弛的关节囊会随着肱肌收缩向前上方牵引，发挥作为主动肌的作用

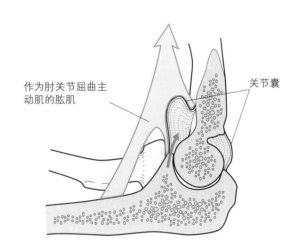

作为肘关节屈曲主动肌的肱肌

关节囊

图IV-3-22 肱骨滑车相关解剖

　　在解剖学上，肱骨滑车周围有很多重要的组织。肱骨滑车由肱肌完全覆盖（如图→）。肱肌内上方有肱动脉与正中神经走行，上方有肱二头肌肌腱，外侧是前臂外侧皮神经。此外，肱肌外上方与桡侧腕长伸肌之间有桡神经穿过

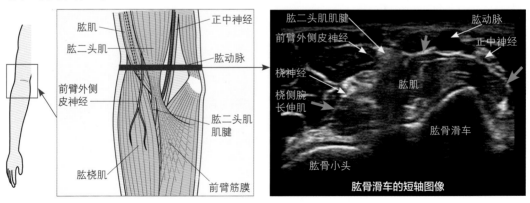

肱肌
肱二头肌
正中神经
肱动脉
前臂外侧皮神经
肱二头肌肌腱
肱桡肌
前臂筋膜

肱二头肌肌腱
前臂外侧皮神经
桡神经
桡侧腕长伸肌
肱动脉
正中神经
肱肌
肱骨滑车
肱骨小头
肱骨滑车的短轴图像

图IV-3-23 肘关节伸展时的肱肌

在肱骨滑车前方的长轴图像中，肘关节屈曲 30° 左右时肱肌几乎与肱骨长轴平行。在伸展终末端，肱肌以肱骨滑车为中心向前方突起弯曲延伸。在肱骨滑车前方的短轴图像中可以观察到，伴随肘关节伸展至终末，肱肌纤维向内侧移动（如图→）。这在观察肘关节屈曲挛缩时是一个重要的部位

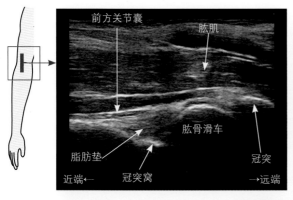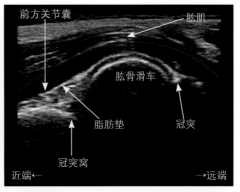

肱骨滑车前方的长轴图像

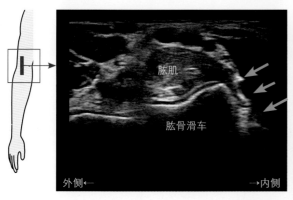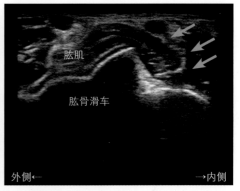

肱骨滑车前方的短轴图像

图IV-3-24 肱肌的触诊①

肱肌的触诊让受检者呈坐位，将肘和前臂放置于桌上的姿势为起始姿势。在前臂旋前、肘关节屈曲运动下进行触诊。让肘部的屈曲伴随前臂旋前，可以消除具有旋后作用的肱二头肌的收缩

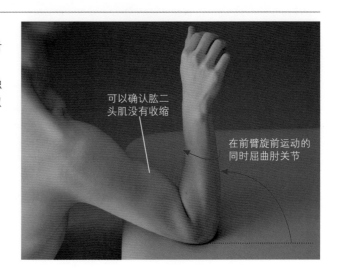

可以确认肱二头肌没有收缩

在前臂旋前运动的同时屈曲肘关节

3

肘关节相关肌肉

图Ⅳ-3-25 肱肌的触诊②

要想从肱肌的外侧进行触诊，首先需要找到肱桡肌下层的桡侧腕长伸肌与肱肌之间的肌肉区域。让受检者在前臂旋转中立位上进行肘关节屈伸运动，确认肱桡肌后，由外侧将手指放在肌肉间

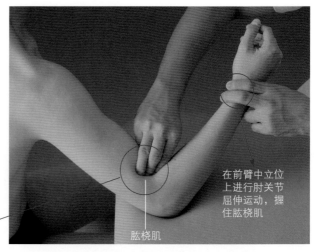

在前臂中立位上进行肘关节屈伸运动，握住肱桡肌

肱桡肌

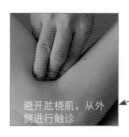

避开肱桡肌，从外侧进行触诊

图Ⅳ-3-26 肱肌的触诊③

让受检者做前臂旋前运动的同时，反复做肘关节屈伸运动。在肱肌收缩时，沿着肱肌的外侧缘向近端进行触诊。触诊的关键是在肘关节屈曲运动的终末端，触诊从深部隆起的肱肌

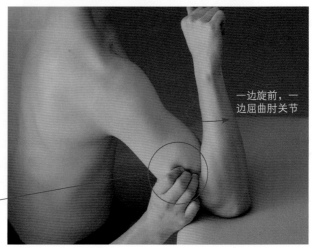

一边旋前，一边屈曲肘关节

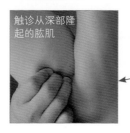

触诊从深部隆起的肱肌

图Ⅳ-3-27 肱肌的触诊④

要想对肱肌的内侧进行触诊，首先需要找到旋前圆肌和肱肌之间的间隙。让受检者反复做前臂的旋前运动，在内上髁稍外侧的位置确认旋前圆肌，检查者的手指从内侧置于肌肉间

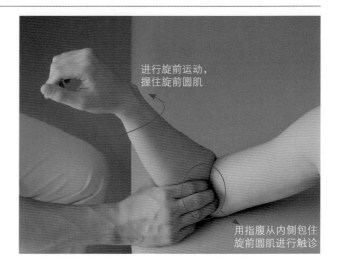

进行旋前运动，握住旋前圆肌

用指腹从内侧包住旋前圆肌进行触诊

肱肌的触诊⑤

让受检者在做前臂旋前运动的同时反复进行肘关节屈伸运动，此时可以沿着肱肌的内侧缘向近端进行触诊。与触诊肱肌的外侧一样，在屈曲终末端对隆起的地方进行触诊比较容易

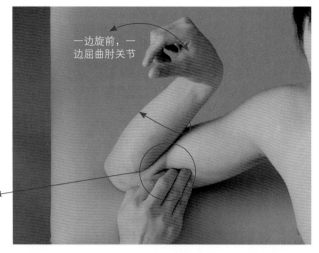

一边旋前，一边屈曲肘关节

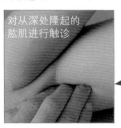

对从深处隆起的肱肌进行触诊

图IV-3-29 肱肌的触诊⑥

通过前臂旋前运动，如果可以确认肱二头肌的收缩完全消失，在以肱二头肌肌腹为媒介的状态下也可以触诊肱肌。检查者的手指稍稍按压，并向深处触摸，在屈曲终末端对从深处向上隆起的肱肌进行触诊。一般可以触诊到上臂约1/2的深度

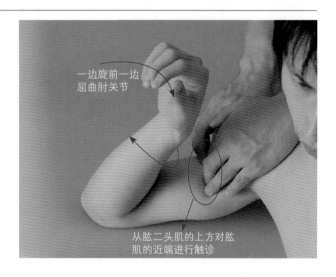

一边旋前一边屈曲肘关节

从肱二头肌的上方对肱肌的近端进行触诊

3

肘关节相关肌肉

3 肘关节相关肌肉

肱桡肌

解剖学特征（图Ⅳ-3-30）

- [**起点**] 肱骨外上髁上方的近端 2/3 处

  [**止点**] 桡骨茎突

  [**神经支配**] 桡神经（C5、C6）

- 在肱桡肌的肱骨附着部位附着有桡侧腕长伸肌。

肌肉功能特征（图Ⅳ-3-31，Ⅳ-3-32）

- 在肘关节伸展位，肱桡肌长轴的走行与肘关节屈伸轴方向一致，因此，肱桡肌不会产生对肘关节的屈伸力矩。

- 在肘关节屈曲时，肱桡肌在屈伸轴的前方走行，可发挥屈曲肘关节的作用。

- 根据前臂旋转位置的差异，肱桡肌收缩方向会发生相应变化，作用也会变化：在前臂旋前位，发挥旋后作用；在前臂中间位，发挥屈曲作用；在前臂旋后位，发挥外翻作用。

与临床的关联

- 肱骨骨干骨折后产生的桡神经麻痹，也会对肱桡肌产生影响。但是，肘关节屈曲运动时，因为还有肱肌与肱二头肌的参与，所以不会产生很大的屈肘功能障碍，一般会出现垂腕、垂指的问题。

- 一旦发生桡神经麻痹，肱桡肌将成为肘关节屈曲的重要肌肉。

- 肱桡肌与桡侧腕长伸肌对肘关节的作用非常相似。通过腕关节的运动可以对二者进行区别。

相关疾病

- 桡神经麻痹、肌皮神经麻痹等。

触诊方法

- 见图Ⅳ-3-33 ~ Ⅳ-3-36。

肱桡肌的走行

肱桡肌是位于前臂远端外侧的长肌，起于肱骨外上髁上方的近端2/3处，止于桡骨茎突。肱二头肌及肱肌也有使肘关节屈曲的作用

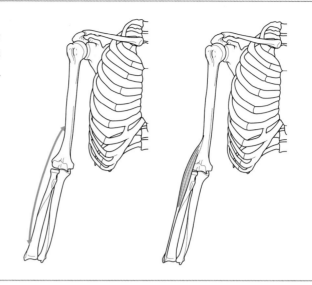

图IV-3-31 **肱桡肌的作用①**

位于肘关节伸展位的肱桡肌的走行与屈伸轴方向一致，不会产生屈伸力矩。肘关节处于屈曲位时，肱桡肌在屈伸轴的前方走行，此时可以发挥其屈肌的作用

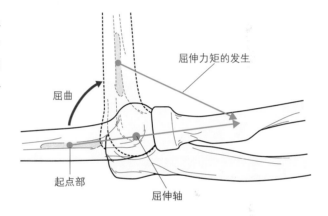

图IV-3-32 **肱桡肌的作用②**

肱桡肌末端的桡骨茎突部分，由于旋转位置的差异会发生空间上的移动，与此同时肱桡肌的作用也在变化。前臂旋后位时，肱桡肌发挥外翻作用；在前臂中间位，肱桡肌产生屈曲力；在前臂旋前位，肱桡肌产生旋后力

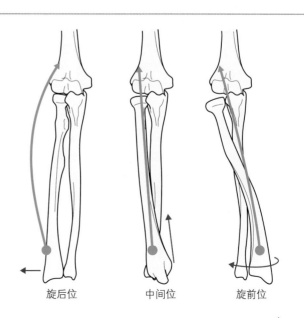

旋后位　　　　中间位　　　　旋前位

3

肘关节相关肌肉

图Ⅳ-3-33 肱桡肌的触诊①

让受检者呈坐位，肘关节屈曲90°，以前臂中立位的姿势为起始姿势。检查者从这个位置开始对肘关节的屈曲运动施加阻力，反复进行等长收缩

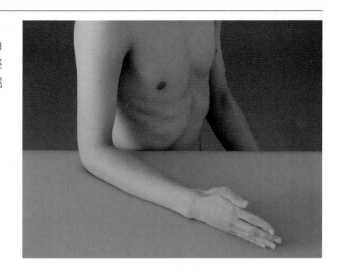

图Ⅳ-3-34 肱桡肌的触诊②

需要注意，在肱桡肌远端施加阻力时，一定不要越过腕关节。下图（a）越过了腕关节施加阻力。此时，要注意的是，从图（b）中观察到桡侧腕长伸肌肌腹也会隆起，即隆起的并非只是肱桡肌的肌腹

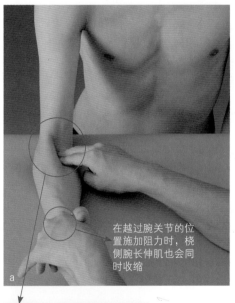

在越过腕关节的位置施加阻力时，桡侧腕长伸肌也会同时收缩

a

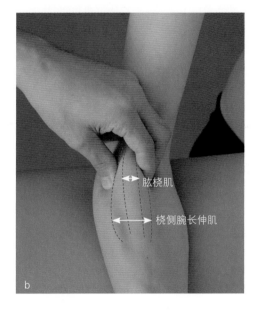

肱桡肌

桡侧腕长伸肌

b

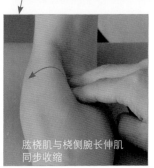

肱桡肌与桡侧腕长伸肌同步收缩

肱桡肌的触诊③

　　检查者在桡骨远端施加阻力，同时再次让肘关节屈曲（a）。此时能够观察到肌肉的隆起，也能明显观察到肌肉收缩部位局限为一条的样子，此处为肱桡肌的肌腹（b）

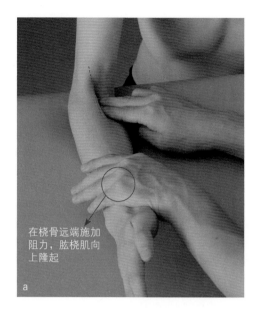

在桡骨远端施加阻力，肱桡肌向上隆起

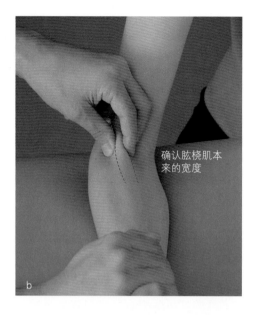

确认肱桡肌本来的宽度

肱桡肌的触诊④

　　在前臂远端 1/3 处开始，肱桡肌肌腹逐渐形成肌腱。从远端进行触诊时，会感觉肱桡肌的肌腱粘连在桡骨的骨干部分。因此，需要通过收缩桡骨茎突对肌腱的紧张状态进行触诊

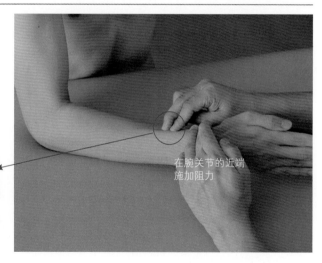

在腕关节的近端施加阻力

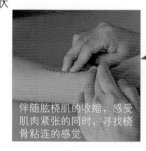

伴随肱桡肌的收缩，感受肌肉紧张的同时，寻找桡骨粘连的感觉

3

肘关节相关肌肉

3 肘关节相关肌肉

肱三头肌

解剖学特征（图Ⅳ-3-37 ~ Ⅳ-3-41）

- **肱三头肌长头：**
  ［**起点**］肩胛骨盂下结节
  ［**止点**］尺骨鹰嘴
- **肱三头肌外侧头：**
  ［**起点**］在肱骨近端背侧面，靠近桡神经沟近端位置
  ［**止点**］尺骨鹰嘴
- **肱三头肌内侧头：**
  ［**起点**］在肱骨近端背侧面，靠近桡神经沟远端位置
  ［**止点**］与长头和外侧头共同止于尺骨鹰嘴，肘关节后方关节囊
- ［**神经支配**］桡神经（C7、C8）
- 在肱三头肌中，只有长头是双关节肌，其他二者都是单关节肌。
- 这 3 条肌肉里，内侧头位于深层，而长头和外侧头的走行则覆盖了内侧头。
- 以桡神经沟为界限，可以区分肱三头肌外侧头与内侧头的起点部位。
- 位于表层的长头和外侧头在上臂远端 1/3 处交会，形成了联合腱并止于尺骨鹰嘴。
- 在内侧头最深层处的纤维直接进入肘关节后方关节囊。
- 内侧头中没有止于关节囊的纤维在深部与长头和外侧头形成的联合腱交会。

肌肉功能特征

- 肱三头肌具有强大的使肘关节伸展的作用，且长头还同时具有使肩关节伸展的作用。
- 长头对肘关节伸展的作用力受肩关节的影响，在肩关节屈曲位时，长头对肘关节伸展的作用最强烈。与此相反，在肩关节伸展位时，因为长头的起点和止点已经相互靠近，所以长头对肘关节的伸展作用就会下降。
- 肱三头肌的内侧头在肘关节伸展的过程中扮演着防止后方关节囊被夹的角色。

与临床的关联

- 在投掷肩患者主诉肩部后方疼痛的病例中，有时会发现 Bennett 骨刺从盂下结节附近向远端延伸的情况（见 29~32 页）。诱因大部分是肩关节后下部僵硬，但肱三头肌长头缩短也是不可忽略的重要因素。
- 肘关节受外伤后所产生的屈曲受限，会使得面部清洗或进食受到相当大的限制。这种情况下大多存在内侧头的压痛或痉挛，对这些部位进行手法治疗对肘关节活动范围的恢复有很大作用。
- 肘关节被动伸展时，若是肘关节后方感到疼痛，多数是由后方关节囊与后方

脂肪垫碰撞造成。在这种情况下，如果诱发内侧头收缩的同时进行肘关节伸展运动，则疼痛便会大大减轻。

- 随着肘关节伸展，后方脂肪垫会因为鹰嘴的侵入而发生功能变形。此时，脂肪垫会越过鹰嘴窝向近端移动，之后进入肱三头肌内侧头的深部。如果承受这一移动的内侧头的柔韧性不够，就会产生脂肪垫撞击。

相关疾病

- 投掷肩、外伤后肘关节挛缩、肘关节后方撞击、异位骨化、Bennett 骨刺、桡神经麻痹等。

触诊方法

- 见图Ⅳ-3-42 ～ Ⅳ-3-54。

图Ⅳ-3-37 肱三头肌的走行

a. 肱三头肌长头

肱三头肌长头起于肩胛骨盂下结节，止于尺骨鹰嘴。构成了上臂后内侧表层，并且是作用于肩关节和肘关节的双关节肌

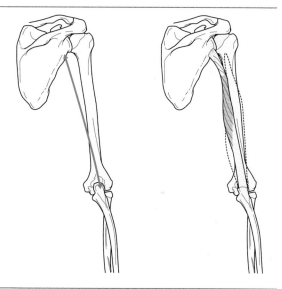

b. 肱三头肌外侧头

肱三头肌外侧头起于肱骨近端背侧面，在桡神经沟的近端；止于尺骨鹰嘴。肱三头肌外侧头构成了上臂后上方的外侧，并且使肘关节伸展

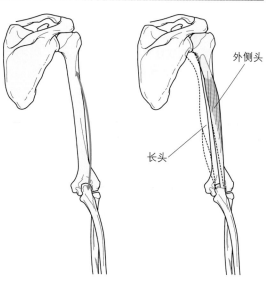

外侧头

长头

3

肘关节相关肌肉

c.肱三头肌内侧头

肱三头肌内侧头起于肱骨近端背侧面，靠近桡神经沟的远端，止于尺骨鹰嘴和肘关节后方关节囊。它是唯一位于上臂背侧深层的肌肉，作用是使肘关节伸展

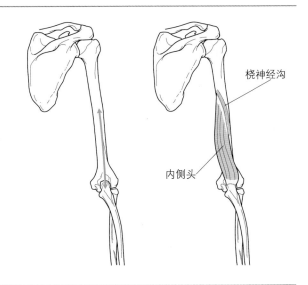

图Ⅳ-3-38 肱三头肌重叠构造

肱三头肌内侧头位于深层，其外侧和内侧分别被外侧头和长头所覆盖，从表层无法观察到内侧头的肌腹

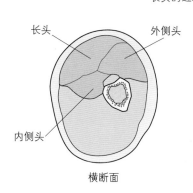

横断面

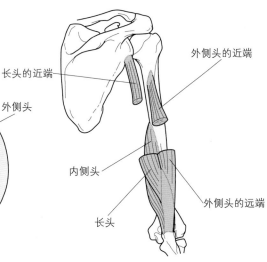

图Ⅳ-3-39 肱三头肌止点部的解剖

位于表层的长头和外侧头在肱三头肌的止点部形成联合腱。内侧头会从深层进入此处，并止于长头

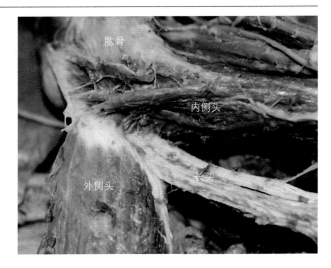

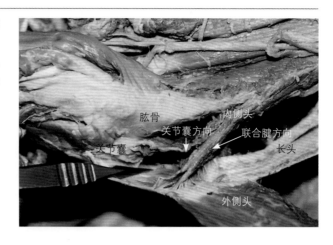

图Ⅳ-3-40 肱三头肌内侧头止点部的
解剖

　　肱三头肌内侧头深层作为关节内肌
肉而进入肘关节后方关节囊，其作用是
防止肘关节伸展时发生关节囊挤压

肱骨　内侧头
关节囊方向　联合腱方向
关节囊　长头
外侧头

图Ⅳ-3-41 肘关节伸展末端时的后方脂肪垫

　　肘关节 45° 屈曲位时，后方脂肪垫如同从鹰嘴窝近端向鹰嘴伸展的关节囊内填补空隙一样存在（图
中 →）。肘关节完全伸展时，后方脂肪垫被鹰嘴压制的同时，像把内侧头的深层分开一样往近端方向移
动。内侧头需要足够的柔韧性允许这一脂肪垫的移动

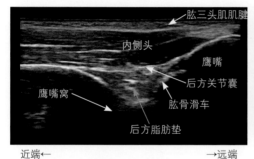

肱三头肌肌腱
内侧头
鹰嘴
后方关节囊
鹰嘴窝　肱骨滑车
后方脂肪垫
近端←　→远端
肘关节 45° 屈曲位

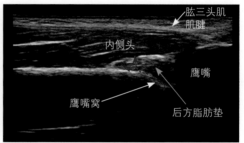

肱三头肌
肌腱
内侧头
鹰嘴
鹰嘴窝
后方脂肪垫
近端←　→远端
肘关节完全伸展位

图Ⅳ-3-42 肱三头肌长头收缩状态的
触诊①

　　受检者坐位，肩关节屈曲约 90°，
检查者位于受检者肘关节同侧，以上肢
保持伸展的姿势作为起始姿势

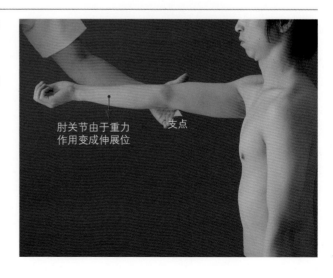

肘关节由于重力
作用变成伸展位　支点

3

肘关节相关肌肉

图Ⅳ-3-43 肱三头肌长头收缩状态的
触诊②

　　检查者将手指托放于受检者的鹰嘴
近端内侧。用托住肘关节的手对肩关节
伸展运动施加阻力，诱发肱三头肌长头
收缩。通过肌肉收缩往近端方向进行触
摸。上臂背侧的肌肉中参与肩关节伸展
的只有肱三头肌，因此，可以大胆对能
够感受到的收缩组织进行触诊

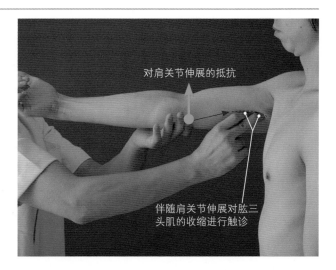

对肩关节伸展的抵抗

伴随肩关节伸展对肱三
头肌的收缩进行触诊

图Ⅳ-3-44 肱三头肌长头收缩状态的
触诊③

　　伴随肩关节伸展，进一步往近端方
向触摸时，肱三头肌的肌腹形态就变得
很清晰。检查者从内侧、外侧捏住此肌
腹进行触诊，然后往近端方向进行触诊

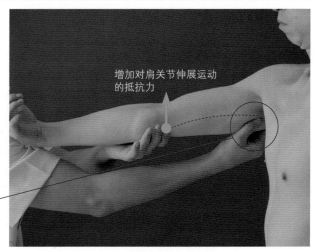

增加对肩关节伸展运动
的抵抗力

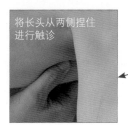

将长头从两侧捏住
进行触诊

图Ⅳ-3-45 肱三头肌长头拉伸状态的
触诊①

　　肱三头肌长头触诊的另外一个方法
是利用拉伸进行触诊。受检者在坐位下
最大限度地屈曲肩关节，肘关节屈曲约
90°，以此作为起始姿势

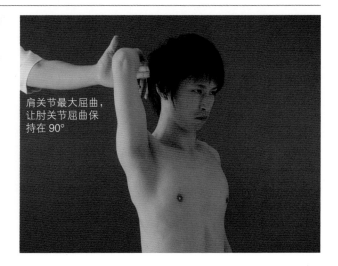

肩关节最大屈曲，
让肘关节屈曲保
持在90°

图IV-3-46 肱三头肌长头拉伸状态的
触诊②

检查者从起始姿势开始动态地屈曲
受检者的肘关节，拉伸肱三头肌长头。
检查者的手指在盂下结节略远的位置对
处于紧张状态的肱三头肌长头进行触诊

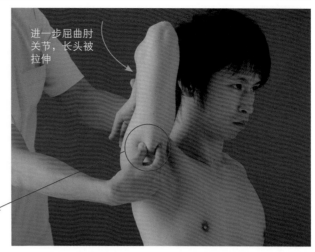

进一步屈曲肘
关节，长头被
拉伸

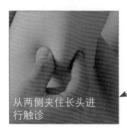

从两侧夹住长头进
行触诊

图IV-3-47 肱三头肌外侧头、内侧头的
触诊

因为肱三头肌的外侧头、内侧头是
单关节肌，所以它们只和肘关节伸展有
关。要对这些肌肉进行触诊，就要尽可
能排除肱三头肌长头的参与，因此触诊
的起始姿势为肩关节伸展至终末端，而
肘关节稍微屈曲

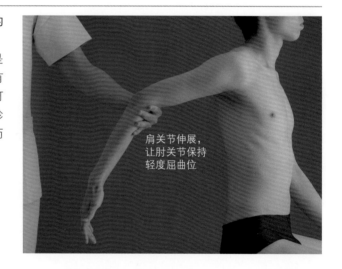

肩关节伸展，
让肘关节保持
轻度屈曲位

图IV-3-48 肱三头肌外侧头的触诊①

触诊肱三头肌外侧头时，对受检者
的肩关节从上一起始姿势进一步外旋后
再进行触诊。通过这样的外旋动作，在
肘关节伸展运动之际，前臂在重力下产
生内翻运动趋势，与这一运动相拮抗的
肱三头肌外侧头的收缩会增强

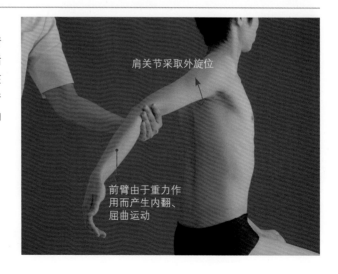

肩关节采取外旋位

前臂由于重力作
用而产生内翻、
屈曲运动

3

肘关节相关肌肉

图IV-3-49 肱三头肌外侧头的触诊②

让受检者反复进行肘关节伸展运动。检查者将手指置于肱骨后外侧，伴随伸展运动触摸肱三头肌外侧头的收缩。尤其在肘关节伸展的终末端，收缩会增强，在触诊时需要注意

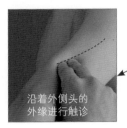
沿着外侧头的外缘进行触诊

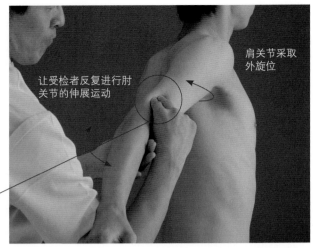
让受检者反复进行肘关节的伸展运动

肩关节采取外旋位

图IV-3-50 肱三头肌内侧头的触诊①

触诊肱三头肌内侧头时，让受检者的肩关节从图IV-3-47中的起始姿势进一步内旋后再进行触诊。这样，在肘关节伸展运动之际，前臂由于重力产生外翻与屈曲运动，与此相拮抗的肱三头肌内侧头的收缩会增强

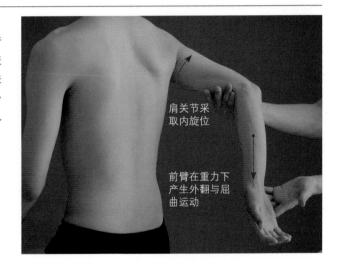
肩关节采取内旋位

前臂在重力下产生外翻与屈曲运动

图IV-3-51 肱三头肌内侧头的触诊②

让受检者反复进行肘关节伸展运动。肘关节伸展时观察上臂，肱三头肌长头的收缩会因为肩关节的过度伸展而抑制，因此，上臂远端内侧隆起的体积会减少，看起来像凹下去一个小坑一样

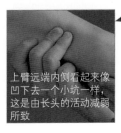
上臂远端内侧看起来像凹下去一个小坑一样，这是由长头的活动减弱所致

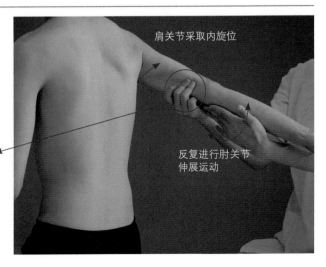
肩关节采取内旋位

反复进行肘关节伸展运动

图IV-3-52 肱三头肌内侧头的触诊③

　　检查者将手指放于上臂远端内侧略凹陷的部分，伴随着肘关节的伸展，对肱三头肌内侧头的收缩进行触诊。这样反复对收缩进行触诊的话，就可以从上臂外侧到中央位置进行大范围的触诊

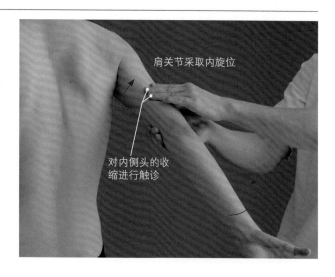

肩关节采取内旋位

对内侧头的收缩进行触诊

图IV-3-53 肱三头肌外侧头与内侧头间桡神经的触诊①

　　肩关节伸展位下进行外旋与内旋运动，就可以对肱三头肌外侧头与内侧头的收缩强度加以调节。检查者通过交替进行肩关节外旋（a）与内旋（b）运动，可以在上臂背侧确认外侧头与内侧头的收缩强度

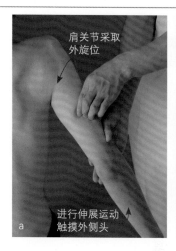

肩关节采取外旋位

进行伸展运动触摸外侧头

a

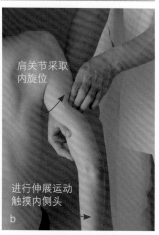

肩关节采取内旋位

进行伸展运动触摸内侧头

b

图IV-3-54 肱三头肌外侧头与内侧头间桡神经的触诊②

　　检查者一边感受外侧头与内侧头的收缩强度的变化，一边通过上臂的背侧确认两肌肉的界限。对这个部位进行仔细地触摸，可以触诊到桡神经。太用力则会让受检者有不适感，所以请轻柔地进行触诊

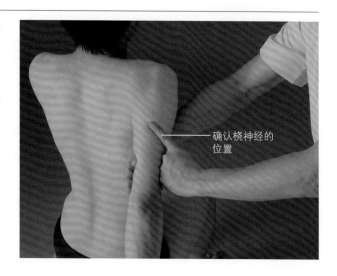

确认桡神经的位置

3

肘关节相关肌肉

肘关节相关肌肉

肘肌

解剖学特征（图Ⅳ-3-55）

- [**起点**] 肱骨外上髁后面、肘关节囊

  [**止点**] 尺骨近侧 1/4 后方

  [**神经支配**] 桡神经（C7、C8）

- 肘肌起点的一部分位于肘关节后外侧的肘关节囊。

肌肉功能特征（图Ⅳ-3-56）

- 肘肌能使肘关节伸展，并能辅助肱三头肌伸展。

- 起始于关节囊的纤维，被认为除了能防止撞击损伤（Impingment）之外，也能使后外侧的关节囊紧绷，给关节囊提供稳定性。

- 肘关节随着前臂旋前而进行伸展时，肘肌的肌肉活动会增强，这被认为是为了抵抗旋前运动所产生的内翻矢量，进而增加关节的动态稳定性。

与临床的关联

- 在肱骨外上髁出现压痛的病例中，大多是由于桡侧腕短伸肌等附着部位发炎（外上髁炎）。但是，如果是旋前、伸展运动引发的疼痛，且在外上髁后方出现了压痛，则很有可能是肘肌的附着部位发炎，必须仔细鉴别。

相关疾病

- 肱骨外上髁炎、桡神经麻痹等。

触诊方法

- 见图Ⅳ-3-57，Ⅳ-3-58。

图Ⅳ-3-55　肘肌的走行

肘肌起始于肘关节后外侧的关节囊及肱骨外上髁后面，止于尺骨近侧 1/4 的后方位置，是一条类似三角形的肌肉，具有辅助肘关节伸展、使关节囊紧绷的功能

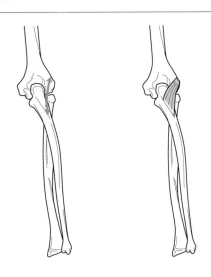

图Ⅳ-3-56 旋前运动与肘肌

在进行旋前运动的过程中，肘肌的活动一般会增加。肘肌本身不附着于桡骨，但是前臂旋转能改变肘肌的肌肉活动，这并非只是理论。从"抵抗旋前运动所产生的内翻、屈曲矢量，而产生的动态稳定性收缩反应"的角度便能理解

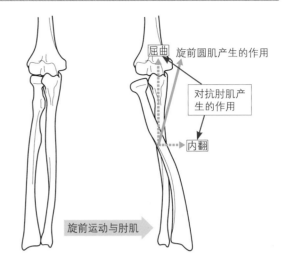

屈曲 旋前圆肌产生的作用

对抗肘肌产生的作用

内翻

旋前运动与肘肌

图Ⅳ-3-57 肘肌的触诊①

受检者呈仰卧位，以肩关节屈曲90°、肘关节屈曲、前臂旋后的姿势为起始姿势。此时，检查者要确认肱骨外上髁的位置，并将手指置于其后方

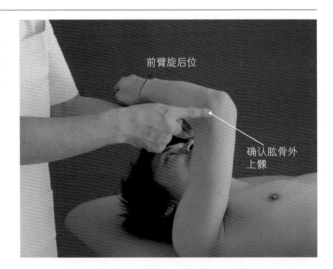

前臂旋后位

确认肱骨外上髁

图Ⅳ-3-58 肘肌的触诊②

从起始姿势开始，让受检者一边做前臂旋前运动，一边反复进行肘关节伸展运动。检查者将手指放在肱骨外上髁后方，伴随着运动，对肘肌的收缩进行触诊。从肱骨外上髁向尺骨近端移动手指，可以触摸到类似三角形的肘肌

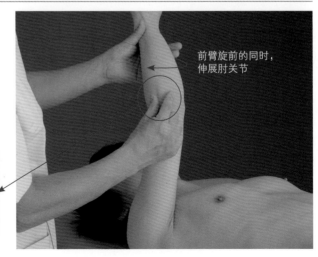

前臂旋前的同时，伸展肘关节

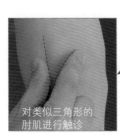

对类似三角形的肘肌进行触诊

3

旋前圆肌

解剖学特征（图Ⅳ-3-59）

- [**起点**] 肱骨内上髁、尺骨冠突内侧面

  [**止点**] 桡骨中央外侧

  [**神经支配**] 正中神经（C6、C7）
- 旋前圆肌的起点分为肱骨头和尺骨头，而正中神经会在肌肉间通过。
- 旋前圆肌的肌腹存在扁平的中间腱，这些中间腱延伸超出肌肉的止点，使旋前圆肌呈现出肌纤维与中间腱融合的羽状结构。

肌肉功能特征

- 旋前圆肌可使肘关节屈曲和前臂旋前。
- 对于肘关节的外翻应力，旋前圆肌能提供动态稳定性来进行控制。

与临床的关联（图Ⅳ-3-60，Ⅳ-3-61）

- 由旋前圆肌发生过度痉挛或形成瘢痕，使正中神经通过时受到卡压而产生神经麻痹，称为旋前圆肌综合征。
- 在高尔夫球肘里最常发生的是内侧型疼痛，这是投球的加速过程导致过度的外翻应力所致。在这样的病例中，前臂屈肌群中压痛感最强烈的部位就是旋前圆肌。

相关疾病

- 旋前圆肌综合征（高位正中神经麻痹）、内侧型高尔夫球肘、肘关节屈曲挛缩等。

触诊方法

- 见图Ⅳ3-62～Ⅳ-3-64。

图Ⅳ-3-59 旋前圆肌的走行

旋前圆肌具有 2 个起点，一个是肱骨内上髁，另一个是尺骨冠突内侧面，而止点则位于桡骨中央外侧，能对肘关节屈曲和前臂旋前产生作用。此外，对于施加在肘关节的外翻应力，此时旋前圆肌是维持动态稳定性的一个重要因素

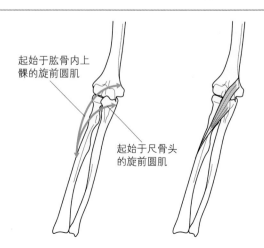

起始于肱骨内上髁的旋前圆肌

起始于尺骨头的旋前圆肌

正中神经通过旋前圆肌的尺骨头与肱骨头，之后会进入指浅屈肌肌腱弓（fibrous arcade）内部。正中神经在这个部位受到卡压时会造成旋前圆肌综合征，这里也是高位正中神经麻痹的易发部位

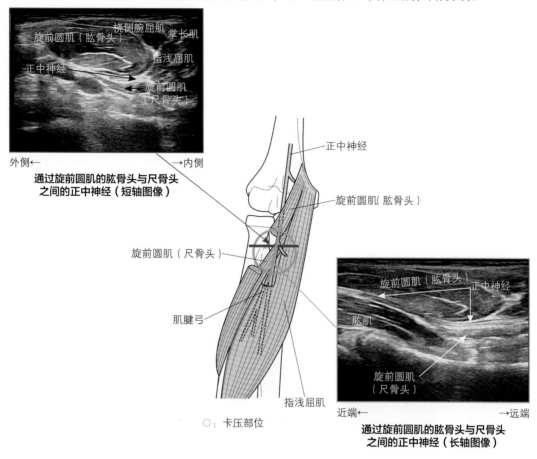

通过旋前圆肌的肱骨头与尺骨头之间的正中神经（短轴图像）

通过旋前圆肌的肱骨头与尺骨头之间的正中神经（长轴图像）

○：卡压部位

图IV-3-61 具有旋前作用的其他浅层屈肌

具有旋前作用的浅层屈肌除了旋前圆肌外，还有桡侧腕屈肌和掌长肌等。这两类肌肉的走行是斜向外侧延伸。因此，这两类肌肉的收缩和旋前圆肌一样分为屈曲矢量和旋前矢量。单独对旋前圆肌进行触诊时必须要抑制住这些屈肌的同时收缩

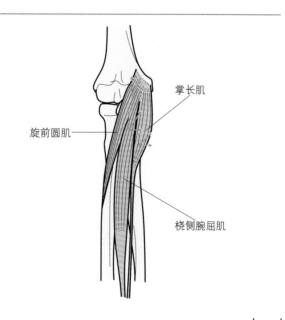

3

肘关节相关肌肉

图IV-3-62 旋前圆肌的触诊①

　　起始姿势是受检者呈仰卧位，而肘关节屈曲约90°，前臂旋后、腕关节掌屈到终末端。当腕关节进行掌屈时，因为起始于内上髁的桡侧腕屈肌和掌长肌等肌肉也有旋前作用，所以要抑制住这些肌肉的收缩，使旋前圆肌的触诊能够进行得更顺利

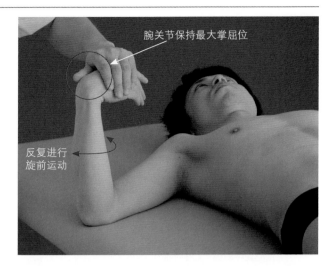

腕关节保持最大掌屈位

反复进行旋前运动

图IV-3-63 旋前圆肌的触诊②

　　检查者将手指放在受检者内上髁上，受检者的腕关节保持掌屈位，并反复进行前臂旋前运动。在前臂的旋前运动中有必要施加阻力。当越过旋转中立位一带时，可以感受到旋前圆肌的强烈收缩。在运动的过程中，可以触诊到斜向走行的旋前圆肌

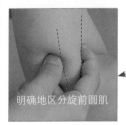

明确地区分旋前圆肌

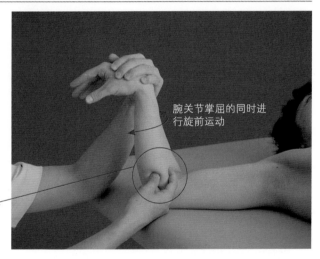

腕关节掌屈的同时进行旋前运动

图IV-3-64 旋前圆肌的触诊③

　　在腕关节的屈肌群里，尤其是桡侧腕屈肌和掌长肌等肌肉会参与前臂旋前。如果在受检者的腕关节没有保持掌屈位的状态下便进行旋前运动的话，旋前圆肌以外的邻近屈肌群就会产生收缩（→），这样要单独触诊旋前圆肌将十分困难

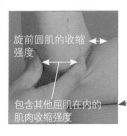

旋前圆肌的收缩强度

包含其他屈肌在内的肌肉收缩强度

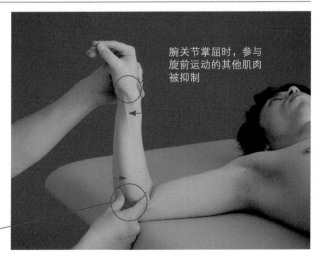

腕关节掌屈时，参与旋前运动的其他肌肉被抑制

针对高尔夫球肘患者，在评估沿着旋前圆肌的压痛点时，需要分析压痛部位的解剖特征而进行综合判断。

在旋前圆肌起点部附近的压痛中，有必要区分到底是附着在周边的肌肉损伤还是位于旋前圆肌深层的内侧副韧带（medial collateral ligament，MCL）损伤。

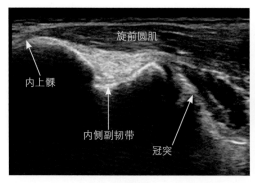

正常肘

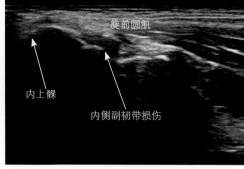

MCL 损伤

如果旋前圆肌的肌腹产生强烈的压痛，在旋前圆肌的中间腱中就会有肌纤维剥离（肌肉剥离）的可能性。如果没有肌肉损伤，就可以解释为肌肉内压升高引起的疼痛。

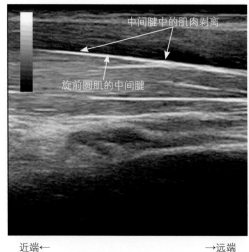

旋前圆肌中肌腹的肌肉剥离

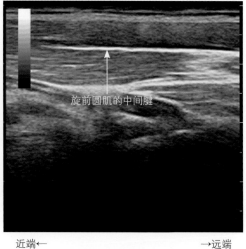

肌腱侧的旋前圆肌的肌腹

3

肘关节相关肌肉

3 肘关节相关肌肉

旋前方肌

解剖学特征（图Ⅳ-3-65，Ⅳ-3-66）

- [**起点**] 尺骨下方前侧

  [**止点**] 桡骨下方前侧

  [**神经支配**] 正中神经（C8、T1）

- 在前臂肌肉中，旋前方肌位于最深层的位置，宽度 3～4 cm。

- 桡动脉、拇长屈肌、正中神经、指深屈肌、尺动脉和尺神经从桡侧穿过旋前方肌。

- 旋前方肌相对简单地附着于桡骨前侧，而它的尺骨附着点则向背侧进一步延伸，直到尺骨的下部。

肌肉功能特征

- 旋前方肌只是前臂的旋前肌，除此之外没有其他作用。

与临床的关联

- 除了旋前方肌之外，旋前圆肌及其他一部分前臂屈肌也会参与旋前运动。评估旋前方肌固有肌力时，必须让肘关节完全屈曲、腕关节完全掌屈，接着再评估其旋前的肌力，如此就能大致掌握旋前方肌的单独肌力。

相关疾病

- 旋前圆肌综合征（高位正中神经麻痹）、骨间前神经麻痹、前臂旋前挛缩等。

触诊方法

- 见图Ⅳ-3-67～Ⅳ-3-69。

图Ⅳ-3-65 旋前方肌的走行

旋前方肌起始于尺骨下方前侧，止于桡骨下方前侧。与桡骨附着相比，尺骨附着更向背侧延伸，形成缠绕在尺骨上的位置关系。旋前方肌会将桡骨拉向尺骨方向，并只参与旋前运动

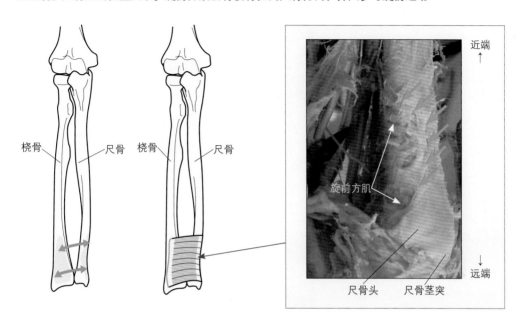

图Ⅳ-3-66 旋前方肌的相关解剖

在前臂屈肌群之中，旋前方肌位于最深层，而在其上方桡侧有桡动脉、拇长屈肌、正中神经、指深屈肌、尺动脉、尺神经通过

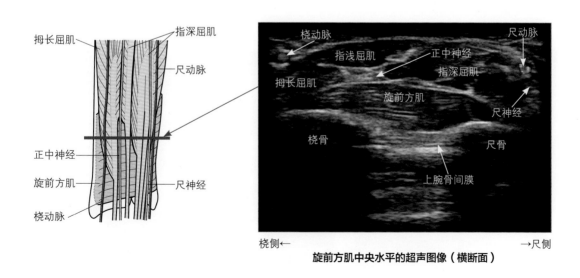

旋前方肌中央水平的超声图像（横断面）

3

肘关节相关肌肉

图IV-3-67 旋前方肌的触诊①

受检者坐位，肘关节放在桌面并屈曲90°，前臂旋后，腕关节掌屈到终末端，以此作为触诊起始姿势

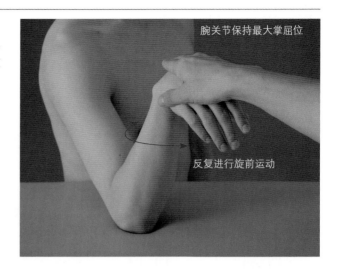

腕关节保持最大掌屈位

反复进行旋前运动

图IV-3-68 旋前方肌的触诊②

检查者的手指在尺侧方向上并避开尺侧腕屈肌肌腱。检查者在保持受检者腕关节掌屈位的同时，让其反复进行前臂旋前运动，此时触诊旋前方肌的收缩。收缩超过了回旋中间位的旋前终末区域，则可以明确地触诊旋前方肌

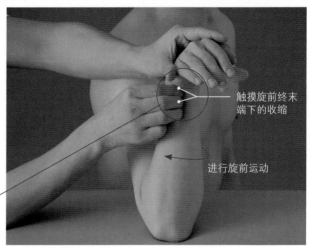

触摸旋前终末端下的收缩

进行旋前运动

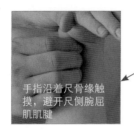

手指沿着尺骨缘触摸，避开尺侧腕屈肌肌腱

图IV-3-69 旋前方肌的触诊③

当在尺骨附着点附近确认旋前方肌的收缩时，检查者的手指放在前臂远端掌侧位置，用上述同样的方法进行触诊。但手指压得更深一点，触诊时注意感受伴随旋前运动而从深部向上推的力。仔细触诊还能触摸到旋前方肌的边界

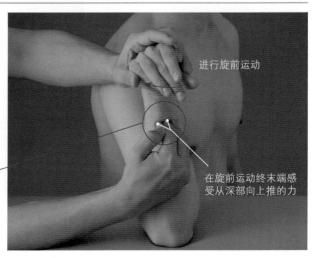

进行旋前运动

在旋前运动终末端感受从深部向上推的力

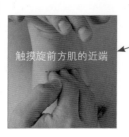

触摸旋前方肌的近端

旋后肌

解剖学特征（图Ⅳ-3-70）

● ［**起点**］肱骨外上髁、尺骨旋后肌嵴、外侧副韧带、桡骨环状韧带

　［**止点**］桡骨上方（桡骨粗隆和旋前肌结节之间）

　［**神经支配**］桡神经（C5、C6）

● 旋后肌位于背侧肌群的深层，以缠绕的方式止于桡骨。

● 桡神经的深支与浅支分开后，从旋后肌肌腱弓（Frohse 肌腱弓）进入旋后肌内，贯穿旋后肌之后支配各手指的伸肌。

肌肉功能特征

● 旋后肌会在肘关节伸展的同时让前臂旋后。

● 附着在桡骨环状韧带上的旋后肌可增加旋后运动时韧带的张力，增加侧向支撑。

与临床的关联（图Ⅳ-3-71～Ⅳ-3-73）

● 参与旋后运动的肌肉，除了旋后肌，还有肱二头肌，评估旋后肌固有肌力时肘关节需完全屈曲，并排除肱二头肌的活动。

● 桡神经的深支贯穿旋后肌，并在此部位常常发生卡压，所产生的骨间后神经麻痹一般都称为旋后肌综合征。

相关疾病

● 旋后肌综合征（骨间后神经麻痹）、前臂旋前挛缩、肱骨外上髁炎等。

触诊方法

● 见图Ⅳ-3-74～Ⅳ-3-76。

图Ⅳ-3-70 旋后肌的走行

旋后肌起于肱骨外上髁、尺骨旋后肌嵴、外侧副韧带、桡骨环状韧带，止于桡骨上方，作用是使肘关节伸展和前臂旋后

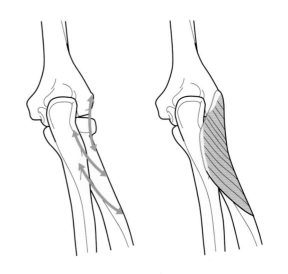

图Ⅳ-3-71 旋后肌和旋前圆肌间的关系

可用旋后位和旋前位来表示旋后肌和旋前圆肌的相互关系。旋后肌的止点广泛地附着于旋前肌结节近端，直至桡骨粗隆的外侧。此外，在旋前位时，旋后肌会以缠绕着桡骨的方式走行，并借助旋转的作用来进行旋后运动

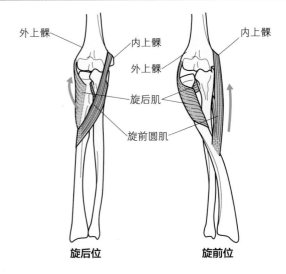

外上髁　　　内上髁

内上髁

外上髁

旋后肌

旋前圆肌

旋后位　　　　　**旋前位**

图Ⅳ-3-72 具有旋后作用的伸肌

作用于前臂旋后运动的前臂肌肉并非只有旋后肌，还有桡侧腕长伸肌、桡侧腕短伸肌、拇长伸肌和拇长展肌等。这些肌肉也都因走行而具有旋后作用。在进行旋后肌的触诊时，要抑制这些伸肌群的收缩

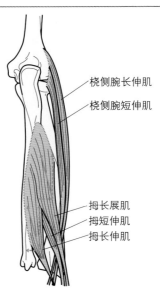

桡侧腕长伸肌

桡侧腕短伸肌

拇长展肌
拇短伸肌
拇长伸肌

桡神经深支贯穿旋后肌，在此之后则逐渐延伸为骨间后神经，支配着拇长伸肌和示指伸肌。旋后肌综合征的病因就是桡神经贯穿的部位出现卡压，产生骨间后神经麻痹症状。一般认为该综合征多发于经常用手翻阅票据的人。下图展示了实际解剖图与超声图的关联性，有助于立体地理解神经与肌肉的关系

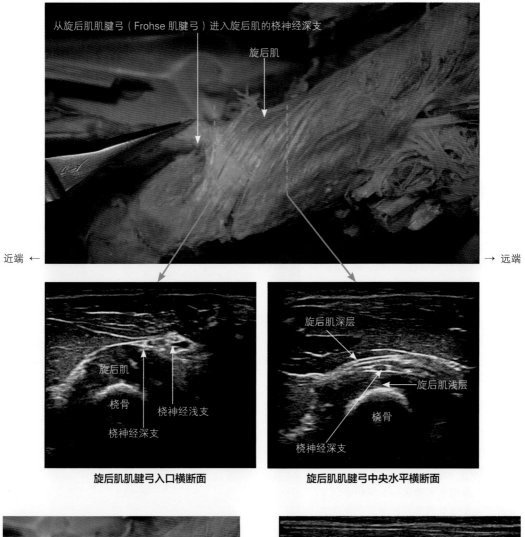

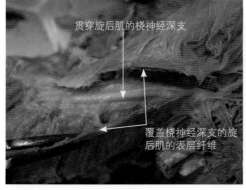

旋后肌肌腱弓入口横断面

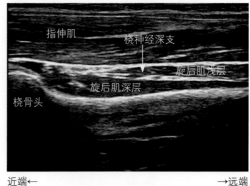

贯穿旋后肌的桡神经深支

图Ⅳ-3-74 旋后肌的触诊①

受检者呈坐位，将肘关节放置于桌上。前臂垂直立起，为了缓和指伸肌的紧张状态，腕关节背伸到终末端，以此作为触诊的起始姿势

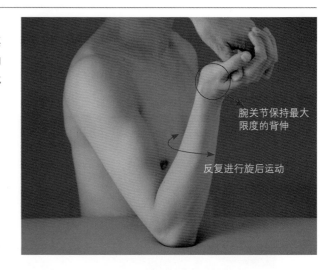

腕关节保持最大限度的背伸

反复进行旋后运动

图Ⅳ-3-75 旋后肌的触诊②

检查者将手指放在受检者的外上髁，使受检者的腕关节保持背伸位，并反复进行前臂旋后运动。在运动的过程中，可以触诊到起于肱骨的旋后肌。越过旋转中立位时，则可以强烈地感受到旋后肌的收缩。让受检者抵抗自身重量进行前臂旋后即可，应将前臂旋转至终末端

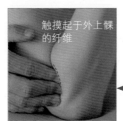

触摸起于外上髁的纤维

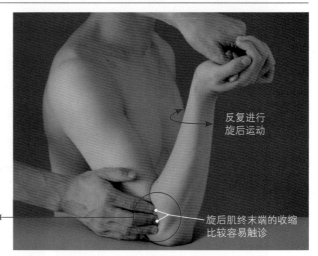

反复进行旋后运动

旋后肌终末端的收缩比较容易触诊

图Ⅳ-3-76 旋后肌的触诊③

接下来检查者将手指从受检者外上髁部位向前臂长轴方向移动 3 个横指的宽度，放置于旋后肌的肌腹上。此时，检查者的手指稍向深处轻轻按压，伴随收缩感受肌腹回弹。对旋后肌的远端进行轻柔触诊

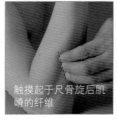

触摸起于尺骨旋后肌嵴的纤维

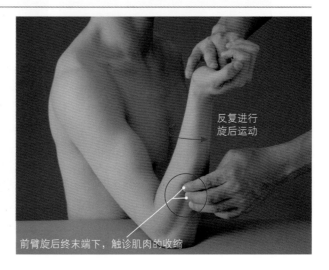

反复进行旋后运动

前臂旋后终末端下，触诊肌肉的收缩

手部相关肌肉

掌长肌

解剖学特征（图Ⅳ-4-1，Ⅳ-4-2）

- [**起点**] 肱骨内上髁

  [**止点**] 掌腱膜

  [**神经支配**] 正中神经（C7~T1）
- 从腕关节掌侧观察到的掌长肌肌腱是确认手部其他屈肌肌腱的重要标志。
- 在掌长肌肌腱的桡侧有桡侧腕屈肌肌腱，尺侧则有指浅屈肌肌腱。在指浅屈肌肌腱的尺侧则有尺侧腕屈肌肌腱走行。
- 和其他肌肉相比，掌长肌先天性缺陷的病例比较多，其缺陷率为4%~16%。

肌肉功能特征

- 掌长肌能够一边让掌腱膜紧张，一边协助腕关节掌屈。此外，对前臂的旋前及肘关节的屈曲也有辅助作用。

与临床的关联

- 掌长肌是腕关节屈肌的其中一条肌肉，即使有缺陷也不会造成明显的功能障碍。在临床上将其作为腕关节屈曲的辅助肌来理解会比较恰当。
- 掌长肌的肌腱非常长，在有陈旧性肘关节不稳定的病例中可以当成重建材料。此外，如果手部其他屈肌肌腱损伤或伸肌肌腱损伤，在断裂部位产生很大的裂隙时，必须行肌腱游离移植术进行修补。
- 在内侧型高尔夫球肘里，有许多掌长肌肌腹出现强烈挛缩和压痛的例子。

相关疾病

- 掌长肌肌腱断裂、正中神经麻痹、高尔夫球肘、手部屈肌肌腱损伤、手部伸肌肌腱损伤、陈旧性肘关节不稳定等。

触诊方法

- 见图Ⅳ-4-3～Ⅳ-4-8。

图IV-4-1 掌长肌的走行（右）

掌长肌起于肱骨内上髁，止于掌腱膜，主要的作用是使腕关节掌屈，使掌腱膜紧张。此外，还可以辅助肘关节屈曲及前臂旋前运动

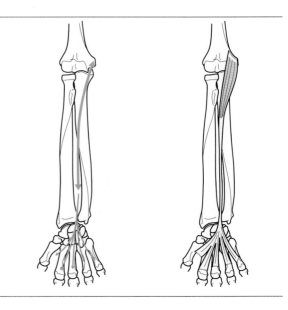

图IV-4-2 掌长肌肌腱和其他手部屈肌肌腱的位置

以掌长肌肌腱为中心，其桡侧就是桡侧腕屈肌肌腱，而尺侧为指浅屈肌肌腱，在指浅屈肌肌腱的尺侧有附着于豌豆骨的尺侧腕屈肌肌腱。在桡侧腕屈肌肌腱的桡侧可以确认桡动脉的位置，在尺侧腕屈肌肌腱的桡侧可以确认尺动脉的位置

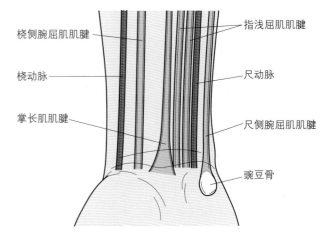

桡侧腕屈肌肌腱
桡动脉
掌长肌肌腱
指浅屈肌肌腱
尺动脉
尺侧腕屈肌肌腱
豌豆骨

图IV-4-3 掌长肌肌腱的触诊①

掌长肌肌腱触诊的起始姿势为受检者的前臂旋后位，并将手背放置在桌面。让受检者用力将指尖全部聚拢在一起，使掌腱膜紧张

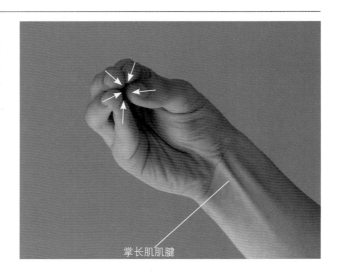

掌长肌肌腱

图Ⅳ-4-4 掌长肌肌腱的触诊②

　　让掌腱膜保持紧绷状态，而腕关节稍微掌屈，这样在腕关节掌侧就能明显地观察到掌长肌肌腱

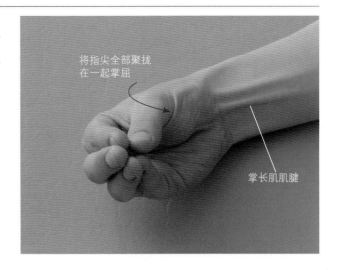

将指尖全部聚拢在一起掌屈

掌长肌肌腱

图Ⅳ-4-5 掌长肌肌腱的触诊③

　　检查者的手指沿着掌长肌肌腱，往近端进行触诊。触摸掌长肌肌腱的桡侧时，检查者的手指可以放在桡侧腕屈肌肌腱和掌长肌肌腱的间隙中进行

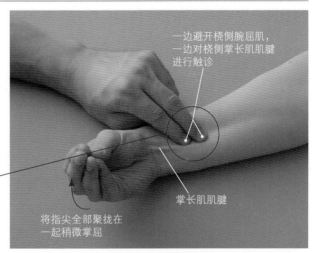

一边避开桡侧腕屈肌，一边对桡侧掌长肌肌腱进行触诊

掌长肌肌腱

将指尖全部聚拢在一起稍微掌屈

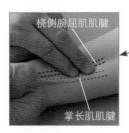

桡侧腕屈肌肌腱

掌长肌肌腱

图Ⅳ-4-6 掌长肌肌腱的触诊④

　　触摸掌长肌肌腱的尺侧时，检查者将手指放在尺侧腕屈肌肌腱与掌长肌肌腱的间隙中，一边注意两肌腱之间的间隙，一边触摸伴随掌屈运动肌腱的紧张状态

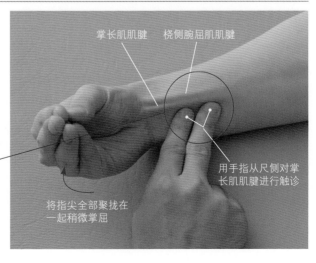

掌长肌肌腱　　桡侧腕屈肌肌腱

用手指从尺侧对掌长肌肌腱进行触诊

将指尖全部聚拢在一起稍微掌屈

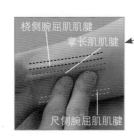

桡侧腕屈肌肌腱

掌长肌肌腱

尺侧腕屈肌肌腱

4

手部相关肌肉

掌长肌的触诊①

从掌长肌肌腱的近端开始，对肌腱移行部进行触诊。掌长肌通常是一条长度约15cm的肌腱组织。从肌腱一直触诊至肌腹，并在桡侧分别对掌长肌与桡侧腕屈肌进行触诊

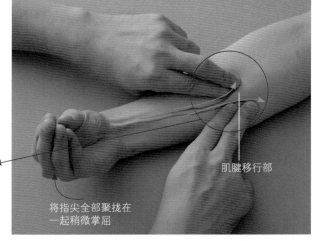

肌腱移行部

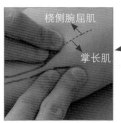

桡侧腕屈肌

掌长肌

将指尖全部聚拢在一起稍微掌屈

图Ⅳ-4-8 **掌长肌的触诊②**

在近端触摸掌长肌的尺侧，再确认肌腱移行部。在掌长肌的尺侧对掌长肌和尺侧腕屈肌的间隙进行触诊

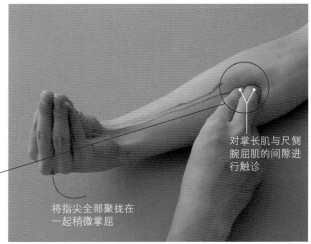

对掌长肌与尺侧腕屈肌的间隙进行触诊

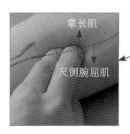

掌长肌

尺侧腕屈肌

将指尖全部聚拢在一起稍微掌屈

4 手部相关肌肉

桡侧腕屈肌

解剖学特征（图Ⅳ-4-9）

- ● [**起点**] 肱骨内上髁
  [**止点**] 第二、第三掌骨底
  [**神经支配**] 正中神经（C6、C7）
- ● 桡侧腕屈肌位于腕关节掌侧，掌长肌肌腱的桡侧。
- ● 正中神经位于桡侧腕屈肌肌腱和掌长肌肌腱之间，而桡动脉则位于桡侧腕屈肌肌腱的桡侧。

肌肉功能特征（图Ⅳ-4-10）

- ● 桡侧腕屈肌使腕关节掌屈和桡偏，以及辅助肘关节屈曲。
- ● 因为桡侧腕屈肌起于内上髁并向外下方走行，所以当前臂呈旋后位时，桡侧腕屈肌具有旋前作用。

与临床的关联

- ● 腕关节的掌屈运动由桡侧腕屈肌和尺侧腕屈肌共同控制。例如，尺神经麻痹等因素造成的尺侧腕屈肌功能障碍会使腕关节在进行掌屈运动时出现桡偏。
- ● 在内侧型高尔夫球肘里，有很多桡侧腕屈肌肌腹出现强烈痉挛和压痛的例子。

相关疾病

- ● 桡侧腕屈肌肌腱断裂、正中神经麻痹、高尔夫球肘、腕关节挛缩等。

触诊方法

- ● 见图Ⅳ-4-11 ~ Ⅳ-4-16。

图IV-4-9 桡侧腕屈肌的走行

桡侧腕屈肌起于肱骨内上髁，止于第二、第三掌骨底，主要参与腕关节的掌屈和桡偏，并辅助肘关节屈曲。当前臂呈旋后位时，它也会参与旋前运动

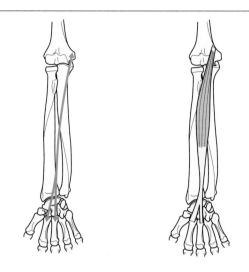

图IV-4-10 腕关节的屈肌

腕关节的屈肌群位于前臂掌侧浅层，由桡侧腕屈肌、掌长肌、尺侧腕屈肌构成。以掌长肌为中心，在桡侧有桡侧腕屈肌，在尺侧则有尺侧腕屈肌。因为掌长肌直接止于掌骨头上，因此腕关节屈曲的主要力量来源可以认定为由桡侧、尺侧腕屈肌所提供。此外，桡侧腕屈肌的止点部是以分支的方式附着于第二、第三掌骨底

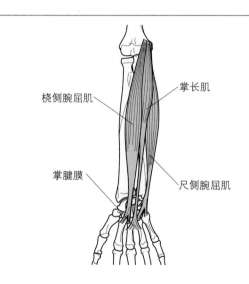

桡侧腕屈肌　　　掌长肌

掌腱膜　　　尺侧腕屈肌

图IV-4-11 桡侧腕屈肌的触诊①

桡侧腕屈肌的触诊起始姿势为受检者的前臂呈旋后位，并将手背放在桌面

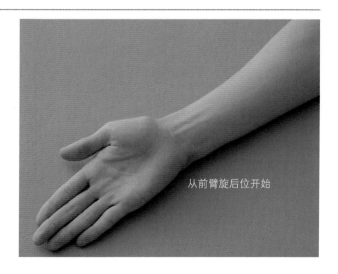

从前臂旋后位开始

图Ⅳ-4-12 桡侧腕屈肌的触诊②

检查者让受检者进行腕关节的掌屈运动，确认掌长肌后，确定在桡侧走行的桡侧腕屈肌

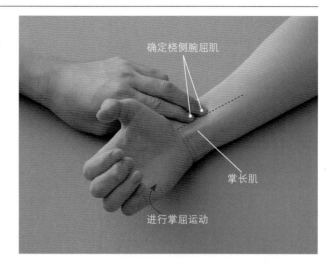

确定桡侧腕屈肌

掌长肌

进行掌屈运动

图Ⅳ-4-13 桡侧腕屈肌的触诊③

检查者捏住受检者第二掌骨底，反复让第二掌骨被动地向内上髁进行轴向接近运动。让受检者逐渐自主性收缩配合这一运动。检查者的另一只手的手指放置于桡侧腕屈肌的桡侧边缘，伴随肌肉收缩向近端进行触诊

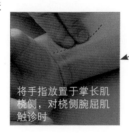

将手指放置于掌长肌桡侧，对桡侧腕屈肌触诊时

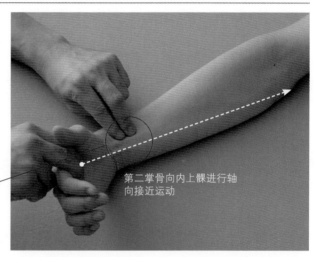

第二掌骨向内上髁进行轴向接近运动

图Ⅳ-4-14 桡侧腕屈肌的触诊④

沿着桡侧腕屈肌的桡侧边缘向近端触诊，前臂中央位置为肌腱移行部。检查者一边需要留意旋前圆肌与桡侧腕屈肌之间的距离，一边往近端方向进行触诊

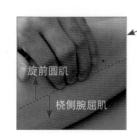

旋前圆肌

桡侧腕屈肌

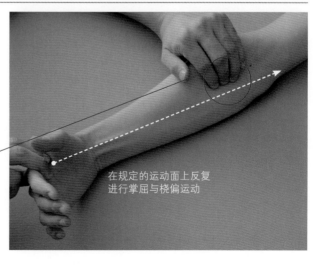

在规定的运动面上反复进行掌屈与桡偏运动

4

手部相关肌肉

桡侧腕屈肌的触诊⑤

接下来检查者将手指置于桡侧腕屈肌的尺侧，伴随运动及桡侧腕屈肌的收缩逐渐向近端触诊

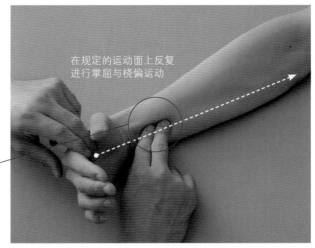

在规定的运动面上反复进行掌屈与桡偏运动

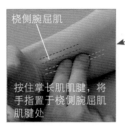

桡侧腕屈肌

按住掌长肌肌腱，将手指置于桡侧腕屈肌肌腱处

桡侧腕屈肌的触诊⑥

沿着桡侧腕屈肌肌腱的尺侧缘往近端方向触诊以确认肌腱移行部。检查者一边留意桡侧腕屈肌与掌长肌之间的距离，一边往近端方向进行触诊

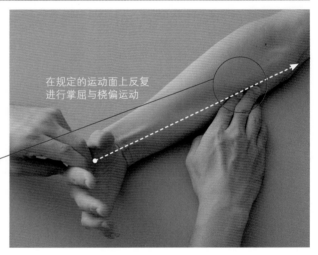

在规定的运动面上反复进行掌屈与桡偏运动

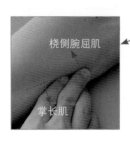

桡侧腕屈肌

掌长肌

手部相关肌肉

尺侧腕屈肌

解剖学特征（图Ⅳ-4-17～Ⅳ-4-19）

- ［**起点**］肱骨内上髁屈肌总腱、尺骨鹰嘴
  ［**止点**］豌豆骨第五掌骨底掌侧、钩骨钩
  ［**神经支配**］尺神经（C8、T1）
- 尺侧腕屈肌位于腕关节掌侧部位最尺侧，并位于指浅屈肌肌腱的尺侧。
- 在尺侧腕屈肌肌腱桡侧有尺动脉和尺神经通过。
- 在前臂屈肌群之中，唯一被尺神经单独支配的肌肉就是尺侧腕屈肌。
- 尺神经在尺侧腕屈肌的肱骨头和尺骨头之间通过。

肌肉功能特征

- 尺侧腕屈肌会对腕关节的掌屈和尺偏产生作用，也能辅助肘关节的屈曲运动。
- 小指展肌起于豌豆骨，而尺侧腕屈肌则附着在豌豆骨上，因此尺侧腕屈肌为小指展肌的固定肌。

与临床的关联

- 尺侧腕屈肌是构成肘管的要素之一，有时会成为同部位尺神经卡压发生的部位。
- 发生肘管综合征时，尺侧腕屈肌会瘫痪，而发生尺管综合征（低位尺神经麻痹）时，尺侧腕屈肌仍保持相应功能。
- 在内侧型高尔夫球肘中，尺侧腕屈肌很少出现痉挛或压痛的情况，但是在重症病例中尺侧腕屈肌有时会出现明显症状，如小指麻木的情况。

相关疾病

- 肘管综合征（高位尺神经麻痹）、尺侧腕屈肌肌腱断裂、尺侧腕屈肌腱鞘炎、高尔夫球肘等。

触诊方法

- 见图Ⅳ-4-20～Ⅳ-4-25。

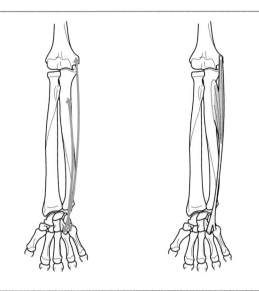

图IV-4-17 尺侧腕屈肌的走行

尺侧腕屈肌起于肱骨内上髁的屈肌总腱、尺骨鹰嘴，并经过豌豆骨止于第五掌骨底掌侧、钩骨钩，主要参与腕关节掌屈和尺偏，以及辅助肘关节屈曲

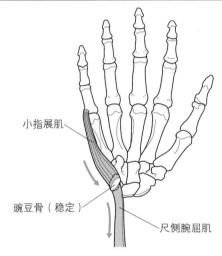

图IV-4-18 小指展肌和尺侧腕屈肌

豌豆骨和其他7块腕骨相比，其结缔组织比较疏松且缺乏稳定性。小指展肌起于豌豆骨，为了小指展肌能有效地发挥其收缩力，作为其附着骨的豌豆骨就具有不可或缺的稳定作用。尺侧腕屈肌有助于维持豌豆骨的稳定，以此辅助小指展肌的功能

小指展肌

豌豆骨（稳定）

尺侧腕屈肌

图IV-4-19 尺侧腕屈肌两起点间的尺神经

尺侧腕屈肌有两个起点，一个是肱骨内上髁，另一个是尺骨鹰嘴。肘关节的附近，尺神经在肱骨头和尺骨头之间通过，并向远端延伸。该通道是尺神经障碍时必须检查的部位

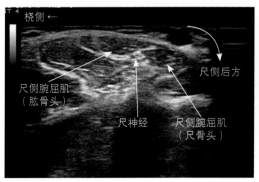

尺侧腕屈肌（肱骨头）　尺神经　尺侧腕屈肌（尺骨头）　尺侧后方

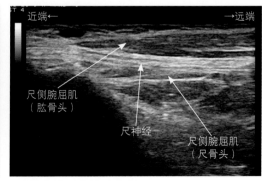

尺侧腕屈肌（肱骨头）　尺神经　尺侧腕屈肌（尺骨头）　近端　远端

图IV-4-20 尺侧腕屈肌的触诊①

　　进行尺侧腕屈肌的触诊时，受检者的前臂呈旋后位，手背放在桌面，以此姿势作为触诊起始姿势

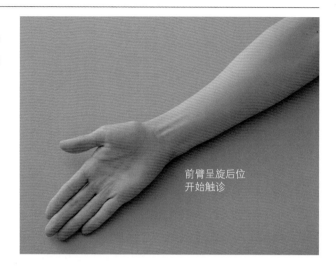

前臂呈旋后位
开始触诊

图IV-4-21 尺侧腕屈肌的触诊②

　　检查者确认豌豆骨位置后，将手指放置于其近端。让受检者的腕关节被动桡偏，确认尺侧腕屈肌紧张加剧的情况后就可以对这一肌腱部位进行触诊

让受检者的腕关节
被动桡偏

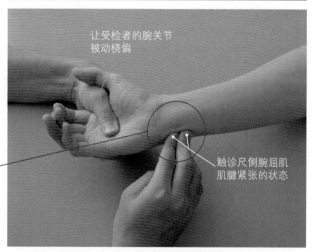

触诊尺侧腕屈肌
肌腱紧张的状态

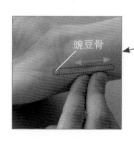

豌豆骨

图IV-4-22 尺侧腕屈肌的触诊③

　　检查者将手指放在之前确定好位置的受检者的尺侧腕屈肌肌腱处，被动地让受检者的豌豆骨向内上髁方向运动。在运动的过程中，受检者同时配合主动收缩，尺侧腕屈肌的紧张就会更加明显

将手指置在尺侧腕
屈肌桡侧进行触摸

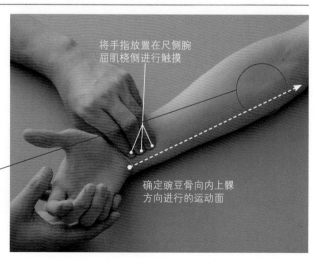

确定豌豆骨向内上髁
方向进行的运动面

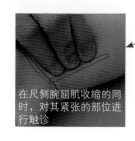

在尺侧腕屈肌收缩的同时，对其紧张的部位进行触诊

4

手部相关肌肉

图IV-4-23 尺侧腕屈肌的触诊④

　　尺侧腕屈肌在前臂远端1/3的位置，从肌腱移行至肌腹。仔细触诊尺侧腕屈肌的肌腱移行部的同时用手指沿着尺侧腕屈肌肌腱的桡侧进行触诊，这样可以确认其与指浅屈肌的间隙

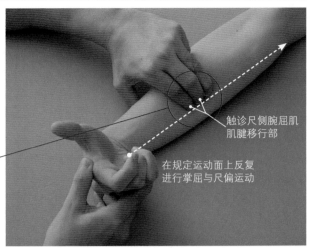

触诊尺侧腕屈肌肌腱移行部

在规定运动面上反复进行掌屈与尺偏运动

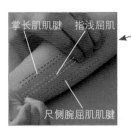

掌长肌肌腱　指浅屈肌

尺侧腕屈肌肌腱

图IV-4-24 尺侧腕屈肌的触诊⑤

　　接着，沿着尺侧腕屈肌肌腱的尺侧向近端进行触摸，可以触诊到其与指深屈肌的间隙。让腕关节的运动与环指、小指的屈曲运动交替进行，这一间隙就更加明显了

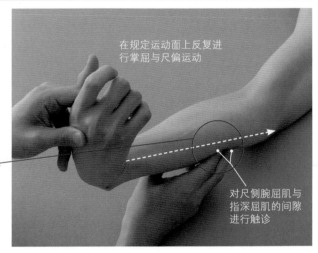

在规定运动面上反复进行掌屈与尺偏运动

对尺侧腕屈肌与指深屈肌的间隙进行触诊

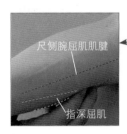

尺侧腕屈肌肌腱

指深屈肌

图IV-4-25 尺侧腕屈肌的触诊⑥

　　可以利用小指展肌在收缩过程中所产生的稳定性作用来对尺侧腕屈肌进行触诊。检查者将手指放在受检者的豌豆骨上，让受检者反复进行小指外展运动。尺侧腕屈肌会在小指外展运动的过程中紧绷，检查者向近端对尺侧腕屈肌肌腱继续触诊

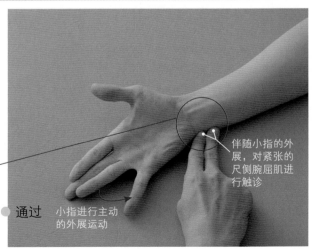

伴随小指的外展，对紧张的尺侧腕屈肌进行触诊

小指进行主动的外展运动

通过

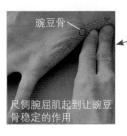

豌豆骨

尺侧腕屈肌起到让豌豆骨稳定的作用

桡侧腕长伸肌　桡侧腕短伸肌

解剖学特征（图Ⅳ-4-26，Ⅳ-4-27）

● 桡侧腕长伸肌

　[**起点**] 肱骨外侧髁上嵴下部和外上髁的前面

　[**止点**] 第二掌骨底的背侧

　[**神经支配**] 桡神经深支（C6、C7）

● 桡侧腕短伸肌

　[**起点**] 肱骨外上髁、外侧副韧带、桡骨环状韧带

　[**止点**] 第三掌骨底的背侧

　[**神经支配**] 桡神经深支（C6、C7）

● 桡侧腕短伸肌肌腱在李斯特结节的桡侧通过。

● 桡侧腕短伸肌肌腱的桡侧有桡侧腕长伸肌肌腱并排走行。

● 位于腕关节近端的桡侧腕长、腕短伸肌肌腱会通过拇短伸肌和拇长展肌所构成的通道向远端延伸，最后止于第二、第三掌骨底的背侧。

肌肉功能特征（图Ⅳ-4-28）

● 桡侧腕长伸肌作用于腕关节的背伸、桡偏，以及肘关节的屈曲。

● 桡侧腕短伸肌也作用于腕关节的背伸、桡偏，但是因为它的止点位于第三掌骨底的背侧，因此桡偏作用较弱。

与临床的关联（图Ⅳ-4-29，Ⅳ-4-30）

● 肱骨外上髁炎（俗称网球肘）是一种起源于肱骨外上髁处的伸肌总腱起点附近的慢性损伤性炎症。桡侧腕短伸肌与炎症的发生密切相关。 桡侧腕长伸肌因为不附着于外上髁，所以不是引发该炎症的原因。

● 针对肱骨外上髁炎所进行的保守疗法是对桡侧腕短伸肌进行针对性的伸展，此疗法可以有效减轻症状。此外，网球肘护肘则是为了减轻桡侧腕短伸肌的收缩张力所使用的一种矫形器。

● 骨间后神经麻痹（旋后肌综合征）的一个主要临床特征是手腕无法下垂，手指可以下垂。这个功能的保留是桡神经深支在桡侧腕长、腕短伸肌分布后进入旋后肌的结果。

● 当发生肘部剥脱性骨软骨炎造成的屈曲、挛缩时，与肱桡关节囊相邻的桡侧腕长伸肌是重要的治疗部位。

相关疾病

● 肱骨外上髁炎、桡侧腕长伸肌肌腱断裂、桡侧腕短伸肌肌腱断裂、骨间后神经麻痹等。

● 见图Ⅳ-4-31 ~ Ⅳ-4-40。

图Ⅳ-4-26 桡侧腕长伸肌与桡侧腕短伸肌的走行

桡侧腕长伸肌起于肱骨外侧髁上嵴下部和外上髁的前面，止于第二掌骨底的背侧。桡侧腕短伸肌起于肱骨外上髁、外侧副韧带、桡骨环状韧带，止于第三掌骨底的背侧。桡侧腕长伸肌与桡侧腕短伸肌均作用于腕关节的背伸及桡偏，前者的桡偏作用更强。此外，桡侧腕长伸肌也辅助参与肘关节屈曲

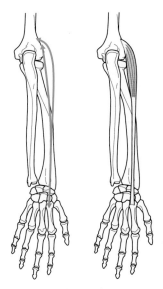 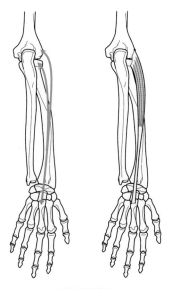

桡侧腕长伸肌　　　　　　　　　　　桡侧腕短伸肌

图Ⅳ-4-27 李斯特结节周边肌腱的走行

桡侧腕长伸肌在李斯特结节（桡骨远端背侧有一小的骨性突起，被称为李斯特结节，又称作桡骨腕背侧结节）的桡侧延伸，且桡侧腕短伸肌肌腱的桡侧有桡侧腕长伸肌肌腱并排走行。李斯特结节的尺侧有拇长伸肌肌腱经过

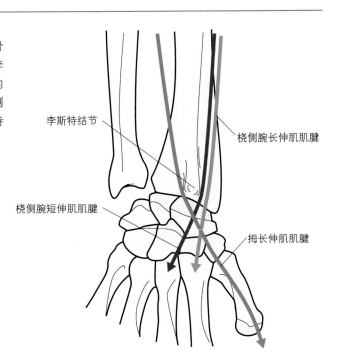

李斯特结节

桡侧腕长伸肌肌腱

桡侧腕短伸肌肌腱

拇长伸肌肌腱

桡侧腕长、腕短伸肌肌腱与拇短伸肌肌腱和拇长展肌肌腱在解剖学上的关系

位于腕关节近端的桡侧腕长、腕短伸肌肌腱会通过拇短伸肌和拇长展肌所构成的通道向远端延伸，最后止于第二、第三掌骨底的背侧。桡侧腕长、在腕短伸肌肌腱与拇短伸肌和拇长展肌交叉处作一横断面，超声图像如下

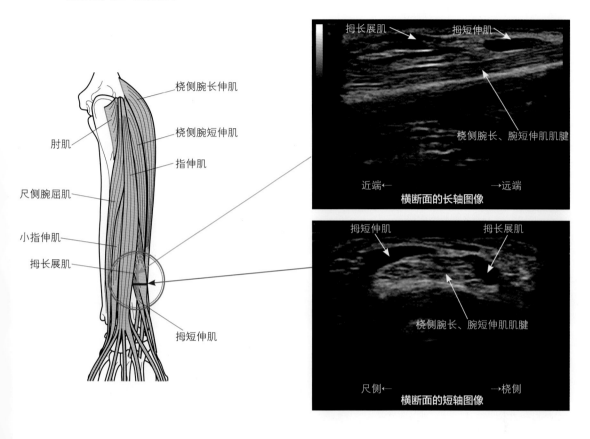

拇长展肌　拇短伸肌

桡侧腕长伸肌

肘肌

桡侧腕短伸肌

指伸肌

尺侧腕屈肌

桡侧腕长、腕短伸肌肌腱

小指伸肌

拇长展肌

拇短伸肌

近端←　　　→远端
横断面的长轴图像

拇短伸肌　　　　拇长展肌

桡侧腕长、腕短伸肌肌腱

尺侧←　　　→桡侧
横断面的短轴图像

骨间后神经麻痹造成手腕无法下垂的原因

骨间后神经麻痹是发生在旋后肌部位的神经障碍，会造成手腕无法下垂，而手指却可以下垂的现象。腕关节背伸功能的保留是桡神经深支在桡侧腕长、腕短伸肌分布后进入旋后肌的结果

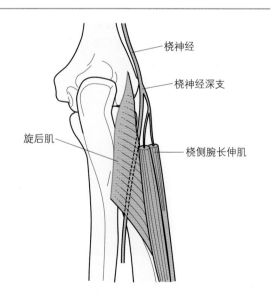

桡神经

桡神经深支

旋后肌

桡侧腕长伸肌

4

手部相关肌肉

图IV-4-30 桡侧腕短伸肌起点部的解剖

桡侧腕短伸肌的起点经过桡侧腕长伸肌与指伸肌的深部，再走行到外上髁。对桡侧腕短伸肌近端的触诊需要一边避开桡侧腕长伸肌一边进行触诊

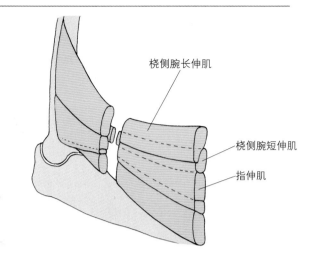

桡侧腕长伸肌

桡侧腕短伸肌

指伸肌

图IV-4-31 桡侧腕长伸肌的触诊①

桡侧腕长伸肌的触诊以受检者的前臂旋前，手掌放于桌上作为起始姿势。检查者对受检者的第二掌骨底由内往外进行触摸，确认底部隆起情况

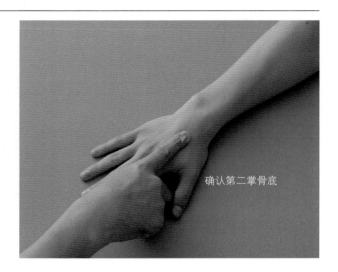

确认第二掌骨底

图IV-4-32 桡侧腕长伸肌的触诊②

接着，检查者确认受检者的肱骨外上髁位置后，试着向近端触摸光滑的曲面（外侧髁上嵴）进行触诊

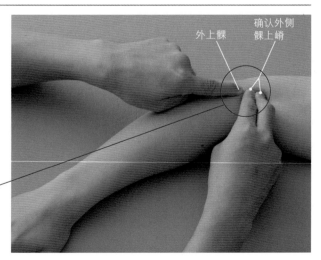

外上髁

确认外侧髁上嵴

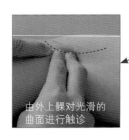

由外上髁对光滑的曲面进行触诊

图IV-4-33 桡侧腕长伸肌的触诊③

要想确认桡侧腕长伸肌的起点与止点，可向下触摸第二掌骨底的背侧，以最短距离接近肱骨外侧髁上嵴，并进行被动运动。指导受检者从被动运动慢慢过渡为听到指令后自己做主动收缩运动

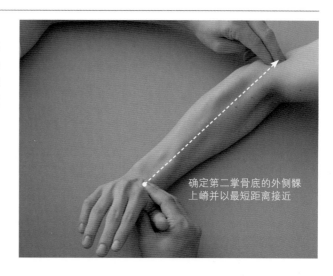

确定第二掌骨底的外侧髁上嵴并以最短距离接近

图IV-4-34 桡侧腕长伸肌的触诊④

受检者自身可以进行桡侧腕长伸肌固有的运动，检查者将手指放于第二掌骨底对肌腱从桡侧进行触诊。伴随运动，触摸肌腱的紧张状态并向近端进行触诊

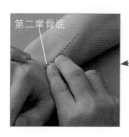

第二掌骨底

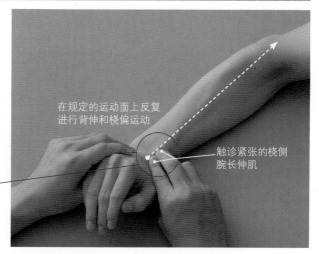

在规定的运动面上反复进行背伸和桡偏运动

触诊紧张的桡侧腕长伸肌

图IV-4-35 桡侧腕长伸肌的触诊⑤

伴随运动，从近端对桡侧腕长伸肌的收缩进行触诊，接近起点部位时，可以触诊到这一肌腹从肘窝外侧向外侧髁上嵴的走行情况。根据其走行可以理解桡侧腕长伸肌有使肘关节屈曲的作用

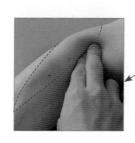

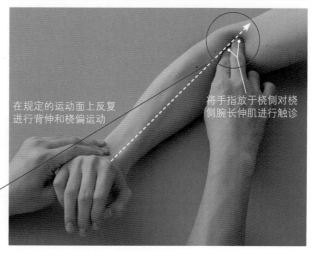

在规定的运动面上反复进行背伸和桡偏运动

将手指放于桡侧对桡侧腕长伸肌进行触诊

4

手部相关肌肉

图IV-4-36 桡侧腕短伸肌的触诊①

　　桡侧腕短伸肌的触诊以受检者的前臂旋前，手掌放于桌面作为起始姿势。检查者从近端向远端对受检者的第三掌骨进行触诊，可以确认底部隆起的肌腱

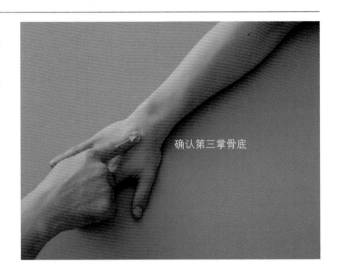

确认第三掌骨底

图IV-4-37 桡侧腕短伸肌的触诊②

　　检查者确认受检者外上髁后，在第三掌骨底向外上髁以最短距离接近，并进行被动运动。告知受检者进行被动运动时配合主动收缩

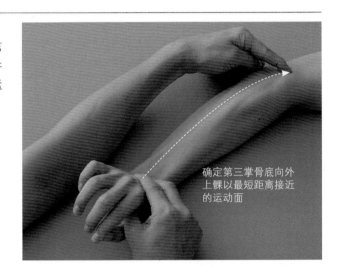

确定第三掌骨底向外上髁以最短距离接近的运动面

图IV-4-38 桡侧腕短伸肌的触诊③

　　受检者主动进行桡侧腕短伸肌固有的运动，检查者将手指放于第三掌骨底，从尺侧对肌腱进行触诊。伴随运动，从近端触摸肌腱的紧张程度，并触诊肌腱从李斯特结节通过的形态

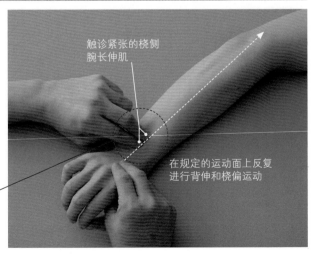

触诊紧张的桡侧腕长伸肌

在规定的运动面上反复进行背伸和桡偏运动

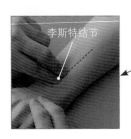

李斯特结节

伴随运动，从近端对桡侧腕短伸肌的收缩进行触诊，接近起点部位时，可以确认其肌腹向桡侧腕长伸肌下方拉伸的状态。这部分的触诊中，稍微下压桡侧腕长伸肌的肌腹效果会更好

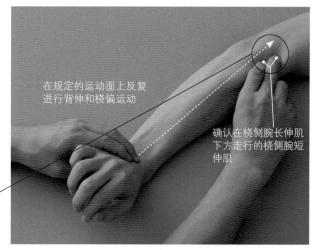

在规定的运动面上反复进行背伸和桡偏运动

确认在桡侧腕长伸肌下方走行的桡侧腕短伸肌

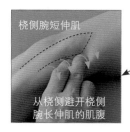

桡侧腕短伸肌

从桡侧避开桡侧腕长伸肌的肌腹

想要分辨桡侧腕长伸肌与桡侧腕短伸肌，就必须使两者交替进行收缩，在第二掌骨底与第三掌骨底之间交替施加阻力。桡侧腕长伸肌与桡侧腕短伸肌都属于桡偏、背伸肌，虽然不能使其中一块肌肉完全单独收缩，但是可以通过改变阻力位置使两块肌肉收缩强度产生明显的差异。触诊时要体会这种不同，并以此来鉴别桡侧腕长伸肌与桡侧腕短伸肌

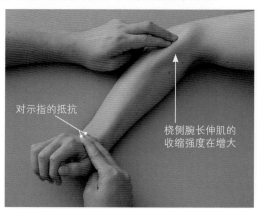

对示指的抵抗

桡侧腕长伸肌的收缩强度在增大

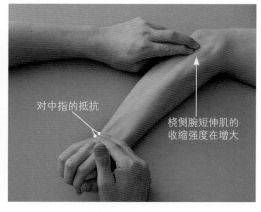

对中指的抵抗

桡侧腕短伸肌的收缩强度在增大

4

手部相关肌肉

手部相关肌肉

尺侧腕伸肌

解剖学特征（图Ⅳ-4-41～Ⅳ-4-44）

- [**起点**]肱骨外上髁、尺骨后上部

  [**止点**]第五掌骨底后面

  [**神经支配**]桡神经（C6～C8）

- 尺侧腕伸肌的桡侧位于小指伸肌处。

- 前臂从旋后位变成旋前位时，尺侧腕伸肌为了越过尺骨茎突的隆起部位，走行会发生变化。

- 尺侧腕伸肌会通过第六区（见294页）。

- 尺侧腕伸肌会成为三角纤维软骨复合体（TFCC）尺侧的支撑点。

肌肉功能特征

- 尺侧腕伸肌只作用于腕关节的尺偏，这是因为尺侧腕伸肌在桡腕关节区域通过了屈伸轴的背侧，在腕中关节区域则通过屈伸轴的掌侧，所以使得尺侧腕伸肌的屈伸功能被互相抵消。

与临床的关联

- 尺侧腕伸肌腱鞘炎患者多见于从事翻阅票据等工作的人群中。这是由过度的旋后、旋前运动后，尺侧腕伸肌肌腱的走行发生变化所致。

- 肱骨外上髁炎所引发的疼痛大多与桡侧腕短伸肌或指伸肌有关，然而一部分病例的疼痛则与尺侧腕伸肌有关。

- 在观察三角纤维软骨复合体时，以尺侧腕伸肌的长轴图像开始会比较容易观察。

相关疾病

- 尺侧腕伸肌腱鞘炎、尺侧腕伸肌脱位、尺侧腕伸肌肌腱断裂、肱骨外上髁炎等。

触诊方法

- 见图Ⅳ-4-45～Ⅳ-4-49。

图IV-4-41 尺侧腕伸肌的走行

尺侧腕伸肌起于肱骨外上髁、尺骨后上部，止于第五掌骨底后面。虽然称为腕伸肌，但其几乎没有使腕关节背伸的作用，而只是参与尺偏运动。在肘关节处，尺侧腕伸肌则有辅助肘关节伸展的作用

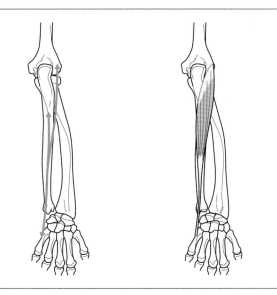

图IV-4-42 在进行旋前、旋后运动时尺侧腕伸肌的动作

当前臂呈旋前位时，尺侧腕伸肌肌腱会通过位于尺骨茎突桡侧的尺侧腕伸肌肌腱沟。当前臂旋后时，尺侧腕伸肌肌腱会向尺侧方向移动，并越过尺骨茎突尺侧的隆起部位。这些都被认为是引起尺侧腕伸肌腱鞘炎的病因

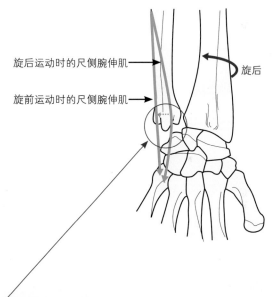

旋后运动时的尺侧腕伸肌

旋前运动时的尺侧腕伸肌

旋后

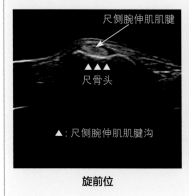

尺侧腕伸肌肌腱

尺骨头

▲：尺侧腕伸肌肌腱沟

旋前位

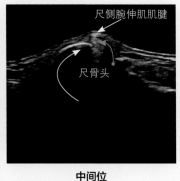

尺侧腕伸肌肌腱

尺骨头

中间位

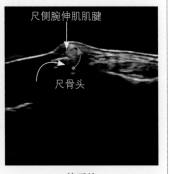

尺侧腕伸肌肌腱

尺骨头

旋后位

4

手部相关肌肉

图Ⅳ-4-43 尺侧腕伸肌肌腱的运动轴

尺侧腕伸肌肌腱在桡腕关节通过了屈伸轴的背侧，并起背伸作用，在腕中关节则是通过屈伸轴的掌侧起掌屈作用。这两个方向的作用会互相抵消，使得尺侧腕伸肌只作用于尺偏运动

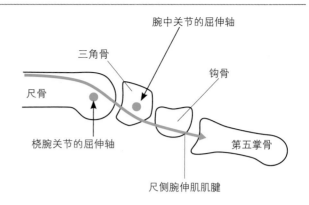

图Ⅳ-4-44 以尺侧腕伸肌为标志的 TFCC 超声图像

尺侧腕伸肌通过 TFCC 尺侧的部分叫作尺侧腕伸肌肌腱板，起支撑 TFCC 尺侧的作用。当用超声波观察 TFCC 时，以尺侧腕伸肌的长轴图像作为标志会更容易观察

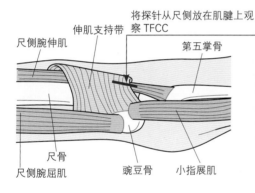
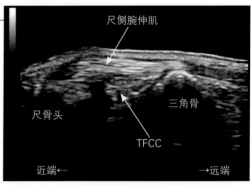

图Ⅳ-4-45 尺侧腕伸肌的触诊①

让受检者的前臂呈旋前位，手掌放于桌面，以此作为触诊起始姿势。先对受检者的尺骨茎突进行触诊

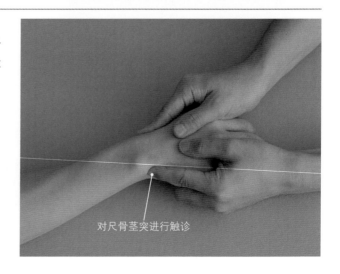

对尺骨茎突进行触诊

图IV-4-46 尺侧腕伸肌的触诊②

确认尺骨茎突位置后，检查者的手指稍向近端移动，确认尺骨头的突起。之后，沿着尺骨头的突起，检查者的手指从背侧向桡侧越过骨隆起部位就可以对尺侧腕伸肌肌腱沟进行触诊

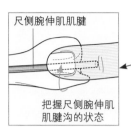

尺侧腕伸肌肌腱

把握尺侧腕伸肌肌腱沟的状态

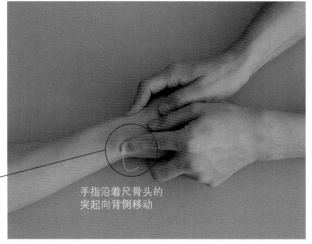

手指沿着尺骨头的突起向背侧移动

图IV-4-47 尺侧腕伸肌的触诊③

检查者将手指放在受检者的尺侧腕伸肌肌腱沟周围，并让其反复进行尺偏运动。此时，重要的是让其在桌面上只进行尺偏运动。在运动的过程中，从远端触摸尺侧腕伸肌肌腱的紧张状态，可以对止于第五掌骨的肌腱进行触诊

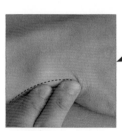

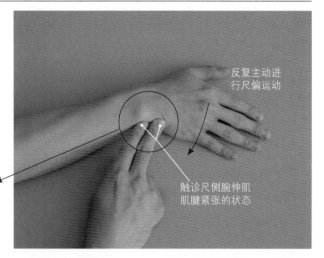

反复主动进行尺偏运动

触诊尺侧腕伸肌肌腱紧张的状态

图IV-4-48 尺侧腕伸肌的触诊④

接着检查者把手指从尺侧放在尺侧腕伸肌肌腱上，伴随尺偏运动向近端触摸肌腱的紧张状态，并确认肌腹形态。尺侧腕伸肌的尺侧与指深屈肌相连接，如果不做手指运动就不会出现混淆

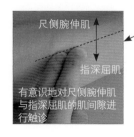

尺侧腕伸肌

指深屈肌

有意识地对尺侧腕伸肌与指深屈肌的肌间隙进行触诊

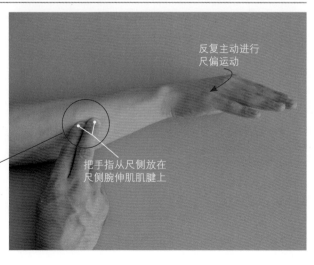

反复主动进行尺偏运动

把手指从尺侧放在尺侧腕伸肌肌腱上

4

手部相关肌肉

尺侧腕伸肌的触诊⑤

　　尺侧腕伸肌的桡侧与小指伸肌相连接。当对两块肌肉触诊时，小指交替做伸展和尺偏运动，对肌间隙进行触诊。将手指放于尺侧腕伸肌桡侧，并确认其与小指伸肌的肌间隙

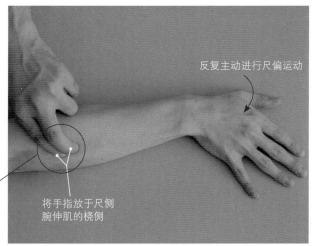

反复主动进行尺偏运动

将手指放于尺侧腕伸肌的桡侧

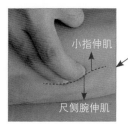

小指伸肌

尺侧腕伸肌

4 手部相关肌肉

指伸肌

解剖学特征（图Ⅳ-4-50 ～ Ⅳ-4-53）

- ［**起点**］肱骨外上髁、外侧副韧带、桡骨环状韧带、前臂筋膜
  ［**止点**］止于第二到第五中节、远节指骨底背面（指背腱膜）
  ［**神经支配**］桡神经（C6 ～ C8）
- 指伸肌延伸出来的外侧束会和蚓状肌、骨间掌侧肌、骨间背侧肌的肌腱相交，并共同参与近端指间关节、远端指间关节的伸展运动。
- 指伸肌肌腱会通过由伸肌支持带所构成的第四区。这个区除了指伸肌肌腱通过外，示指伸肌肌腱也通过。
- 位于远端的指伸肌肌腱在越过腕关节之后会分别往示指到小指的方向延伸，而且各个肌腱会通过腱间结合被固定住。

肌肉功能特征

- 指伸肌会使第二到第五掌指关节伸展，使腕关节背伸，辅助肘关节伸展。
- 近端指间关节、远端指间关节的伸展则是由指伸肌和手内在肌的协同作用完成的。进行近端指间关节、远端指间关节的伸展时，要使指伸肌位于良好的位置，关键就在于掌指关节要呈屈曲位。若是掌指关节呈伸展位，中央束、外侧束就会出现松弛，并丧失功能。
- 指伸肌虽然拥有对应各个手指肌腱的肌束，但是却非常缺乏独立运动能力。与其说是指伸肌让手指能单独地进行伸展，不如说指伸肌对从示指到小指整体的伸展产生作用。
- 用力握住的动作也涉及腕关节的背伸。

与临床的关联

- 在上肢外伤后，检查有无桡神经麻痹时的观察重点在于手指能否伸展，其中特别重要的是要观察掌指关节能否完全伸展。有时，近端指间关节等部位会因手内在肌的参与而可以伸展，因此无法察觉桡神经麻痹的存在。
- 在肱骨外上髁炎病例中，指伸肌和桡侧腕短伸肌经常是引发疼痛的部位。
- 要想完全恢复握力，重点在于强化指深屈肌和指浅屈肌。此外，腕关节的稳定也需要指伸肌的强化。
- 由于前臂旋前受限，桡骨环状韧带的指伸肌区域的伸展性会受到很大影响。

相关疾病

- 指伸肌肌腱断裂、肱骨外上髁炎、桡神经麻痹等。

触诊方法

- 见图Ⅳ-4-54 ～ Ⅳ-4-58。

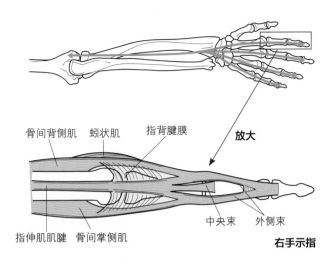

图IV-4-50 **指伸肌的走行**

指伸肌起于肱骨外上髁，可以使手指伸展和腕关节背伸，以及辅助肘关节伸展。指伸肌肌腱会先附着于近节指骨底，接着指伸肌会分为 3 条肌腱，之后再形成中央束附着于中节指骨底，中央的肌腱直接止于中节指骨底，另外两条肌腱会作为外侧束止于远节指骨底。外侧束会和蚓状肌、骨间掌侧肌、骨间背侧肌的肌腱交会，并共同参与近端指间关节、远端指间关节的伸展运动

骨间背侧肌　蚓状肌　　指背腱膜

放大

指伸肌肌腱　骨间掌侧肌

中央束　外侧束

右手示指

图IV-4-51 **固定指伸肌的腱间结合**

指伸肌肌腱在通过伸肌支持带之后向示指至小指的方向走行，而所延伸的肌腱则是通过腱间结合来进行固定。当示指、小指处于屈曲位，它们就会被腱间结合牵引至末端而固定。此时，要让附着于掌指关节的肌腱松弛并进行掌指关节主动伸展运动。中指、环指若是处于屈曲位，也会发生相同的情况。但是，示指和小指也存在着固有伸肌，因此，还可以依靠这些固有伸肌而进行掌指关节的主动伸展

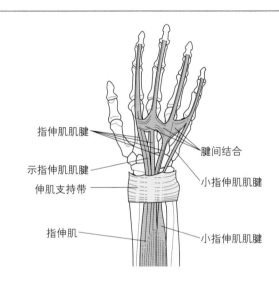

指伸肌肌腱

示指伸肌肌腱

伸肌支持带

指伸肌

腱间结合

小指伸肌肌腱

小指伸肌肌腱

图IV-4-52 **止于近节指骨的指伸肌肌腱的特征**

掌指关节的指伸肌肌腱分为表层肌腱与深层肌腱。深层肌腱止于近节指骨底，并作用于掌指关节的伸展。浅层肌腱向末梢延伸，成为中央束，止于中节指骨底，对近端指间关节的伸展产生作用

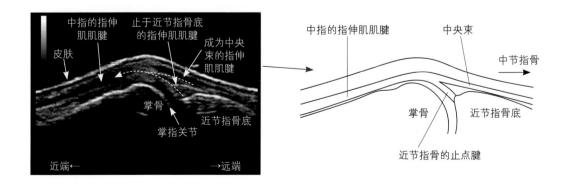

皮肤

中指的指伸肌肌腱

止于近节指骨底的指伸肌肌腱

成为中央束的指伸肌肌腱

掌骨

掌指关节

近节指骨底

近端← →远端

中指的指伸肌肌腱　　中央束

中节指骨

掌骨　　近节指骨底

近节指骨的止点腱

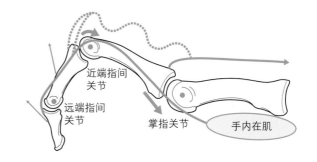

图IV-4-53 近端指间关节、远端指间
关节的伸展结构

近端指间关节、远端指间关节的伸
展动作由指伸肌和蚓状肌的收缩产生。
指伸肌和蚓状肌会与狭义的手内在肌协
同完成伸展动作。当掌指关节呈伸展位
时，中央束为松弛状态，而手内在肌则
呈紧张状态。因此，此时远端指间关节
的伸展是由手内在肌完成的。当掌指关
节呈屈曲位时，手内在肌为松弛状态，
而指伸肌肌腱则呈紧张状态。此时，近
端指间关节的伸展则是由指伸肌肌腱完
成的

掌指关节伸展位

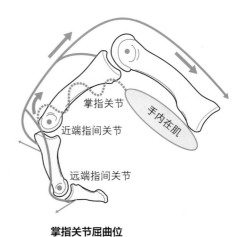

掌指关节屈曲位

图IV-4-54 指伸肌的触诊①

受检者的前臂呈旋前位，手掌放置
于桌上，示指、小指和拇指固定于屈曲
位，以此作为触诊起始姿势

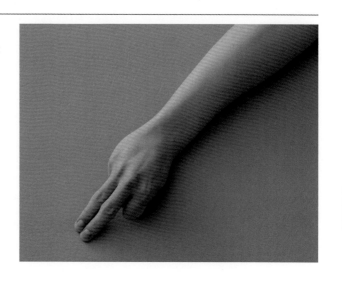

图Ⅳ-4-55 指伸肌的触诊②

让受检者的第三、第四掌指关节进行伸展，便能在其手背明显观察到指伸肌从第四区（见294页）开始往每根手指延伸的情况（→）

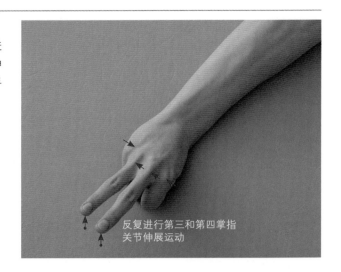

反复进行第三和第四掌指关节伸展运动

图Ⅳ-4-56 指伸肌的触诊③

不只是要确认中指和环指的指伸肌肌腱，因为示指和小指方向的指伸肌也会随着中指和环指伸展而产生紧张的状态，所以要在一起进行触诊。这些肌腱在通过第四区时的形态也需要触诊

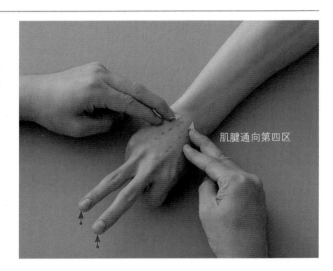

肌腱通向第四区

图Ⅳ-4-57 指伸肌的触诊④

沿着指伸肌肌腱向近端进行触诊。触诊肌腹时要注意是否只有中指和环指伸展，如果从桡侧对肌腹触诊，就可以确认指伸肌和桡侧腕短伸肌的肌间隙

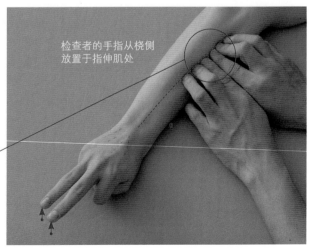

检查者的手指从桡侧放置于指伸肌处

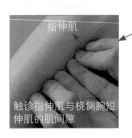

指伸肌

触诊指伸肌与桡侧腕短伸肌的肌间隙

接着，将手指从尺侧对肌腹的收缩状态进行触诊，触诊指伸肌与小指伸肌的肌间隙。在这种情况下，如果将示指、中指和环指固定于屈曲位，让小指做伸展运动，小指伸肌会单独收缩，确认收缩强度的差异后，可以对两块肌肉的肌间隙进行触诊

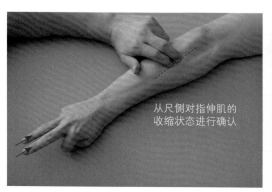

从尺侧对指伸肌的收缩状态进行确认

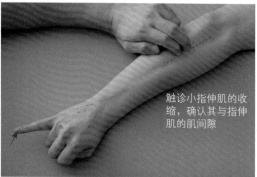

触诊小指伸肌的收缩，确认其与指伸肌的肌间隙

能力提升

前臂旋前时，桡骨环状韧带的伸展模式
（超声图像是桡骨头水平的冠状面）

前臂旋前时，在桡骨允许的旋前范围内，桡骨环状韧带会得到伸展，尤其是指伸肌所在的桡骨环状韧带的部分，伴随旋前的伸展距离非常大（平均约5 mm）。这意味着桡骨环状韧带的指伸肌区域的伸展性降低后会限制前臂旋前。临床上还要考虑桡骨头周围组织的指伸肌的柔韧性，有必要评估限制前臂旋前的因素。

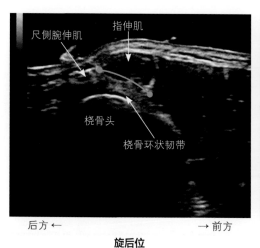

尺侧腕伸肌　指伸肌

桡骨头

桡骨环状韧带

后方← →前方

旋后位

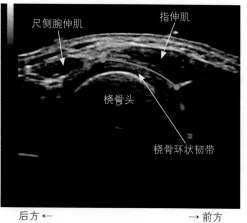

尺侧腕伸肌　指伸肌

桡骨头

桡骨环状韧带

后方← →前方

旋前位

手部相关肌肉

示指伸肌

解剖学特征（图Ⅳ-4-59，Ⅳ-4-60）

● [**起点**] 尺骨远端的骨干背侧、前臂骨间膜

[**止点**] 指伸肌肌腱往示指方向的延伸部位

[**神经支配**] 桡神经（C6～C8）

● 示指伸肌、拇长伸肌和拇长展肌都是前臂伸肌群的深层肌肉。

● 在起于尺骨的前臂伸肌群之中，示指伸肌起于最远端。

● 示指伸肌肌腱位于腕关节的远端，在指伸肌肌腱的尺侧。

● 示指伸肌肌腱与指伸肌一起通过第四区。

肌肉功能特征

● 示指伸肌能使第二掌指关节、近端指间关节、远端指间关节伸展，还有辅助腕关节背伸的作用。

与临床的关联

● 在对拇长伸肌肌腱断裂进行外科治疗时，通常采取端对端缝合手术。但是，如果要缝合的肌腱状况不太好时，则多数会利用示指伸肌肌腱来进行肌腱转移手术。

相关疾病

● 示指伸肌肌腱断裂、拇长伸肌肌腱断裂、桡神经麻痹、骨间后神经麻痹等。

触诊方法

● 见图Ⅳ-4-61～Ⅳ-4-64。

图Ⅳ-4-59 示指伸肌的走行

示指伸肌起于尺骨远端的骨干背侧及前臂骨间膜，止于指伸肌肌腱向示指方向的延伸部位（近节指骨底、中节指骨底、远节指骨底）。作用于第二掌指关节、近端指间关节、远端指间关节的伸展及参与辅助腕关节背伸

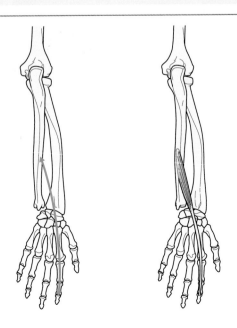

图IV-4-60 示指伸肌的起点

示指伸肌为前臂伸肌群的其中一条深层肌肉，起于尺骨。在这些深层肌肉之中起于最远端的就是示指伸肌。在示指伸肌近端依次还有拇长伸肌和拇长展肌排列

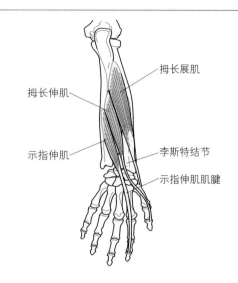

拇长展肌
拇长伸肌
示指伸肌
李斯特结节
示指伸肌肌腱

图IV-4-61 示指伸肌的触诊①

受检者的前臂呈旋前位，手掌置于桌面，中指、环指、小指固定于屈曲位，以此作为触诊的起始姿势

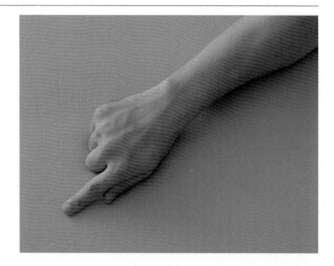

图IV-4-62 示指伸肌的触诊②

让受检者第二掌指关节伸展，就能确认往示指方向延伸的示指伸肌肌腱的位置。在示指伸肌肌腱的旁边，可以看到以S形延伸的肌腱（→），那就是被腱间结合牵拉的指伸肌肌腱

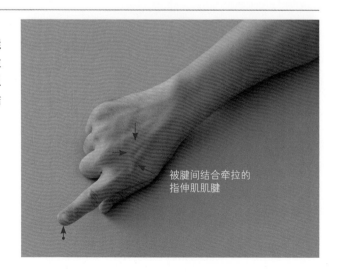

被腱间结合牵拉的指伸肌肌腱

4

手部相关肌肉

图IV-4-63 示指伸肌的触诊③

让受检者反复进行示指的伸展运动。一边注意 S 形走行的指伸肌肌腱，一边触诊向第四区方向直线走行的示指伸肌肌腱

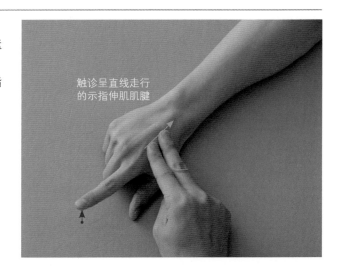

触诊呈直线走行的示指伸肌肌腱

图IV-4-64 示指伸肌的触诊④

往近端方向触诊示指伸肌肌腱，在通过伸肌支持带的部分会难以触摸到示指伸肌拉紧的状态，因此要仔细触摸。越过腕关节的近端后，肌腱开始往指伸肌的深部走行，因此检查者的手指要稍用力按压，感受伴随运动从肌腹深部向上推的力，这样肌腹的触诊比较容易

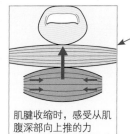

肌腱收缩时，感受从肌腹深部向上推的力

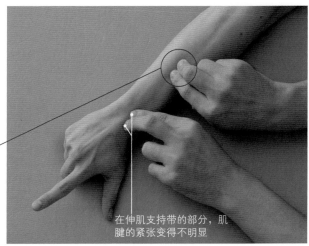

在伸肌支持带的部分，肌腱的紧张变得不明显

能力提升　　骨间后神经麻痹

理论上该病一般不会发生感觉障碍，但却有患者感觉异常的病例报告。在运动障碍方面，腕关节虽然可以进行背伸运动，但是拇指的伸展、外展及第二到第五掌指关节的伸展则无法进行或出现功能障碍（手指下垂）。由于拇指反复进行旋前、旋后运动而诱发疼痛。

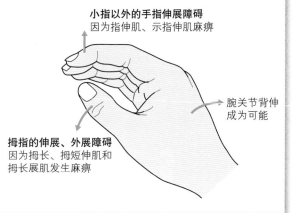

小指以外的手指伸展障碍
因为指伸肌、示指伸肌麻痹

腕关节背伸成为可能

拇指的伸展、外展障碍
因为拇长、拇短伸肌和拇长展肌发生麻痹

小指伸肌

解剖学特征（图Ⅳ-4-65，Ⅳ-4-66）

- [**起点**]肱骨外上髁

    [**止点**]指伸肌肌腱往小指方向的延伸部位，即小指中节、远节指骨底

    [**神经支配**]桡神经（C6~C8）
- 小指伸肌沿着指伸肌尺侧延伸，是前臂伸肌群里的表层肌肉之一。
- 小指伸肌肌腱会通过第五区。

肌肉功能特征

- 小指伸肌作用于第五掌指关节、近端指间关节、远端指间关节的伸展。小指伸肌辅助腕关节的背伸及肘关节的伸展运动。

与临床的关联

- 在桡尺远侧关节脱位的病例中，小指伸肌肌腱大多会出现磨损增加，进而肌腱断裂的现象。
- 患有风湿性关节炎时会增加滑膜炎的严重程度，从而使退行性断裂的病例增加。

相关疾病

- 小指伸肌肌腱断裂、桡神经麻痹、骨间后神经麻痹、风湿性关节炎（见296页）等。

触诊方法

- 见图Ⅳ-4-67~Ⅳ-4-70。

图Ⅳ-4-65 小指伸肌的走行

小指伸肌起于肱骨外上髁，向指伸肌的尺侧延伸，并止于指伸肌肌腱向小指方向的延伸部位。作用于第五掌指关节、近端指间关节、远端指间关节的伸展，并辅助腕关节背伸及肘关节伸展

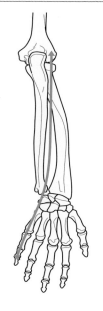
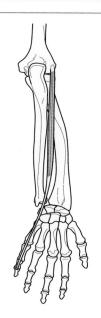

图IV-4-66 由伸肌支持带所构成的六个区 (compartment) 和通过各区的肌腱

前臂伸肌群通过腕关节时会分别通过由伸肌支持带所构成的六个区。与小指伸展有关的指伸肌肌腱会通过第四区，小指伸肌肌腱通过第五区，进行触诊时，这是很重要的解剖学知识。此外，通过各区的肌腱在超声图像中也可以清楚地观察到

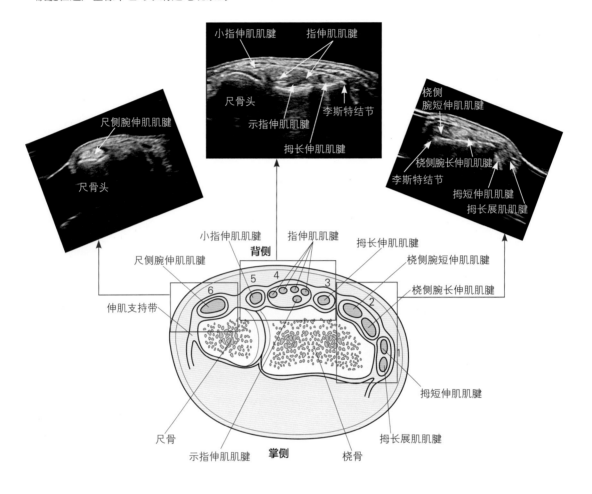

图IV-4-67 小指伸肌的触诊①

受检者的前臂呈旋前位，手掌放置于桌面上，并将示指、中指、环指都固定于屈曲位，以此姿势作为触诊起始姿势

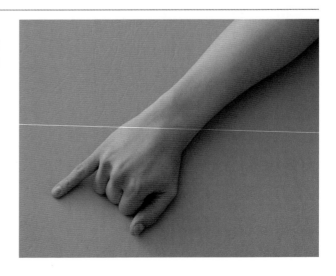

图Ⅳ-4-68 小指伸肌的触诊②

受检者的第五掌指关节进行伸展运动，便能辨别往小指方向延伸的小指伸肌肌腱。往小指方向延伸的指伸肌肌腱会延伸至腕关节中央的第四区，而小指伸肌肌腱则会往位于尺骨头桡侧的第五区延伸

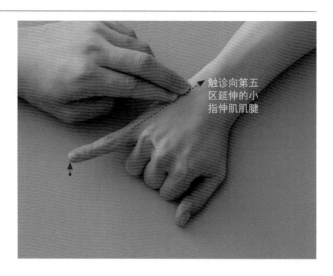

触诊向第五区延伸的小指伸肌肌腱

图Ⅳ-4-69 小指伸肌的触诊③

将手指放置于通过尺骨头桡侧的第五区的小指伸肌肌腱的桡侧，从近端触诊，以确认指伸肌与小指伸肌的肌间隙。如果难以触摸，则在示指、小指屈曲位时伸出小指，并交替伸出中指与环指，确认并感受收缩强度的差异

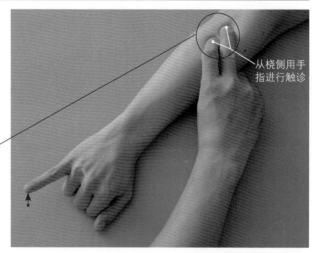

从桡侧用手指进行触诊

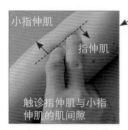

小指伸肌

指伸肌

触诊指伸肌与小指伸肌的肌间隙

图Ⅳ-4-70 小指伸肌的触诊④

检查者把手指从尺侧放置于小指伸肌处就可以触诊尺侧腕伸肌与小指伸肌的肌间隙。如果难以触摸到，交替进行小指伸展与腕关节的尺偏运动，确认两者收缩强度的差异后进行触诊

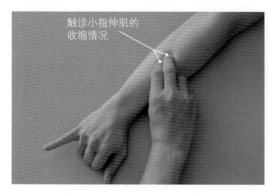

触诊小指伸肌的收缩情况

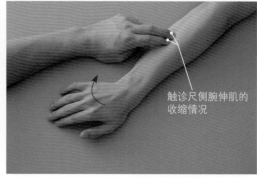

触诊尺侧腕伸肌的收缩情况

　　风湿性关节炎是指患者全身关节出现炎症的疾病，患者在感到强烈疼痛的同时会出现典型的手指畸形。发生在手指的典型畸形有尺偏畸形、天鹅颈畸形、纽扣指畸形、Z 字畸形。这些畸形若持续加重，可能使进食、书写等日常动作变得困难，明显影响生活质量。

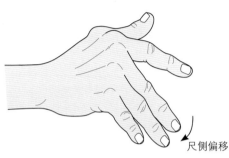

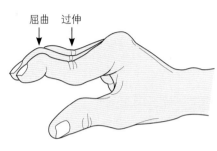

尺偏畸形

　　示指到小指都以掌指关节为中心偏向尺侧方向。

天鹅颈畸形

　　这种畸形融合了远端指间关节的屈曲畸形和近端指间关节的过伸。因为看起来很像天鹅的头，所以以此命名。

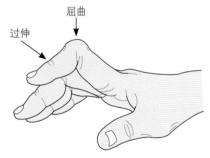

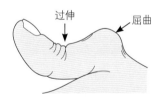

纽扣指畸形

　　这种畸形表现为远端指间关节的过伸和近端指间关节的屈曲畸形。因为看起来很像系纽扣，所以以此命名。

Z 字畸形

　　这种畸形融合了指间关节的过伸和掌指关节的屈曲畸形。

拇长伸肌

解剖学特征（图Ⅳ-4-71，Ⅳ-4-72）

- ［**起点**］尺骨骨干背侧（示指伸肌和拇长展肌之间）

  ［**止点**］第一远节指骨底的背侧

  ［**神经支配**］桡神经（C6、C7）

- 拇长伸肌是前臂伸肌群的深层肌肉之一。
- 拇长伸肌肌腱会将李斯特结节当作滑车，并参与拇指的运动。
- 拇长伸肌肌腱会通过第三区。
- 拇长伸肌肌腱是构成鼻烟窝（snuff box）尺侧的肌腱。
- 拇长伸肌肌腱会通过第一腕掌关节的背侧正上方。

肌肉功能特征

- 拇长伸肌作用于第一掌指关节、指间关节的伸展，并能辅助腕关节的背伸运动。
- 把手掌置于桌上时，拇长伸肌会参与拇指向上举起的动作。这一动作是通过腕掌关节进行的伸展运动，是由拇长伸肌肌腱通过腕掌关节的背侧正上方而形成的，其他的肌肉无法完成该动作。

与临床的关联

- 拇长伸肌肌腱的变形、断裂的情况大多是由拇长伸肌肌腱在李斯特结节部位产生摩擦所致。
- 发生桡骨远端骨折之后，若桡骨是在背侧移位变形的状况下获得痊愈，则会造成李斯特结节部位的机械性压力增加，有时会导致拇长伸肌肌腱断裂。

相关疾病

- 拇长伸肌肌腱断裂、桡神经麻痹、骨间后神经麻痹、科雷斯骨折后畸形等。

触诊方法

- 见图Ⅳ-4-73～Ⅳ-4-75。

图Ⅳ-4-71 拇长伸肌的走行

拇长伸肌起于尺骨骨干背侧（示指伸肌与拇长展肌之间），并在李斯特结节尺侧改变走行方向，向下止于拇指远节指骨底。拇长伸肌能对第一指间关节、掌指关节的伸展产生作用，也能辅助腕关节的背伸运动。拇长伸肌通过第一腕掌关节背侧正上方，所以是唯一一条对腕掌关节的伸展起作用的肌肉

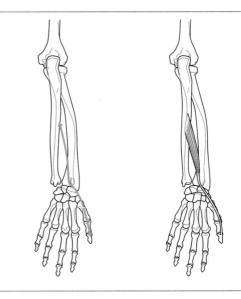

图Ⅳ-4-72 拇长伸肌在腕掌关节的作用

从背侧观察，拇长伸肌通过第一腕掌关节的正上方；从侧面观察，则是通过第一腕掌关节的背侧。因此，拇长伸肌在第一腕掌关节产生的运动是将拇指笔直地向背侧方向抬起的运动

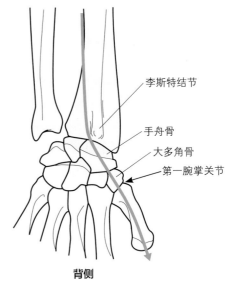

背侧

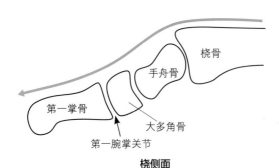

桡侧面

图Ⅳ-4-73 拇长伸肌的触诊①

受检者的前臂呈旋前位，手掌置于桌上，以此姿势作为触诊的起始姿势。接着，让拇指保持内收，并从桌面往上方笔直抬起进行腕掌关节的伸展运动。在运动的过程中，从手背的桡侧便能明显地看出拇长伸肌肌腱的所在位置（→）

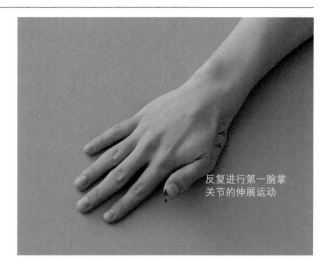

反复进行第一腕掌关节的伸展运动

图Ⅳ-4-74 拇长伸肌的触诊②

进行第一腕掌关节的伸展运动时，重点在于不要让拇指进行桡侧外展运动。由于拇短伸肌参与桡侧的外展运动（→），所以从前臂背侧对拇长伸肌肌腹进行触诊时会容易混淆

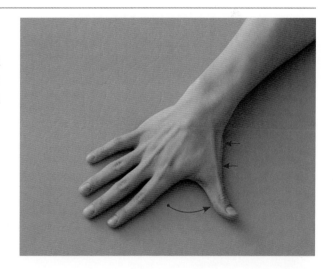

图Ⅳ-4-75 拇长伸肌的触诊③

借助在第一腕掌关节伸展运动所观察到的拇长伸肌肌腱，将手指放在尺侧往近端方向触诊。当通过第三区时，肌腱会随着运动而紧绷以至于难以触及，因此需要注意。进入指伸肌的深层之后，检查者的手指要稍微用力按压，并借助在肌肉收缩的过程中手指被深部肌肉顶起的感觉来进行触诊

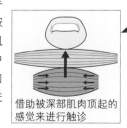

借助被深部肌肉顶起的感觉来进行触诊

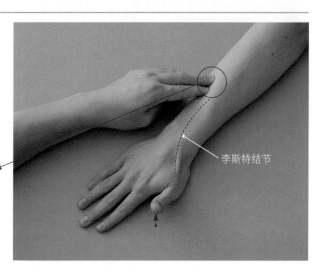

李斯特结节

4

手部相关肌肉

4 手部相关肌肉

拇短伸肌

解剖学特征（图Ⅳ-4-76 ~ Ⅳ-4-78）

- ● [**起点**] 桡骨骨干背侧远端 1/3 处、前臂骨间膜

  [**止点**] 第一近节指骨底

  [**神经支配**] 桡神经（C6、C7）
- ● 拇短伸肌是前臂伸肌群的深层肌肉之一。
- ● 位于腕关节近端的拇短伸肌压住了桡侧腕长伸肌肌腱、桡侧腕短伸肌肌腱，并在此形成缠绕的状态而进入指伸肌的深层。
- ● 拇短伸肌和拇长展肌一起通过了第一区。
- ● 拇短伸肌肌腱是构成鼻烟窝桡侧的肌腱。
- ● 桡动脉及从桡神经分支出来的指背神经都会通过鼻烟窝内部。
- ● 拇短伸肌会通过第一腕掌关节（第一 CMC 关节）的桡侧。

肌肉功能特征（图Ⅳ-4-79）

- ● 拇短伸肌主要涉及第一掌指关节的伸展，辅助腕关节背伸运动。
- ● 当手掌维持平放在桌面的姿势时，拇短伸肌会参与拇指往桡侧伸展的动作，这一动作是第一 CMC 关节所进行的桡侧伸展运动，是由拇短伸肌肌腱通过第一 CMC 关节的桡侧而形成的。

与临床的关联

- ● 在桡神经麻痹的病例中，其肌肉恢复是有顺序的。通常，拇短伸肌比拇长伸肌恢复得快，这是因为在桡神经分布的顺序里，拇短伸肌的神经分布在拇长伸肌的近端。
- ● 在桡骨茎突狭窄性腱鞘炎（见 304 页）的病例中，拇短伸肌和拇长展肌会成为疼痛部位。不只是腱鞘部位会出现压痛，很多病例还伴随肌腹压痛。
- ● 拇短伸肌在前臂远端与桡侧腕长、腕短伸肌交错。这个部位的运动障碍被称作交叉综合征。

相关疾病

- ● 拇短伸肌肌腱断裂、桡神经麻痹、骨间后神经麻痹、桡骨茎突狭窄性腱鞘炎等。

触诊方法

- ● 见图Ⅳ-4-80 ~ Ⅳ-4-83。

图IV-4-76 拇短伸肌的走行

　　拇短伸肌起于桡骨骨干背侧远端1/3处及前臂骨间膜，止于第一近节指骨底。其主要作用是使第一掌指关节伸展，并辅助腕关节的背伸运动。此外，拇短伸肌从第一腕掌关节的桡侧通过，所以拇短伸肌也作用于腕掌关节桡侧的伸展运动

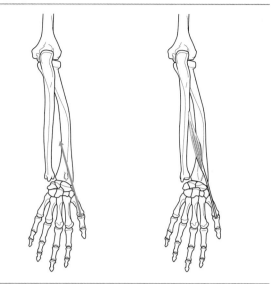

图IV-4-77 拇短伸肌与指伸肌、桡侧腕长伸肌肌腱、桡侧腕短伸肌肌腱之间的位置关系

　　拇短伸肌和拇长展肌在腕关节近端的桡侧位置会共同压制桡侧腕长、腕短伸肌肌腱，并在此交错缠绕，进入指伸肌的深层部位。这种肌肉之间的交叉部分被称为交叉处

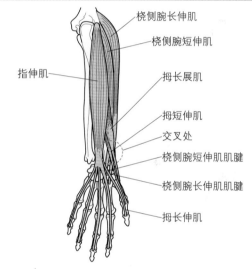

桡侧腕长伸肌

桡侧腕短伸肌

拇长展肌

指伸肌

拇短伸肌

交叉处

桡侧腕短伸肌肌腱

桡侧腕长伸肌肌腱

拇长伸肌

图IV-4-78 鼻烟窝相关解剖

　　拇短伸肌和拇长伸肌一起形成了鼻烟窝，这一部位在解剖学上很重要。桡动脉及从桡神经浅支分出来的背侧指神经等组织在此通过。此外，在鼻烟窝的正下方有手舟骨，如果这一部位出现强烈疼痛，则怀疑是手舟骨骨折

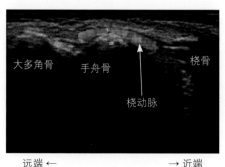

大多角骨　手舟骨　　　　桡骨

桡动脉

远端 ←　　　　→ 近端

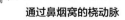
通过鼻烟窝的桡动脉

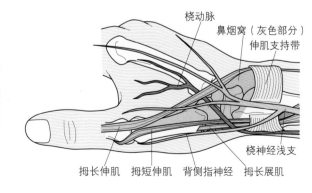

桡动脉

鼻烟窝（灰色部分）

伸肌支持带

桡神经浅支

拇长伸肌　拇短伸肌　背侧指神经　拇长展肌

4

手部相关肌肉

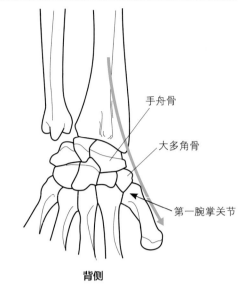

图IV-4-79 拇短伸肌在第一腕掌关节的
作用

　　从背侧观察拇短伸肌，它通过第一
腕掌关节的桡侧；从侧面观察，它通过
屈伸轴的上方。因此，拇短伸肌在第一
腕掌关节产生的运动是将拇指往桡侧方
向伸展

手舟骨

大多角骨

第一腕掌关节

背侧

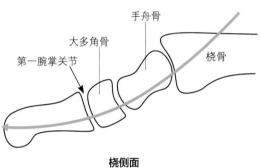

第一腕掌关节　大多角骨　手舟骨　桡骨

桡侧面

图IV-4-80 拇短伸肌的触诊①

　　触诊的起始姿势为受检者前臂呈旋
前位，手掌置于桌面，拇指呈内收位。
接着，拇指贴着桌面进行第一腕掌关节
的桡侧伸展运动

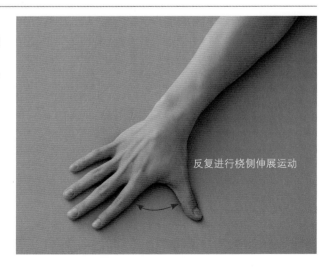

反复进行桡侧伸展运动

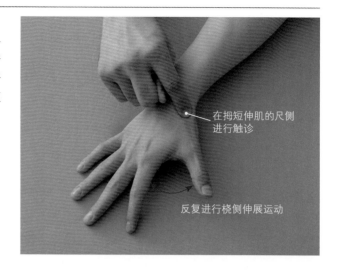

图Ⅳ-4-81 拇短伸肌的触诊②

在进行桡侧伸展运动过程中，从手背桡侧能观察到拇短伸肌肌腱。检查者的手指一定要放在拇短伸肌的尺侧进行触诊，这样做是为了避免误诊为在拇短伸肌桡侧并排走行的拇长展肌

在拇短伸肌的尺侧进行触诊

反复进行桡侧伸展运动

图Ⅳ-4-82 拇短伸肌的触诊③

在第一腕掌关节的桡侧伸展运动中，可以观察到拇短伸肌肌腱，检查者的手指要沿着拇短伸肌往近端方向进行触诊。触诊过程中，手指在通过第一区时，拇短伸肌会随着桡侧伸展运动而绷紧，因此不容易触摸到。检查者手指通过伸肌支持带之后，压住桡侧腕长、腕短伸肌肌腱，并往背侧对肌腹进行触诊

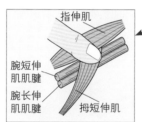

指伸肌

腕短伸肌肌腱

腕长伸肌肌腱

拇短伸肌

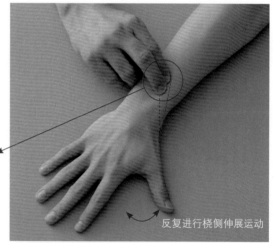

反复进行桡侧伸展运动

图Ⅳ-4-83 拇短伸肌的触诊④

拇短伸肌进入指伸肌的下方后，检查者稍微用力按压，一边确认拇指伸展运动与从深部向上推的感觉是一致的，一边进行触诊

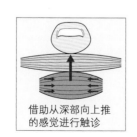

借助从深部向上推的感觉进行触诊

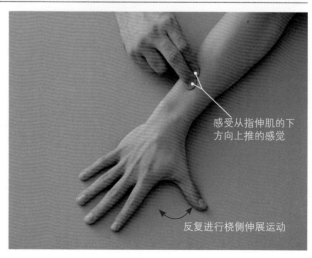

感受从指伸肌的下方向上推的感觉

反复进行桡侧伸展运动

　　桡骨茎突狭窄性腱鞘炎是指在拇短伸肌肌腱和拇长展肌肌腱通过第一区的位置后发生的狭窄性腱鞘炎。该疾病多发于长时间手部劳动者，一般需要经过很长时间的治疗。诊断该疾病的著名检查方式是握拳尺偏试验（finkelstein test）：受检者将拇指紧握于手掌内侧，观察腕关节进行被动尺偏时是否会出现疼痛，引起疼痛为阳性。

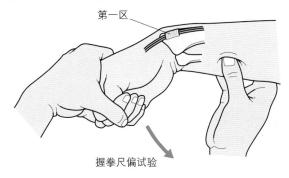

第一区

握拳尺偏试验

　　拇短伸肌肌腱和拇长展肌肌腱会通过第一区。约有 60% 的患者存在一个将上状两条肌腱完全分离的间隔。在桡骨茎突狭窄性腱鞘炎有间隔的病例中，有报告显示采取局部注射的保守疗法后，这个部位的活动反应会受限。

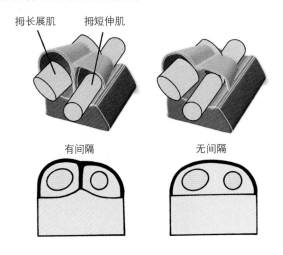

拇长展肌　　拇短伸肌

有间隔　　　　　　无间隔

拇长展肌

解剖学特征（图Ⅳ-4-84，Ⅳ-4-85）

- [**起点**] 尺骨骨干背侧（旋后肌嵴的远端、拇长伸肌的近端）、前臂骨间膜、桡骨骨干背侧

  [**止点**] 第一掌骨底

  [**神经支配**] 桡神经（C6、C7）
- 拇长展肌是前臂伸肌群的深层肌肉之一。
- 位于腕关节近端的拇长展肌压住了桡侧腕长伸肌肌腱、桡侧腕短伸肌肌腱，并与它们缠绕在一起。然后拇长展肌会与拇短伸肌一起进入指伸肌的深层。
- 拇长展肌和拇短伸肌一起通过第一区。
- 拇长展肌并排走行于拇短伸肌肌腱的桡侧。
- 拇长展肌通过第一腕掌关节的掌侧。

肌肉功能特征

- 拇长展肌使第一腕掌关节外展，另外还参与腕关节的掌屈。

与临床的关联

- 在桡神经的支配顺序上，桡神经依次到达拇长展肌、拇长伸肌及拇短伸肌，所以在桡神经麻痹的病例中，拇长展肌比拇长伸肌及拇短伸肌更快出现症状。在拇指外展时，因为被正中神经所支配的拇短展肌能共同参与运动，所以并不能通过拇指是否能进行外展运动来判断受检者是否有桡神经麻痹的状况，而是必须单独观察拇长展肌有没有完全收缩。
- 在桡骨茎突狭窄性腱鞘炎（见 304 页）的病例中，拇长展肌和拇短伸肌是疼痛的主要部位。在很多病例中，不只在腱鞘部位出现压痛，肌腹部位也会出现压痛。

相关疾病

- 拇长展肌肌腱断裂、桡神经麻痹、骨间后神经麻痹、桡骨茎突狭窄性腱鞘炎等。

触诊方法

- 见图Ⅳ-4-86 ~ Ⅳ-4-89。

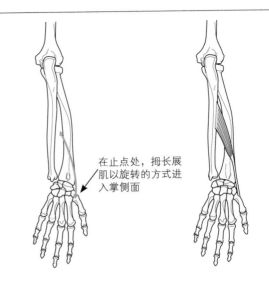

图Ⅳ-4-84 拇长展肌的走行

拇长展肌起于尺骨骨干背侧（旋后肌嵴的下方）、前臂骨间膜及桡骨骨干背侧，止于第一掌骨底。拇长展肌作用于第一腕掌关节的外展，辅助腕关节的掌屈运动

在止点处，拇长展肌以旋转的方式进入掌侧面

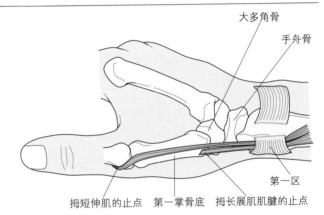

图Ⅳ-4-85 拇长展肌止点部的相关解剖

拇长展肌和拇短伸肌一起通过第一区之后，便沿着拇短伸肌的掌侧走行，并在越过第一腕掌关节之后，绕到第一掌骨底的掌侧。在触诊时，检查者的手指尽量放在掌侧

大多角骨

手舟骨

拇长展肌通过腕关节、第一腕掌关节的掌侧

拇短伸肌的止点　第一掌骨底　拇长展肌肌腱的止点　第一区

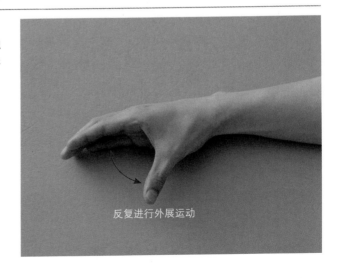

图Ⅳ-4-86 拇长展肌的触诊①

受检者前臂中立位，手的尺侧接触桌面，以此姿势作为触诊起始姿势，并接着进行第一腕掌关节的外展运动

反复进行外展运动

图Ⅳ-4-87 拇长展肌的触诊②

在拇指外展运动的过程中，从腕关节桡侧可以观察到拇长展肌肌腱。检查者要将手指放在拇长展肌肌腱的掌侧进行触诊，这是为了不错误地触诊延伸于拇长展肌尺侧的拇短伸肌肌腱

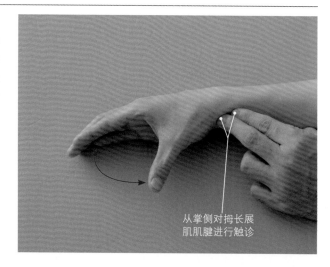

从掌侧对拇长展肌肌腱进行触诊

图Ⅳ-4-88 拇长展肌的触诊③

在腕关节近端，拇长展肌和拇短伸肌并排走行，一同转入前臂背侧。接着拇长展肌的走行压住了桡侧腕长、腕短伸肌肌腱，然后拇长展肌进入指伸肌的深层

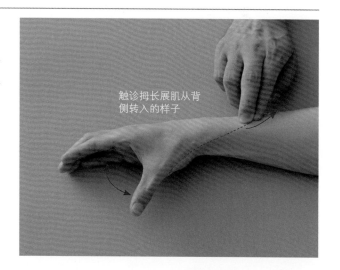

触诊拇长展肌从背侧转入的样子

图Ⅳ-4-89 拇长展肌的触诊④

触诊肌腹时，检查者的手指要稍微用力按压。在第一腕掌关节进行外展运动的过程中，一边感受手指被深部肌肉向上推的力，一边向近端进行触诊

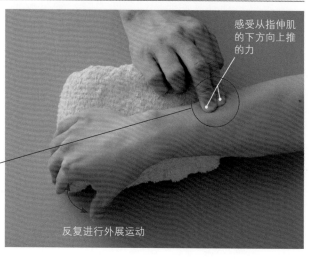

感受从指伸肌的下方向上推的力

反复进行外展运动

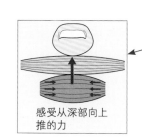

感受从深部向上推的力

4 手部相关肌肉

指浅屈肌

解剖学特征（图IV-4-90，IV-4-91）

- [**起点**] 肱骨内上髁（指浅屈肌肱骨头）、尺骨粗隆（指浅屈肌尺骨头）、桡骨近端前侧（指浅屈肌桡骨头）

  [**止点**] 从第二到第五中节指骨底的掌侧

  [**神经支配**] 正中神经（C7~T1）

- 在前臂掌侧的屈肌群里，指浅屈肌位于中间层。
- 位于腕关节近端的指浅屈肌肌腱在掌长肌肌腱的尺侧走行。
- 位于腕关节近端的指浅屈肌肌腱中往中指和环指方向延伸的肌腱位于浅层，往示指和小指方向延伸的肌腱则位于深层，而且这些指浅屈肌肌腱是依次排列的。
- 指浅屈肌肌腱在止于中节指骨之前会分支为2条，指深屈肌会通过2条肌腱的中间部位。
- 往小指方向延伸的指浅屈肌肌腱可能会出现缺陷。

肌肉功能特征

- 指浅屈肌的主要作用是使第二至第五近端指间关节屈曲，也参与掌指关节屈曲及腕关节掌屈。
- 一部分指浅屈肌起于肱骨内上髁，而这部分的指浅屈肌会辅助肘关节屈曲。
- 指浅屈肌从示指到小指的4个肌束可以各自独立收缩，换句话说，每个手指的近端指间关节都可以进行屈曲运动。

与临床的关联

- 在评估指浅屈肌的固有肌力时，要将不进行评估的其他3根手指固定于伸展位，如此就能排除指深屈肌的活动，这个姿势也可以用来评估近端指间关节的屈曲力。
- 在手指屈曲时，正中神经完全麻痹的受检者只有小指和环指能屈曲，这是正中神经麻痹的典型症状。该现象由示指和中指指浅屈肌受到尺神经支配导致。

相关疾病

- 指浅屈肌肌腱断裂、钙化性肌腱炎（见312页）、扳机指（见312页）、屈曲指（见312页）、前臂缺血性肌挛缩（见316页）、骨间前神经麻痹（高位正中神经麻痹）等。

触诊方法

- 见图IV-4-92～IV-4-97。

图IV-4-90 指浅屈肌的走行

指浅屈肌的起点有3个，分别是肱骨内上髁（肱骨头）、尺骨粗隆（尺骨头）和桡骨近端前侧（桡骨头），止于第二至第五中节指骨底。主要作用是使第二至第五近端指间关节屈曲。此外，它也参与掌指关节屈曲及腕关节掌屈。起于肱骨内上髁的指浅屈肌也具有轻微的肘关节屈曲作用

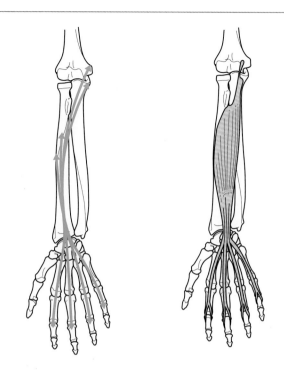

图IV-4-91 指浅屈肌肌腱在腕部的走行

位于腕关节区域的指浅屈肌肌腱走行特异性较强，往中指和环指方向走行的肌腱位于浅层，往示指和小指方向走行的肌腱位于深层，且这些肌腱依次排列而并行

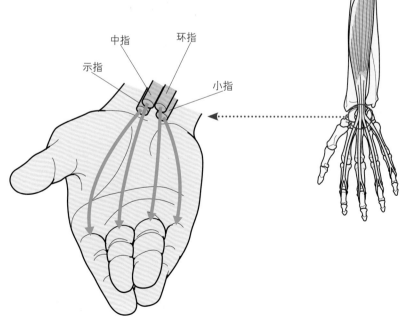

中指　环指

示指　　小指

4

手部相关肌肉

图Ⅳ-4-92 指浅屈肌的触诊①

　　受检者的前臂呈旋后位，手背放置于桌面，以此姿势作为触诊的起始姿势。当检查者触摸受检者示指的指浅屈肌时，要将受检者的中指、环指、小指固定于伸展位，接着进行示指的屈曲运动

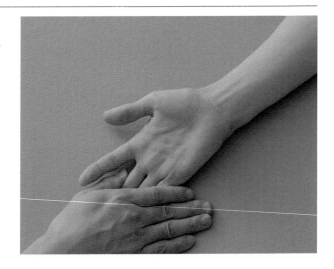

图Ⅳ-4-93 指浅屈肌的触诊②

　　确认只有示指的近端指间关节进行屈曲运动之后，检查者要将手指放置于受检者第二近节指骨的掌侧。在近端指间关节进行屈曲运动的过程中，对指浅屈肌肌腱的移动情况进行触诊

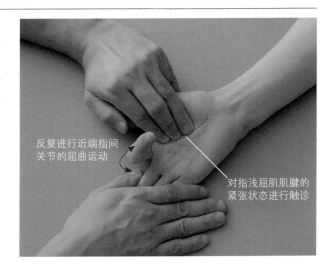

反复进行近端指间关节的屈曲运动

对指浅屈肌肌腱的紧张状态进行触诊

图Ⅳ-4-94 指浅屈肌的触诊③

　　接着，检查者要将手指放在受检者掌长肌肌腱的尺侧，并在示指的近端指间关节进行屈曲运动的过程中，对指浅屈肌肌腱的紧张状态进行触诊。然后，以中指为触诊对象进行同样的屈曲运动，此时，紧张的感觉更强烈，这是由指浅屈肌肌腱往中指方向延伸的位置位于指浅屈肌肌腱往示指方向延伸的表层所致

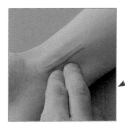

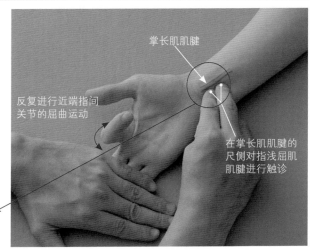

掌长肌肌腱

反复进行近端指间关节的屈曲运动

在掌长肌肌腱的尺侧对指浅屈肌肌腱进行触诊

图IV-4-95 指浅屈肌的触诊④

在受检者掌长肌的尺侧触摸指浅屈肌肌腱的紧张状态，并顺着指浅屈肌肌腱往前臂近端的方向进行触诊。若紧张的肌腱沿桡骨长轴走行，表示正确触摸到示指的屈指浅肌。接着，依次对其他手指进行触诊，对指浅屈肌的整体构造进行确认

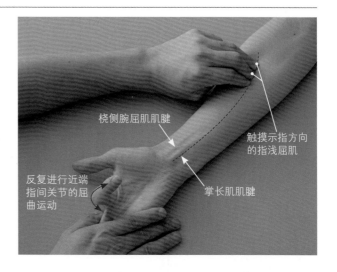

桡侧腕屈肌肌腱

触摸示指方向
的指浅屈肌

反复进行近端
指间关节的屈
曲运动

掌长肌肌腱

图IV-4-96 指浅屈肌的触诊⑤

接着，顺着环指与小指方向对指浅屈肌进行触诊。将受检者示指与中指固定于伸展位，让环指与小指的近端指间关节进行屈曲运动。在运动的过程中再次触摸收缩的情况，就可以触诊到内上髁方向的指浅屈肌

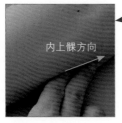

内上髁方向

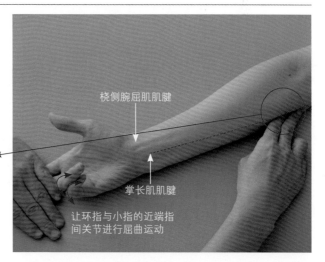

桡侧腕屈肌肌腱

掌长肌肌腱

让环指与小指的近端指
间关节进行屈曲运动

图IV-4-97 指浅屈肌的触诊⑥

最后，沿着中指方向对指浅屈肌进行触诊。受检者把示指、环指与小指固定于伸展位，让中指的近端指间关节进行屈曲运动。这样可以对示指屈曲运动时触摸的部分与环指、小指屈曲运动时所触摸的部分的中间地带进行触诊

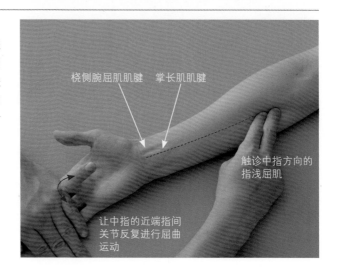

桡侧腕屈肌肌腱　掌长肌肌腱

触诊中指方向的
指浅屈肌

让中指的近端指间
关节反复进行屈曲
运动

4

手部相关肌肉

钙化性肌腱炎

钙化性肌腱炎指钙盐沉积于肌腱中，并出现严重的炎症。

扳机指

指屈肌肌腱发生狭窄性腱鞘炎为扳机指（如图所示）的发病原因。扳机指多见于中年女性。其具体表现为手指指间关节的屈曲、伸展运动无法顺利进行，当保持在屈曲位时常会有动作被卡住的情况。对于难以保守治愈的病例，必须切开韧带性腱鞘进行治疗。

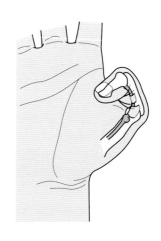

屈曲指

屈曲指（如图所示）属于先天异常的手部疾病之一，会引起近端指间关节的屈曲挛缩。从一根手指到多根手指都有可能发生屈曲畸形，其发病原因有皮肤、肌腱、关节囊等。所以，必须根据个体差异与具体的发病原因来选择手术。

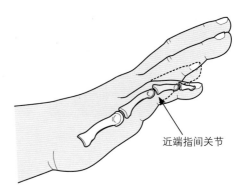

近端指间关节

手部相关肌肉

指深屈肌

解剖学特征（图Ⅳ-4-98～Ⅳ-4-100）

- [**起点**] 尺骨内侧面、前臂骨间膜

  [**止点**] 第二到第五远节指骨底掌侧

  [**神经支配**] 桡侧 2 根手指：正中神经

  尺侧 2 根手指：尺神经（C7～T1）

- 指深屈肌位于前臂掌侧屈肌群的深层，肌腹则位于前臂尺侧大约中间层的位置。

- 在前臂的中央部位，指深屈肌的位置正好包住尺骨。虽然指深屈肌是深层肌肉，不过可以在皮肤的正下方触摸到。

- 示指、中指方向的指深屈肌受正中神经支配，而环指和小指方向的指深屈肌则是受尺神经支配。

肌肉功能特征

- 指深屈肌是唯一让远端指间关节屈曲的肌肉，其走行也与近端指间关节屈曲、掌指关节屈曲以及腕关节掌屈有关。

- 一般很难分离示指以外的指深屈肌，环指到小指的指深屈肌无法独立进行活动。这一点可以和指浅屈肌进行比较，两者有明显差异。

与临床的关联

- 若要评估指深屈肌的固有肌力，则必须通过远端指间关节的运动进行评估。

- 发生前臂缺血性肌挛缩时，指深屈肌损伤最大（见316页）。

- 从第二到第五近端指间关节近端开始，一直到手掌的远端掌横纹之间有个非常狭窄的屈肌腱鞘，在这一部位所发生的屈肌肌腱损伤，会使治疗变得十分困难，而且多数预后不良，这一区域也因此被称为"无人区"。

相关疾病

- 指深屈肌肌腱断裂、钙化性肌腱炎、扳机指、屈曲指、前臂缺血性肌挛缩、骨间前神经麻痹（高位正中神经麻痹）、肘管综合征（高位尺神经麻痹）等。

触诊方法

- 见图Ⅳ-4-101～Ⅳ-4-105。

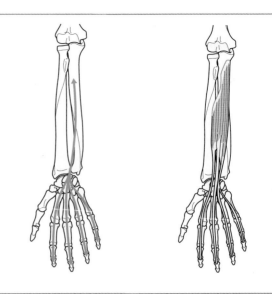

图IV-4-98 指深屈肌的走行

指深屈肌起于尺骨内侧面、前臂骨间膜，止于第二到第五远节指骨底。主要作用是使第二到第五远端指间关节屈曲，辅助近端指间关节屈曲、掌指关节屈曲及腕关节掌屈

图IV-4-99 指深屈肌的特征

在前臂的中央部位很容易就能触摸到位于尺骨骨干内侧的指深屈肌。此外，在止点部位，指深屈肌肌腱会通过指浅屈肌肌腱分裂的中间处，并附着于远节指骨底

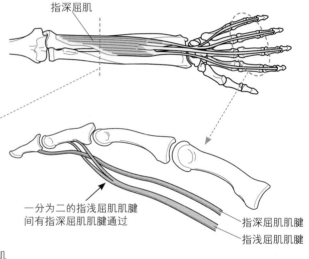

指深屈肌

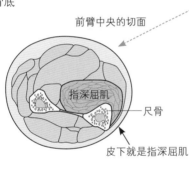

前臂中央的切面

指深屈肌

尺骨

皮下就是指深屈肌

一分为二的指浅屈肌肌腱间有指深屈肌肌腱通过

指深屈肌肌腱
指浅屈肌肌腱

图IV-4-100 "无人区"

从近端指间关节至远端掌横纹之间的部分被称为"无人区"。之所以如此命名是因为来自该部位的屈肌腱鞘非常狭窄，而导致肌腱缝合之后的预后不太理想

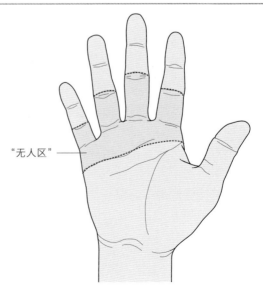

"无人区"

指深屈肌的触诊①

触诊的起始姿势为受检者前臂旋后，将手背放置于桌面。当检查者触摸受检者示指的指深屈肌时，要固定住受检者的掌指关节、近端指间关节，只允许远端指间关节进行屈曲运动

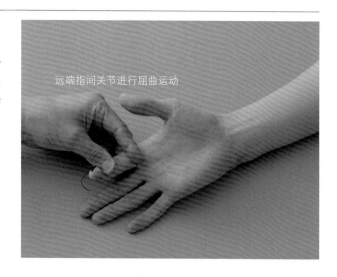

远端指间关节进行屈曲运动

图Ⅳ-4-102 指深屈肌的触诊②

检查者将手指置于受检者中节指骨的掌侧。在远端指间关节屈曲的过程中，对指深屈肌的移动情况进行触诊

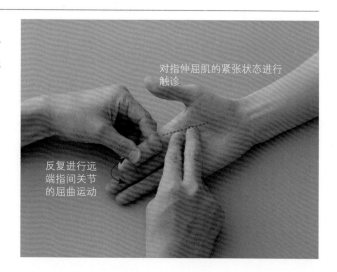

对指伸屈肌的紧张状态进行触诊

反复进行远端指间关节的屈曲运动

图Ⅳ-4-103 指深屈肌的触诊③

在对示指以外的指深屈肌进行触诊时，由于每个手指很难进行独立运动，所以必须以中指至小指同时运动的方式来进行触诊。固定受检者的中指至小指的掌指关节、近端指间关节，并使这3根手指同时进行远端指间关节的屈曲运动

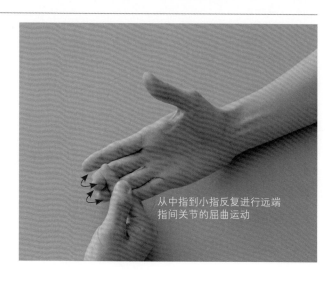

从中指到小指反复进行远端指间关节的屈曲运动

4

手部相关肌肉

图 Ⅳ-4-104 指深屈肌的触诊④

对指深屈肌的肌腹部位进行触诊时，若触诊示指的指深屈肌肌腹，就要将手指放在受检者前臂的中央部位，在第二远端指间关节屈曲的过程中触诊指深屈肌肌腹的收缩。若是触诊其他手指的指深屈肌，则依次将手指往尺侧移动（→），以相同方式进行触诊。触诊的关键在于，检查者手指要稍微用力按压，并且在第二远端指间关节屈曲的过程中借助肌肉从深部将手指上推的感觉进行触诊

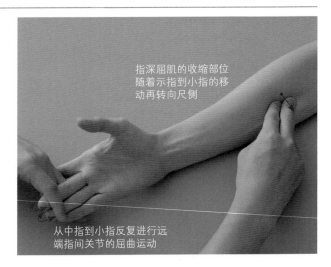

指深屈肌的收缩部位随着示指到小指的移动再转向尺侧

从中指到小指反复进行远端指间关节的屈曲运动

图 Ⅳ-4-105 指深屈肌的触诊⑤

若要触诊指深屈肌尺侧的肌腹，检查者可将手指放在受检者的尺骨骨干的尺侧缘，如此便容易找到指深屈肌肌腹的位置。尺骨骨干的尺侧缘的皮肤下方就是指深屈肌的肌腹，因此，在远端指间关节屈曲的过程中，便能清楚地触诊到指深屈肌肌腹的收缩

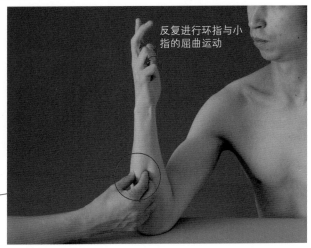

反复进行环指与小指的屈曲运动

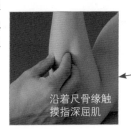

沿着尺骨缘触摸指深屈肌

能力提升　　前臂缺血性肌挛缩（Volkmann 肌挛缩）

前臂缺血性肌挛缩是肱骨髁上骨折的一种常见而严重的并发症，为强力压迫所造成的肘部缺血性挛缩，大多会造成深层肌群里的指深屈肌和拇长屈肌损伤。对以下 4P 症状（Pain：疼痛，Paresthesia：感觉异常，Paralysis：麻痹，Pulselessness：脉搏消失）进行详细检查是确诊的重点所在。

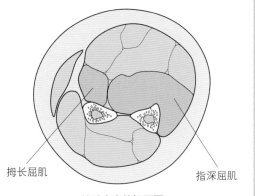

拇长屈肌　　　　　　　　　指深屈肌

前臂中央的切面图

手部相关肌肉

拇长屈肌

解剖学特征（图Ⅳ-4-106～Ⅳ-4-108）

- ［**起点**］桡骨骨干的前面、前臂骨间膜

  ［**止点**］第一远节指骨底的掌侧

  ［**神经支配**］正中神经（C8、T1）
- 拇长屈肌位于前臂屈肌群的深层，肌腹则位于前臂桡侧大约中间的位置。
- 拇长屈肌肌腱穿过拇收肌、拇短屈肌和拇长屈肌。

肌肉功能特征

- 拇长屈肌主要作用是使第一指间关节屈曲。此外，其走行也会参与掌指关节屈曲运动及腕关节掌屈运动。
- 当腕关节呈掌屈位时，拇长屈肌会丧失功能。

与临床的关联

- 要评估拇长屈肌的固有肌力需要测试第一指间关节屈曲的肌力。
- 当发生前臂缺血性肌挛缩时，拇长屈肌会受到损伤。
- 拇长屈肌发生断裂的情况比较少见，但必须注意桡骨远端骨折之后所产生的骨变形会导致迟发型拇长屈肌肌腱断裂。

相关疾病

- 拇长屈肌肌腱断裂、前臂缺血性肌挛缩、骨间前神经麻痹（高位正中神经麻痹）等。

触诊方法

- 见图Ⅳ-4-109～Ⅳ-4-114。

图Ⅳ-4-106 拇长屈肌的走行

拇长屈肌起于桡骨骨干的前面及前臂骨间膜，止于第一远节指骨底的掌侧。其主要作用是使第一指间关节屈曲，还参与第一掌指关节屈曲运动及腕关节掌屈运动

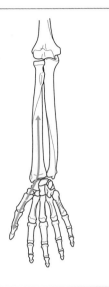
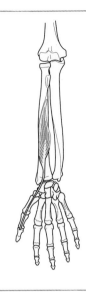

图Ⅳ-4-107 贯穿大鱼际的拇长屈肌肌腱

拇长屈肌肌腱穿过大鱼际的拇收肌与拇短屈肌，通过拇对掌肌后从第一掌骨底穿出。这一点是在第一指间关节屈曲的过程中，对肌腱进行触诊时有必要了解的知识

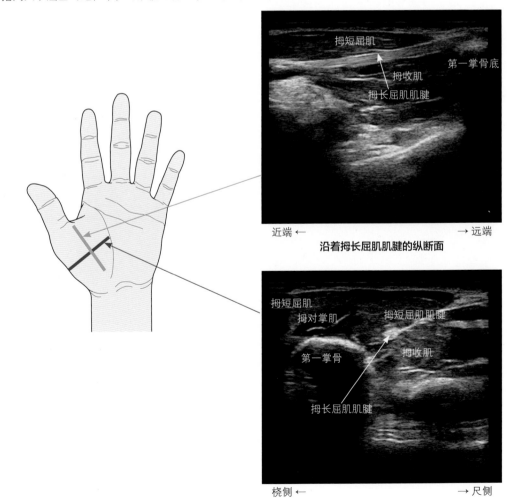

沿着拇长屈肌肌腱的纵断面

鱼际肌的横断面

图Ⅳ-4-108 附着于前臂骨间膜的拇长屈肌

前臂远端 1/3 处的骨间膜处分别均等地附着有拇长屈肌与指深屈肌。在长轴方向观察附着于骨间膜的拇长屈肌时，可以看到它呈现典型的半羽毛状构造的形态，与此同时也可以看到拇长屈肌广泛附着于骨间膜的样子。可以发现拇长屈肌是维持骨间膜弹性的非常重要的组织

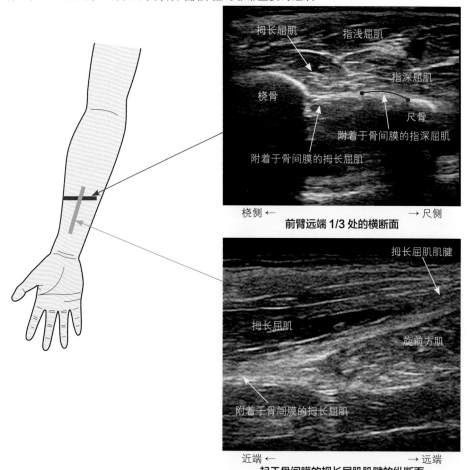

前臂远端 1/3 处的横断面

起于骨间膜的拇长屈肌肌腱的纵断面

图Ⅳ-4-109 拇长屈肌的触诊①

受检者前臂呈旋后位，手背放置桌面上，以此姿势作为触诊起始姿势，将受检者的第一腕掌关节、掌指关节固定，只让第一指间关节进行屈曲运动

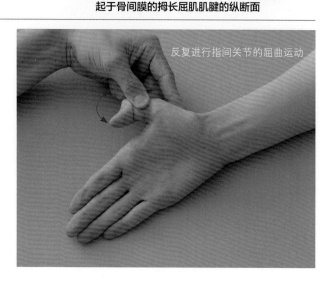

4

手部相关肌肉

| 319

图IV-4-110 拇长屈肌的触诊②

检查者将手指放在受检者第一近节指骨的掌侧。在指间关节进行屈曲的过程中，对拇长屈肌肌腱的紧张状态进行触诊

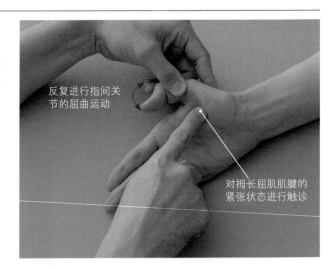

反复进行指间关节的屈曲运动

对拇长屈肌肌腱的紧张状态进行触诊

图IV-4-111 拇长屈肌的触诊③

接着，触诊通过大鱼际的拇长屈肌。检查者手指向桡侧内部方向施力，借由第一指间关节屈曲产生的肌肉收缩而触诊

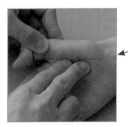

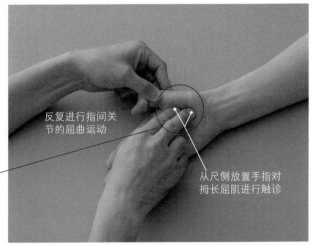

反复进行指间关节的屈曲运动

从尺侧放置手指对拇长屈肌进行触诊

图IV-4-112 拇长屈肌的触诊④

在腕关节的近端对拇长屈肌进行触诊肘，要先确认避开桡侧腕屈肌，再把手指放在拇长屈肌上面

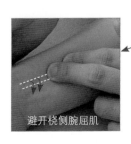

避开桡侧腕屈肌

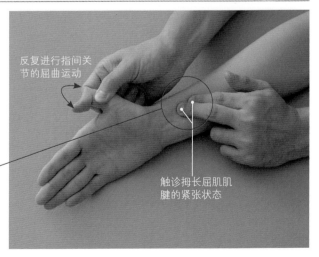

反复进行指间关节的屈曲运动

触诊拇长屈肌肌腱的紧张状态

拇长屈肌的触诊⑤

让受检者进行指间关节的屈曲运动，对其收缩情况在近端进行触诊。从桡侧开始触诊，在前臂远端 1/3 处（旋前方肌的近端）对附着于桡骨的拇长屈肌进行触诊

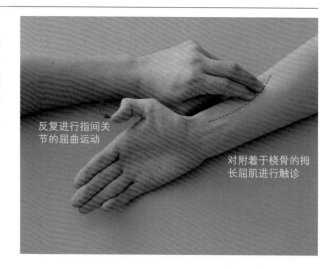

反复进行指间关节的屈曲运动

对附着于桡骨的拇长屈肌进行触诊

拇长屈肌的触诊⑥

因为拇长屈肌的尺侧与指深屈肌相连接，所以鉴别这个界限后再触诊就变得非常重要。在第一指间关节屈曲的过程中，不断向近端对拇长屈肌的紧张状态进行触摸，让拇指的屈曲与示指的屈曲交互进行，在收缩部位变化的同时对肌腱间隙进行触诊

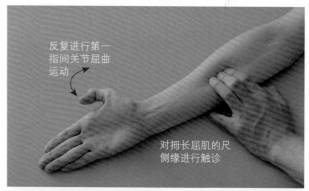

反复进行第一指间关节屈曲运动

对拇长屈肌的尺侧缘进行触诊

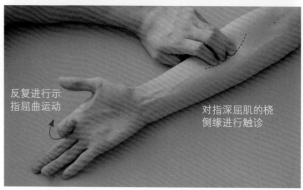

反复进行示指屈曲运动

对指深屈肌的桡侧缘进行触诊

4

手部相关肌肉

拇短屈肌

解剖学特征（图Ⅳ-4-115）

● **拇短屈肌浅头：**
[**起点**] 屈肌支持带　　　　　　[**止点**] 位于第一近节指骨底桡侧的籽骨
[**神经支配**] 正中神经（C6、C7）

● **拇短屈肌深头：**
[**起点**] 大多角骨、小多角骨、头状骨
[**止点**] 第一近节指骨底桡侧的籽骨
[**神经支配**] 尺神经（C8、T1）

● 拇短屈肌是构成鱼际肌浅层的肌肉，位于拇短展肌的尺侧。

肌肉功能特征

● 拇短屈肌主要作用是使第一掌指关节屈曲，此外也能辅助拇指外展以及对掌运动。

● 拇短屈肌的起点和止点都位于腕关节的远端，因此，其功能并不会受到腕关节位置变化的影响。

与临床的关联

● 拇短屈肌受到正中神经和尺神经的支配，因此，在其中一条神经麻痹的情况下，拇短屈肌功能并不会完全消失。

● 评估拇短屈肌的固有肌力时，先要评估第一掌指关节的屈曲力，同时在腕关节完全掌屈和排除拇长屈肌作用的状态下进行。

相关疾病

● 骨间前神经麻痹（高位正中神经麻痹）、腕管综合征（低位正中神经麻痹）、肘管综合征（高位尺神经麻痹）、尺管综合征（低位尺神经麻痹）等。

触诊方法

● 见图Ⅳ-4-116 ~ Ⅳ-4-118。

图Ⅳ-4-115 拇短屈肌的走行
　　拇短屈肌是位于鱼际肌浅层的肌肉，分为两个头，浅头起于屈肌支持带，深头则起于大多角骨、小多角骨、头状骨，它们的止点位于第一近节指骨底桡侧的籽骨，主要作用是使第一掌指关节屈曲

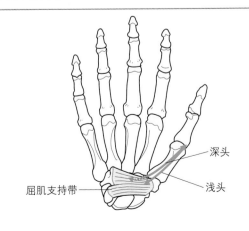

深头
浅头
屈肌支持带

图 IV-4-116 拇短屈肌的触诊①

受检者前臂呈旋后位，腕关节掌屈至终末，第一腕掌关节呈伸展位，以此姿势作为触诊的起始姿势。此姿势可以抑制作为手外在肌的拇长屈肌的收缩，这样就能让拇短屈肌单独进行收缩

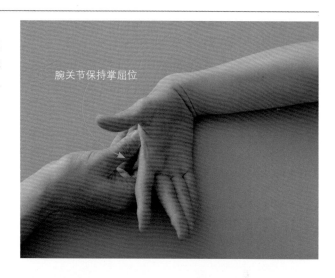

腕关节保持掌屈位

图 IV-4-117 拇短屈肌的触诊②

受检者的拇指屈曲，并对拇短屈肌进行触诊。此时必须确认拇指屈曲是由掌指关节单独参与的，若指间关节随之进行屈曲，便无法完全排除拇长屈肌的作用，如此就必须调整腕关节的掌屈角度

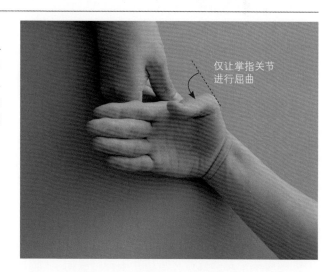

仅让掌指关节进行屈曲

图 IV-4-118 拇短屈肌的触诊③

在掌指关节屈曲的过程中，在大鱼际尺侧对拇短屈肌的收缩进行触诊。因为在拇短屈肌的桡侧有拇短展肌，所以，在进行屈曲运动时，必须注意不能产生外展运动

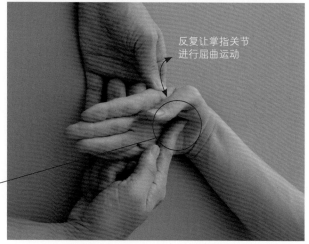

反复让掌指关节进行屈曲运动

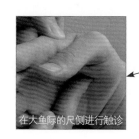

在大鱼际的尺侧进行触诊

4 手部相关肌肉

拇短展肌

解剖学特征（图Ⅳ-4-119）

- ［**起点**］手舟骨结节、大多角骨、屈肌支持带的桡侧前方

  ［**止点**］位于第一近节指骨底桡侧的籽骨

  ［**神经支配**］正中神经（C6、C7）

- 拇短展肌是构成鱼际肌浅层的肌肉，位于拇短屈肌的桡侧。

肌肉功能特征

- 拇短展肌主要作用于第一腕掌关节外展。

- 拇短展肌的起点和止点皆位于腕关节的远端，因此其功能并不会受到腕关节位置变化的影响。

与临床的关联

- 拇短展肌会因为正中神经麻痹而丧失功能，但由于拇长展肌受桡神经的支配，所以拇短展肌丧失功能并不会对拇指外展运动产生太大的阻碍。

- 评估拇短展肌固有肌力时，则要在腕关节完全掌屈，并且排除拇长展肌功能的状态下评估第一腕掌关节的外展力。

相关疾病

- 骨间前神经麻痹（高位正中神经麻痹）、腕管综合征（低位正中神经麻痹）等。

触诊方法

- 见图Ⅳ-4-120，Ⅳ-4-121。

图Ⅳ-4-119 拇短展肌的走行

　　拇短展肌是构成鱼际肌浅层的肌肉，起于手舟骨结节、大多角骨以及屈肌支持带的桡侧，止于位于第一近节指骨底掌侧偏桡侧的籽骨，主要作用是使第一腕掌关节外展

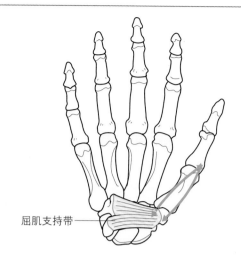

屈肌支持带

图Ⅳ-4-120 拇短展肌的触诊①

　　受检者前臂呈旋后位，腕关节掌屈至终末，以此姿势作为触诊起始姿势。此姿势能抑制拇长展肌的作用，如此便能进行由拇短展肌独立主导的拇指外展运动

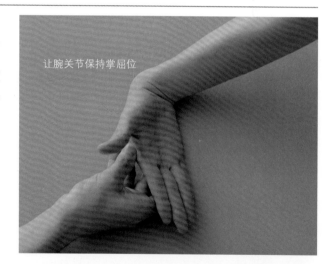

让腕关节保持掌屈位

图Ⅳ-4-121 拇短展肌的触诊②

　　让受检者反复进行第一腕掌关节的外展运动。伴随着外展运动，从大鱼际中央部位开始，往桡侧方向触诊拇短展肌的收缩

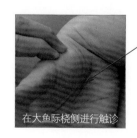

在大鱼际桡侧进行触诊

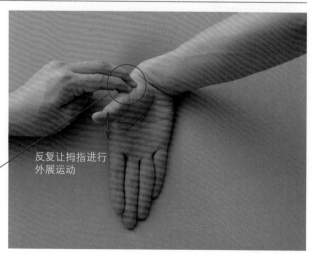

反复让拇指进行外展运动

手部相关肌肉

拇收肌

解剖学特征（图Ⅳ-4-122）

- **拇收肌斜头：**
  [起点] 头状骨、第二和第三掌骨底的掌侧
  [止点] 位于第一近节指骨底尺侧的籽骨
- **拇收肌横头：**
  [起点] 第三掌骨骨干的掌侧面
  [止点] 位于第一近节指骨底尺侧的籽骨
- [神经支配] 尺神经（C8、T1）
- 拇收肌是位于鱼际肌内侧的深层肌肉，并且以尺侧籽骨为顶点呈扇形分布。

肌肉功能特征

- 拇收肌作用于第一腕掌关节的内收运动，因为其走行范围比较广，所以根据手掌位置的不同，也会辅助拇指的对掌及屈曲运动。

与临床的关联

- 弗罗曼夹纸试验（Froment's Sign）是用来诊断拇收肌肌力的简便方法，诊断重点在于确定是否有尺神经麻痹的现象（图Ⅳ-4-23）。
- 改善拇指内收挛缩大多必须使用矫形器等辅具，使拇收肌进行持续性拉伸。

相关疾病

- 肘管综合征（高位尺神经麻痹）、尺管综合征（低位尺神经麻痹）、拇指内收挛缩等。

触诊方法

- 见图Ⅳ-4-124，Ⅳ-4-125。

图Ⅳ-4-122 **拇收肌的走行**

拇收肌位于大鱼际的内侧，是类似扇形的肌肉，斜头起于头状骨、第二和第三掌骨底，而横头则起于第三掌骨的骨干掌侧，两条肌肉都是止于位于第一近节指骨底掌侧偏尺侧的籽骨。拇收肌主要作用是使第一腕掌关节内收

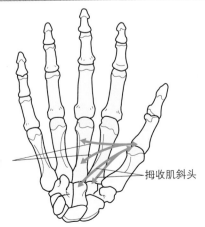

拇收肌横头

拇收肌斜头

图IV-4-123 弗罗曼夹纸试验

弗罗曼夹纸试验是用来诊断拇收肌肌力的方法，能确定是否有尺神经麻痹的情况。受检者用两手拇指和示指桡侧夹住纸张，并进行拉扯。拇收肌若无肌力，第一指间关节便会产生屈曲的代偿动作，则该试验为阳性

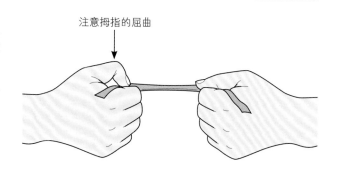

注意拇指的屈曲

图IV-4-124 拇收肌横头的触诊

检查者将手指放在受检者第三掌骨的骨干远端掌侧和第一近节指骨底的连接处，让受检者从外展位开始反复进行内收运动。此时，检查者要对拇收肌横头的收缩情况进行触诊

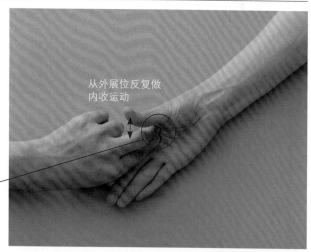

从外展位反复做内收运动

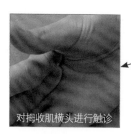

对拇收肌横头进行触诊

图IV-4-125 拇收肌斜头的触诊

检查者将手指放于受检者头状骨、第三掌骨处，让受检者从外展位开始反复进行内收运动，此时，检查者要对拇收肌斜头的收缩情况进行触诊

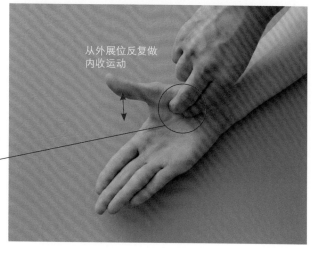

从外展位反复做内收运动

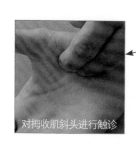

对拇收肌斜头进行触诊

4

手部相关肌肉

4 手部相关肌肉

拇对掌肌

解剖学特征（图Ⅳ-4-126）

● [**起点**] 大多角骨、屈肌支持带

[**止点**] 第一掌骨的桡侧缘

[**神经支配**] 正中神经（C6、C7）

● 拇对掌肌是位于鱼际肌深层的肌肉，拇对掌肌的表面被拇短屈肌及拇短展肌覆盖，但是在大鱼际的桡侧缘仍然可以直接观察到拇对掌肌的肌腹。

肌肉功能特征

● 拇对掌肌作用于第一腕掌关节的对掌运动，虽然其他鱼际肌也会辅助第一腕掌关节的对掌运动，但正确的对掌运动先由拇对掌肌启动才能完成。

与临床的关联

● 骨科针对陈旧性正中神经麻痹所进行的重建手术，多数是为了重建拇指对掌的功能。

● 拇指和小指进行对掌动作时从指尖的方向观察对掌动作，若每根手指的长轴位置都呈一条直线的状态就是正确的对掌运动，若是呈现杂乱的状态则要思考是否存在拇对掌肌的肌力下降或第一腕掌关节挛缩。

相关疾病

● 骨间前神经麻痹（高位正中神经麻痹）、腕管综合征（低位正中神经麻痹）、拇指内收挛缩、第一腕掌关节炎等。

触诊方法

● 见图Ⅳ-4-127，Ⅳ-4-128。

图Ⅳ-4-126　拇对掌肌的走行

拇对掌肌是位于鱼际肌深层的肌肉，起于大多角骨及屈肌支持带，止于第一掌骨的桡侧缘，主要作用是使第一腕掌关节进行对掌运动

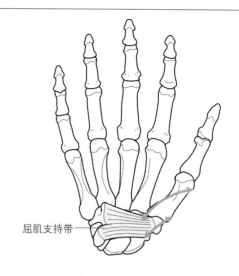

屈肌支持带——

图Ⅳ-4-127　拇对掌肌的触诊①

拇对掌肌的触诊起始姿势为受检者前臂呈旋后位，手背置于桌面。让受检者反复进行拇指和小指的对掌运动。此时，要从指尖方向进行观察，确认各个手指的长轴是否呈一条直线的状态

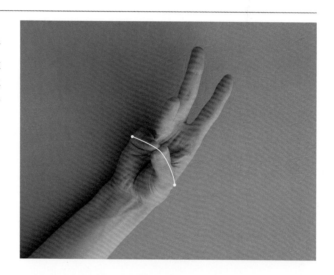

图Ⅳ-4-128　拇对掌肌的触诊②

检查者将手指放在受检者的第一掌骨骨干桡侧缘。触诊随着对掌运动而隆起的拇对掌肌，为了避免对拇短展肌进行错误触诊，检查者的手指必须放在桡侧

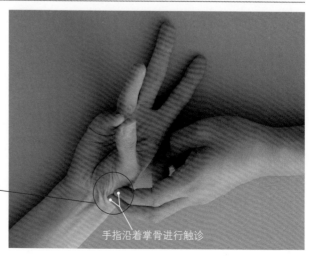

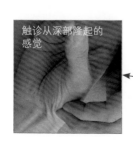

触诊从深部隆起的感觉

手指沿着掌骨进行触诊

4

手部相关肌肉

4 手部相关肌肉

小指展肌

- [**起点**] 豌豆骨、屈肌支持带

  [**止点**] 第五近节指骨底尺侧

  [**神经支配**] 尺神经（C8、T1）
- 小指展肌是构成小鱼际的浅层肌肉，并且位于小鱼际的最内侧。

肌肉功能特征

- 小指展肌只作用于第五掌指关节外展。

与临床的关联

- 检查尺神经障碍时会将小指展肌作为检查的对象。
- 评估小指展肌的固有肌力时一定要使掌指关节呈伸展位。因为掌指关节呈屈曲位时，侧副韧带紧张使矢状面可活动范围减少，所以有时会误判为肌力下降。

相关疾病

- 肘管综合征（高位尺神经麻痹）、尺管综合征（低位尺神经麻痹）等。

触诊方法

- 见图Ⅳ-4-130，Ⅳ-4-131。

图Ⅳ-4-129 小指展肌的走行

小指展肌位于小鱼际浅层的最内侧，起于豌豆骨、屈肌支持带，止于第五近节指骨底尺侧，主要作用是使第五掌指关节外展

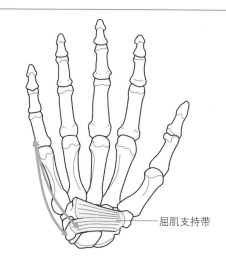

屈肌支持带

图Ⅳ-4-130 小指展肌的触诊①

触诊的起始姿势是受检者前臂呈旋后位，手背置于桌面。检查者将手指放在受检者的豌豆骨上，让受检者反复进行小指外展运动。在运动的过程中，触诊小指展肌的收缩情况

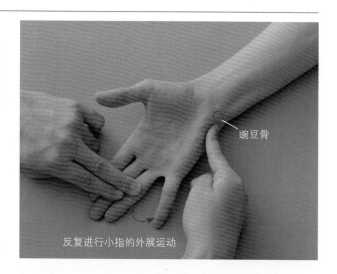

豌豆骨

反复进行小指的外展运动

图Ⅳ-4-131 小指展肌的触诊②

在豌豆骨部位触摸小指展肌的收缩情况之后，往远端方向继续触诊，确认在小鱼际尺侧的小指展肌

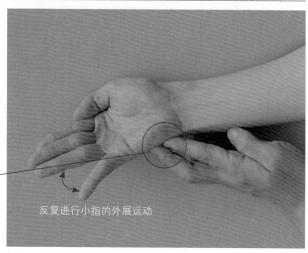

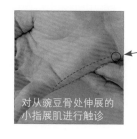

对从豌豆骨处伸展的小指展肌进行触诊

反复进行小指的外展运动

4 手部相关肌肉

小指短屈肌

解剖学特征（图Ⅳ-4-132）

- [**起点**] 钩骨钩、屈肌支持带

  [**止点**] 第五近节指骨底掌侧

  [**神经支配**] 尺神经（C8、T1）

- 小指短屈肌是构成小鱼际的浅层肌肉，位于小指展肌的桡侧。

肌肉功能特征

- 小指短屈肌作用于第五掌指关节屈曲。

与临床的关联

- 发生钩骨钩骨折时，早期诊断的重要表现之一是小指短屈肌收缩会诱发的疼痛。

- 若要评估小指短屈肌固有肌力，让腕关节完全掌屈，并采用能抑制指浅屈肌及指深屈肌活动的姿势。

相关疾病

- 肘管综合征（高位尺神经麻痹）、尺管综合征（低位尺神经麻痹）、钩骨钩骨折。

触诊方法

- 见图Ⅳ-4-133，Ⅳ-4-134。

图 IV-4-132 **小指短屈肌的走行**

小指短屈肌位于小鱼际浅层、小指展肌的桡侧，起于钩骨钩及屈肌支持带，止于第五近节指骨底的掌侧，主要作用是使第五掌指关节屈曲

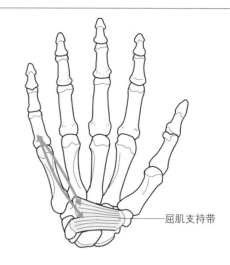

屈肌支持带

图 IV-4-133 **小指短屈肌的触诊①**

让受检者的前臂呈旋后位，手背置于桌面，腕关节掌屈至终末，以此姿势作为触诊起始姿势。让腕关节保持掌屈位是为了抑制第五掌指关节的屈曲运动中指浅屈肌和指深屈肌的收缩，这时要确认只有掌指关节在进行屈曲运动

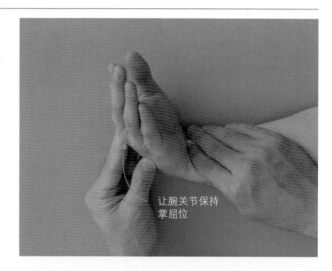

让腕关节保持掌屈位

图 IV-4-134 **小指短屈肌的触诊②**

检查者将手指放在受检者的钩骨钩位置，在第五掌指关节屈曲的过程中，对小指短屈肌的收缩情况进行触诊。接着，往远端方向进行触诊，确认位于小鱼际桡侧的小指短屈肌

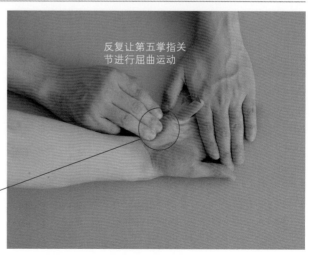

反复让第五掌指关节进行屈曲运动

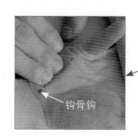

钩骨钩

4

4 手部相关肌肉

小指对掌肌

解剖学特征（图Ⅳ-4-135）

- [**起点**] 钩骨钩、屈肌支持带

  [**止点**] 第五掌骨的尺侧缘。

  [**神经支配**] 尺神经（C8、T1）

- 小指对掌肌是位于小鱼际深层的肌肉，表面被小指展肌及小指短屈肌覆盖。

肌肉功能特征

- 小指对掌肌作用于第五腕掌关节的对掌运动。

与临床的关联

- 与第一腕掌关节相比，第五腕掌关节的活动范围较小，因为若能进行示指、中指等部位的对掌动作，在一般日常生活中则不会不便。

相关疾病

- 肘管综合征（高位尺神经麻痹）、尺管综合征（低位尺神经麻痹）、钩骨钩骨折等。

触诊方法

- 见图Ⅳ-4-136，Ⅳ-4-137。

图IV-4-135 小指对掌肌的走行

小指对掌肌位于小鱼际深层，表面被小指展肌及小指短屈肌所覆盖，起于钩骨钩及屈肌支持带，止于第五掌骨的尺侧缘，主要作用是使第五腕掌关节进行对掌运动

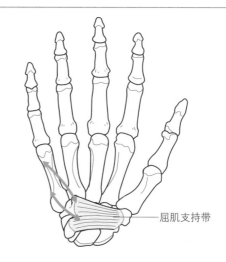

屈肌支持带

图IV-4-136 小指对掌肌的触诊①

触诊的起始姿势为受检者的前臂呈旋后位，手背置于桌面。让受检者反复进行拇指和小指的对掌运动。此时，从指尖的方向观察，并确认各个手指的长轴是否呈一条直线

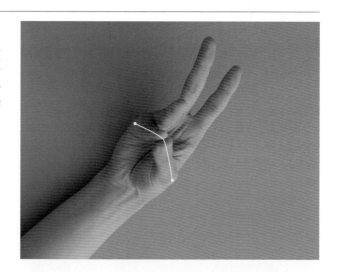

图IV-4-137 小指对掌肌的触诊②

从背侧避开小指展肌，并将手指放在第五掌骨的骨干尺侧缘。触诊伴随对掌运动而隆起的小指对掌肌

反复进行对掌运动

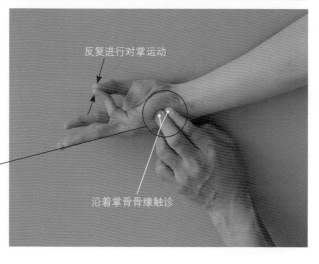

沿着掌骨骨缘触诊

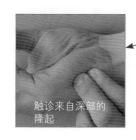

触诊来自深部的隆起

4

手部相关肌肉

手部相关肌肉

蚓状肌　骨间背侧肌　骨间掌侧肌

解剖学特征（图Ⅳ-4-138 ~ Ⅳ-4-141）

- **蚓状肌：**
  - ［**起点**］指深屈肌肌腱
  - ［**止点**］从指伸肌肌腱分支出来的横带所集中在一起的远节指骨底
  - ［**神经支配**］正中神经（C6、C7）、尺神经（C8、T1）
- **骨间背侧肌：**
  - ［**起点**］从第一至第五掌骨交接面
  - ［**止点**］从指伸肌肌腱分支出来的横带所集中在一起的远节指骨底
  - ［**神经支配**］尺神经（C8、T1）
- **骨间掌侧肌：**
  - ［**起点**］第二掌骨的尺侧，第四、第五掌骨的桡侧
  - ［**止点**］从指伸肌肌腱分支出来的横带所集中在一起的远节指骨底
  - ［**神经支配**］尺神经（C8、T1）
- 位于桡侧的 2 条蚓状肌由正中神经支配，位于尺侧 2 条蚓状肌则由尺神经支配。
- 位于桡侧的 2 条蚓状肌起于指深屈肌肌腱的桡侧，环指的蚓状肌起于中指及环指的指深屈肌肌腱，小指的蚓状肌起于环指及小指的指深屈肌肌腱。
- 第一、第二骨间背侧肌肌腱在示指及中指的桡侧走行；第三、第四骨间背侧肌肌腱则在中指及环指的尺侧走行。
- 第一骨间掌侧肌肌腱在示指尺侧走行，第二、第三骨间掌侧肌在环指及小指的桡侧走行。

肌肉功能特征

- 蚓状肌作用于掌指关节屈曲，近端指间关节及远端指间关节伸展。
- 骨间背侧肌除了作用于掌指关节屈曲、近端指间关节及远端指间关节伸展之外，也作用于手指外展。
- 骨间掌侧肌除了作用于掌指关节屈曲、近端指间关节及远端指间关节伸展之外，也作用于手指内收。

与临床的关联

- 尺神经麻痹所造成的爪形手畸形若是只出现尺神经麻痹，而桡侧的 2 条蚓状肌仍能活动，则并不算是标准意义上的爪形手。
- 当掌指关节呈屈曲位时，近端指间关节可以屈曲；掌指关节呈伸展位时，近端指间关节的屈曲会受到限制，造成蚓状肌、骨间背侧肌和骨间掌侧肌出现挛缩。

相关疾病

- 肘管综合征（高位尺神经麻痹）、尺管综合征（低位尺神经麻痹）、手内在肌挛缩等。

触诊方法

- 见图Ⅳ-4-142 ~ Ⅳ-4-149。

蚓状肌起于指深屈肌肌腱，止于从指伸肌肌腱分支出来的横带所集中在一起的远节指骨底。蚓状肌肌腱在各个手指的桡侧走行，其作用是使掌指关节屈曲、近端指间关节及远端指间关节伸展

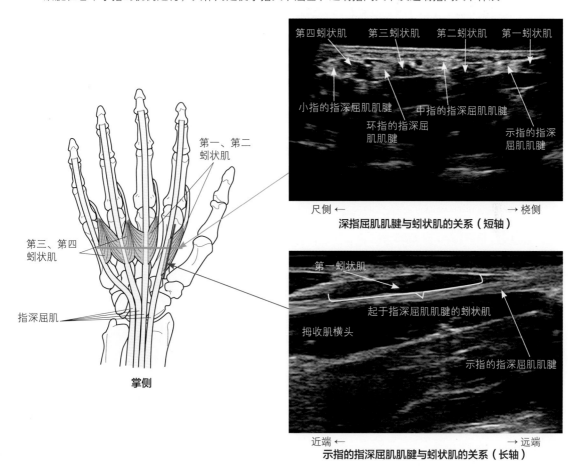

深指屈肌肌腱与蚓状肌的关系（短轴）

示指的指深屈肌肌腱与蚓状肌的关系（长轴）

掌侧

骨间背侧肌起于第一至第五掌骨交接面，止于从指伸肌肌腱分支出来的横带所集中在一起的远节指骨底。第一、第二骨间背侧肌肌腱会延伸至示指及中指的桡侧；第三、第四骨间背侧肌肌腱则会延伸至中指及环指的尺侧。骨间背侧肌除了作用于掌指关节屈曲、近端指间关节及远端指间关节伸展之外，也作用于手指外展

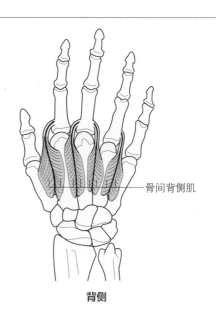

骨间背侧肌

背侧

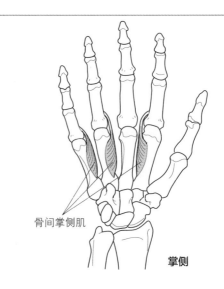

图IV-4-140 骨间掌侧肌的走行

　　骨间掌侧肌起于第二掌骨的尺侧，第四、第五掌骨的桡侧，止于从指伸肌肌腱分支出来的横带所集中在一起的远节指骨底。第一骨间掌侧肌肌腱在示指尺侧走行，第二、第三骨间掌侧肌在环指、小指的桡侧走行。骨间掌侧肌除了使掌指关节屈曲、近端指间关节伸展、远端指间关节伸展外，还会使手指内收

骨间掌侧肌

掌侧

图IV-4-141 指伸肌与手内在肌肌腱

　　蚓状肌肌腱通过掌指关节的掌侧，接着会连接从指伸肌肌腱分支出来的外侧束和止点腱。第一骨间背侧肌肌腱会与蚓状肌肌腱交汇，并向同一方向延伸。此外，第一骨间掌侧肌则会沿着示指尺侧延伸。因此，这些肌群能使掌指关节屈曲、近端指间关节及远端指间关节伸展。掌指关节屈曲、近端指间关节及远端指间关节伸展的姿势被称为蚓状抓握

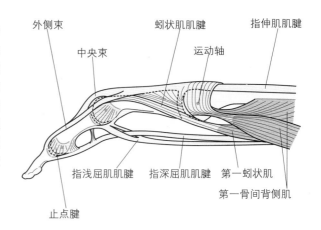

外侧束　中央束　蚓状肌肌腱　运动轴　指伸肌肌腱
止点腱　指浅屈肌肌腱　指深屈肌肌腱　第一蚓状肌　第一骨间背侧肌

图IV-4-142 蚓状肌的触诊①

　　触诊位于示指的蚓状肌时要让受检者的掌指关节保持在过伸位，并进行近端指间关节的伸展运动。掌指关节保持在过伸位会让近节指骨远端的指伸肌松弛，还会让指伸肌无法作用于近端指间关节伸展

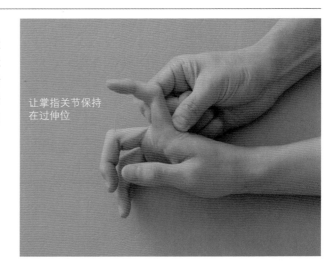

让掌指关节保持在过伸位

图IV-4-143 蚓状肌的触诊②

接着，将受检者腕关节呈背伸位，起于指深屈肌肌腱的蚓状肌的紧张程度会增加，而作用于近端指间关节伸展的蚓状肌的活动性也会增高。从示指桡侧触摸在近端指间关节伸展运动中产生紧张的蚓状肌肌腱。接着，对肌腱的紧张状态继续触诊，这样便能在第二掌骨的桡侧位置触诊到第一蚓状肌的收缩

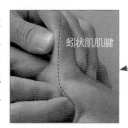
蚓状肌肌腱

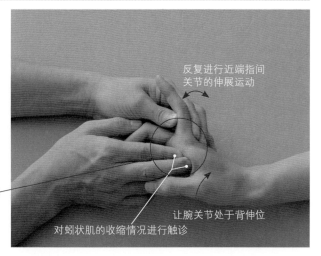
反复进行近端指间关节的伸展运动
让腕关节处于背伸位
对蚓状肌的收缩情况进行触诊

图IV-4-144 骨间背侧肌的触诊①

触诊位于示指的骨间背侧肌时，要让受检者的腕关节呈掌屈位，并且让其掌指关节保持过伸位和内收位。腕关节掌屈位会使指深屈肌肌腱松弛，并且还会降低蚓状肌的功能。此外，掌指关节呈内收位时会使骨间掌侧肌松弛，并且降低骨间掌侧肌的功能。让腕关节和掌指关节处于这样的姿势会使骨间背侧肌更有效地发挥作用

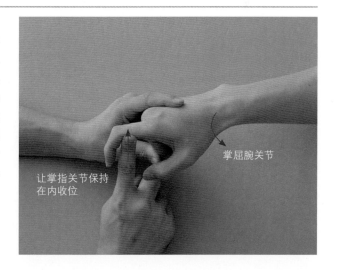
掌屈腕关节
让掌指关节保持在内收位

图IV-4-145 骨间背侧肌的触诊②

让受检者反复进行近端指间关节的伸展运动，从示指的桡侧基底触摸第一骨间背侧肌。接着对肌腱的紧张状态继续触摸，可以触诊到起于第一和第二掌骨之间的第一骨间背侧肌的收缩情况

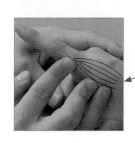

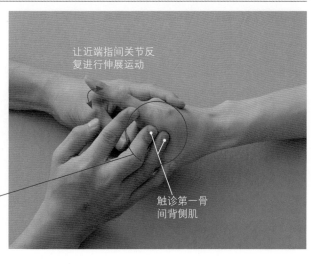
让近端指间关节反复进行伸展运动
触诊第一骨间背侧肌

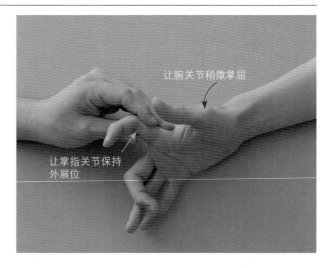

图Ⅳ-4-146 骨间掌侧肌的触诊①

在触诊示指骨间掌侧肌时，让受检者的腕关节呈掌屈位，并且让其掌指关节保持过伸位和外展位。腕关节呈掌屈位会使指深屈肌肌腱松弛，并降低蚓状肌的功能。此外，掌指关节呈外展位时会使骨间背侧肌松弛，并降低其功能。让腕关节和掌指关节处于这样的位置能使骨间掌侧肌更有效地发挥作用

让腕关节稍微掌屈

让掌指关节保持外展位

图Ⅳ-4-147 骨间掌侧肌的触诊②

让受检者反复进行近端指间关节的伸展运动。从第二近节指骨的尺侧触摸第一骨间掌侧肌。接着，对肌腱的紧张状态继续触摸，这样即可触诊到起于第二掌骨尺侧的第一骨间掌侧肌的收缩情况

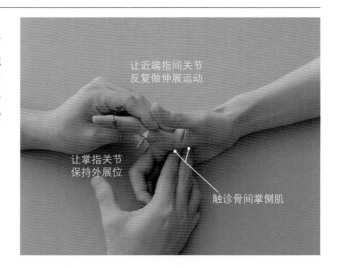

让近端指间关节反复做伸展运动

让掌指关节保持外展位

触诊骨间掌侧肌

图Ⅳ-4-148 借助手指外展运动对骨间背侧肌进行触诊

若是要在手指进行外展运动的过程中触诊第一骨间背侧肌，检查者要从背侧方向将手指放在受检者第一和第二掌骨之间。让受检者反复进行示指外展运动，在运动的过程中触诊第一骨间背侧肌的收缩

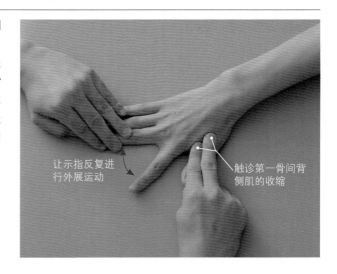

让示指反复进行外展运动

触诊第一骨间背侧肌的收缩

借助手指内收运动对骨间
掌侧肌进行触诊

若要在手指进行内收运动的过程
中触诊第一骨间掌侧肌，检查者要从掌
侧方向将手指放在受检者第二掌骨的尺
侧。让受检者反复进行示指内收运动，
在运动的过程中触诊第一骨间掌侧肌的
收缩

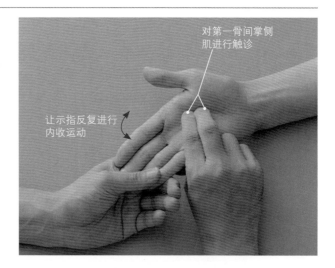

对第一骨间掌侧
肌进行触诊

让示指反复进行
内收运动

上肢肌肉的神经支配和对应的脊髓节段一览表

肌肉名称	神经支配	C1	C2	C3	C4	C5	C6	C7	C8	T1
三角肌	腋神经					●	●			
胸大肌	胸外侧、胸内侧神经					●	●	●	●	●
冈上肌	肩胛上神经					●	●			
冈下肌	肩胛上神经					●	●			
小圆肌	腋神经					●	●			
大圆肌	肩胛下神经					●	●			
肩胛下肌	肩胛下神经					●	●			
背阔肌	胸背神经						⊜	⊜	⊜	
喙肱肌	肌皮神经						●			
斜方肌上束	副神经、颈神经		●	●	●					
斜方肌中束	副神经、颈神经		●	●	●					
斜方肌下束	副神经、颈神经		●	●	●					
大菱形肌	肩胛背神经					●				
小菱形肌	肩胛背神经					●				
肩胛提肌	肩胛背神经					●				
胸小肌	胸神经					●	●	●	●	●
前锯肌	胸长神经					●	●	●		
肱二头肌	肌皮神经					●	●			
肱肌	肌皮神经					●	●			
肱桡肌	桡神经					●	●			
肱三头肌	桡神经							●	●	
肘肌	桡神经							●	●	
旋前圆肌	正中神经						●	●		
旋前方肌	正中神经								●	●
旋后肌	桡神经					●	●			
掌长肌	正中神经							●	●	
桡侧腕屈肌	正中神经						●	●		
尺侧腕屈肌	尺神经							●	●	●
桡侧腕长伸肌	桡神经						●	●		
桡侧腕短伸肌	桡神经						●	●		
尺侧腕伸肌	桡神经						●	●		
指伸肌	桡神经						●	●		
示指伸肌	桡神经						●	●		
小指伸肌	桡神经						●	●		
拇长伸肌	桡神经						●	●		
拇短伸肌	桡神经						●	●		
拇长展肌	桡神经						●	●		
指浅屈肌	正中神经							●	●	●
指深屈肌	正中神经、尺神经							●	●	●
拇长屈肌	正中神经								●	●
拇短屈肌（浅头）	正中神经						●	●		
拇短屈肌（深头）	尺神经								●	●
拇短展肌	正中神经								●	●
拇收肌	尺神经								●	●
拇对掌肌	正中神经						●	●		
小指展肌	尺神经								●	●
小指短屈肌	尺神经								●	●
小指对掌肌	尺神经								●	●
蚓状肌	正中神经、尺神经						●	●	●	●
骨间背侧肌	尺神经								●	●
骨间掌侧肌	尺神经								●	●

技能提升一览表

参考文献

II 上肢骨

1）Johnson JE, et al：Musculooskeletal injuries in competitive swimmers. Mayo Clin Proc 62：289-304, 1987.
2）園田昌毅：運動器疾患と水泳. 体育の科学 42：514-519, 1992.
3）園田昌毅：種目別スポーツ整形外科 16 水泳. 関節外科 23：1072-1076, 2004.
4）服部　義：首〜肩〜（肩甲骨）の形がおかしい. 整形外科医のための小児日常診療 ABC, 50-53, メジカルビュー社, 2003.
5）Basmajian JV：Grant's Method of Anatomy, 10th ed, 329, William & Wilkins Company, 1980.
6）杉本勝正ほか：投球障害肩における TL（triceps long head）テストの有用性. 肩関節 34 (3)：613-615, 2010.
7）Kapandji IA：The physiology of the joints Vol 1, 78-121, E & S Livingstone, 1970.
8）辻　陽雄ほか編：標準整形外科 第 6 版, 336-337, 医学書院, 1996.
9）宮坂芳典：尺骨神経損傷の治療. MB Orthip 5 (109)：59-68, 1992.
10）恵木　丈：肘関節, 前腕. 整形外科徒手検査法, 34-35, メジカルビュー社, 2003.
11）Castaing J, et al：図解 関節・運動器の機能解剖 上肢・脊柱編, 協同医書出版社, 1986.
12）Bado JL：The Monteggia lesion. Clin Orthop 50：71-86, 1967.
13）水貝直人：Monteggia 骨折. 整形外科外来シリーズ 9 手・肘の骨折, 217-219, メジカルビュー社, 2000.
14）斉藤英彦：橈骨遠位端骨折−解剖学的特徴と分類, 治療法−. 整・災外 32：237-248, 1989.
15）窪田泰浩：前腕骨骨幹部・遠位部骨折. 研修医のための整形外科救急外傷ハンドブック, 107-113, メジカルビュー社, 2002.
16）水関隆也：手関節の痛み−解剖と機能. 整形外科 痛みへのアプローチ 3 肘と手・手関節の痛み, 79-81, 南江堂, 1997.
17）Jenkins SA：Osteoarthritis of the pisiform-triquetral joint; report of three cases. J Bone Joint Surg Br 33-B(4)：532-534, 1951.
18）仲尾保志ほか：尺骨神経管（Guyon 管）症候群の診断と治療. MB Orthop 16 (6)：49-54, 2003.
19）堀内孝雄ほか：尺骨神経管症候群の手術療法. MB Orthop 8：75-83, 1995.
20）浦田節夫：長距離サイクリングによる Guyon 管症候群と思われる 1 例. 日整会スポーツ誌 8：279-282, 1989.
21）Lichtman DM, et al：Ulnar midcarpal instability-clinical and laboratory analysis. J Hand Surg Am 6 (5)：515-523, 1981.
22）Taleisnik J：Classification of carpal instability. The Wrist, Ckunchill Livingstone, 1985.
23）Lichtman DM, et al：Kienbˇock's disease-update on silicone replacement arthroplasty. J Hand Surg am 7(4)：343-347, 1982.
24）Rand JA, et al：Capitate fractures: a long-term follow-up. Clin Orthop Relat Res 165：209-216, 1982.

III 上肢靭帯

1）木島泰明ほか：烏口肩峰靭帯の変性と弾性との関係−超音波顕微鏡を用いた計測−. 肩関節 32 (2)：233-235, 2008.
2）山本龍二 編：図説 肩関節 Clinic, 177, 203, メジカルビュー社, 1996.
3）伊藤陽一：肩関節, 上腕. 整形外科徒手検査法, 19, メジカルビュー社, 2003.
4）塚西茂昭：肩鎖関節脱臼, 胸鎖関節脱臼. 整形外科外来シリーズ 10 肩の外来, 154, メジカルビュー社, 1999.
5）Tossy JD, et al：Acromioclavicular sseparations: useful and practical classification for treatment.

Clin Orthop Relat Res 28：111-119, 1963.

6) Allman FL Jr：Fractures and ligamentous injuries of the clavicle and its articulation. J Bone Joint Surg 49A：774-784, 1967.

7) Moseley HF：The clavicle: its anatomy and function. Clin Orthop Relat Res 58：17-27, 1968.

8) 池田　均ほか：肩診療マニュアル，第2版，176，医歯薬出版，1991.

9) 吉田　篤ほか：肩関節の解剖．関節外科 15 (2)：28-38, 1996.

10) 飛弾　進ほか：肘関節の軟部支持組織と機能解剖．関節外科 9 (3)：39-45, 1990.

11) 高澤晴夫：肘のスポーツ障害．新図説 臨床整形外科講座5 肩・上腕・肘，296-303，メジカルビュー社，1994.

12) O'Doricoll, et al：Posterolateral rotatory instability of the elbow. J Bone Joint Surg 73：440-446, 1991.

13) 恵木　丈：肘関節，前腕．整形外科徒手検査法，36，メジカルビュー社，2003.

14) Bosworth DM：The role of the orbicular ligament in tennis elbow. J Bone Joint Surg Am 37-A(3)：527-533, 1955.

15) Kapanji IA：The physiology of the joints, vol 1, 72-129, Churchill Livingstone, 1982.

16) Cyliax JH：The pathology and treatment of tennis elbow. J Bone Joint Surg 18：921-940, 1936.

Ⅳ　上肢肌肉

1) 皆川洋至ほか：腱板を構成する筋における筋性部分の構造について．日整会誌 64 (8)：S1642, 1995.

2) 森田　茂ほか訳：グラント解剖学図譜，第2版，6-33，医学書院，1980.

3) 林　典雄：肩関節拘縮の機能解剖学的特性．理学療法 21 (2)：357-364, 2004.

4) 伊藤陽一：腱板機能に対するテスト．整形外科徒手検査法，2-19，メジカルビュー社，2003.

5) 望月智之ほか：棘上筋と棘下筋の上腕骨停止部について．肩関節 32：493-496, 2008.

6) Clarck JM：Tendon, ligament, and capsula of the rotator cuff. J Bone Joint Surg Am 74-A (5)：713-725, 1992.

7) 加藤敦夫ほか：小円筋の形態とその支配神経の解剖学的解析．肩関節 34 (2)：301-304, 2010.

8) 佐藤　毅ほか：MR斜位矢状断像を用いた腱板断裂患者の腱板各筋の筋萎縮評価．関節外科 16 (2)：226-229, 1997.

9) 林　典雄：後方腱板（棘下筋・小円筋）と肩関節包との結合様式について．理学療法学 23 (8)：522-527, 1996.

10) 鵜飼建志ほか：広背筋部痛を訴える野球肩の発生原因に対する一考察．東海スポーツ傷害研究会誌 22：38-40, 2004.

11) 森　於菟ほか：分担 解剖学，金原出版，1982.

12) Leon H, et al：Rauber/Kopsch Anatomie des Menschen. Lenrbuch und Atlas B1, 366, Georg Thieme Verlag, 1987.

13) Snyder SJ, et al：SLAP lesions of the shoulder. Arthroscopy 6：274, 1990.

14) Leonello DT, et al：Brachialis muscle anatomy. A study in cadavers. J Bone Joint Surg Am 89(6):1293-1297, 2007.

15) Tubbs RS, et al：Capsular attachment of the brachialis muscle (Portal's muscle): an anatomical and functional study. Surg Radiol Anat 30 (3)：229-232, 2008.

16) Sanal HT, et al：Distal attachment of the brachialis muscle: anatomic and MRI study in cadavers. AJR Am J Roentgenol. 192 (2)：468-472, 2009.

17) Thompson NW, et al：Absence of the palmaris longus muscle: a population study. Ulster Med J 70 (1)：22.